高职高专系列规划教材

微生物与免疫基础

WEISHENGWU YU MIANYI JICHU

谢 辉 刘 华 孙祎敏 主编

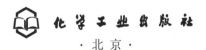

化学工业出版社

·北京·

内 容 简 介

《微生物与免疫基础》是高职高专药学类相关专业的系列教材之一。教材从内容到形式均力求体现职业技术教育的最新发展特色，立足"实践技能培训为主导、理论知识够用"的原则，突出应用能力和综合素质的培养。

全书共十部分内容，绪论和前七章是微生物学部分，阐述各类微生物的生物学特性及其与人类的关系，其中包括细菌、放线菌、螺旋体、立克次体、衣原体、支原体、真菌和病毒，微生物的营养，微生物的代谢，微生物的生长与控制和微生物遗传变异的原理及其应用；第八章是免疫学的基本原理及其应用，其中包括传染、非特异性免疫、特异性免疫和免疫学方法及其应用；第九章是微生物生态。本教材的内容安排既保持了微生物学和免疫学两门学科的相对独立性，又将相关内容有机地结合在一起，使微生物学和免疫学的知识形成了统一的体系。本书配有电子课件，可从 www.cipedu.com.cn 下载参考。

本书可作为高职高专药学类相关专业的教学用书，也可作为微生物相关领域人员的参考用书。

图书在版编目（CIP）数据

微生物与免疫基础/谢辉，刘华，孙祎敏主编. —北京：
化学工业出版社，2020.6
高职高专系列规划教材
ISBN 978-7-122-35985-8

Ⅰ.①微… Ⅱ.①谢…②刘…③孙… Ⅲ.①医学微
生物学-高等职业教育-教材②医学-免疫学-高等职业教
育-教材 Ⅳ.①R37②R392

中国版本图书馆.CIP 数据核字（2020）第 039848 号

责任编辑：迟 蕾 李植峰 　　　　　　文字编辑：焦欣渝
责任校对：刘曦阳 　　　　　　　　　　装帧设计：王晓宇

出版发行：化学工业出版社（北京市东城区青年湖南街 13 号 　邮政编码 100011）
印 　　刷：北京京华铭诚工贸有限公司
装 　　订：三河市振勇印装有限公司
787mm×1092mm 1/16 印张 16 字数 390 千字 2020 年 11 月北京第 1 版第 1 次印刷

购书咨询：010-64518888 　　　　　　　售后服务：010-64518899
网 　　址：http://www.cip.com.cn
凡购买本书，如有缺损质量问题，本社销售中心负责调换。

定 　　价：48.00 元 　　　　　　　　　　　　　　　版权所有 　违者必究

《微生物与免疫基础》编写人员

主　　编：谢　辉　刘　华　孙祎敏

副 主 编：鞠守勇　王中华　李　宁

编写人员（按姓名汉语拼音排序）：

房　晓（山东商业职业技术学院）

鞠守勇（武汉职业技术学院）

李　楠（河北化工医药职业技术学院）

李　宁（山东药品食品职业学院）

刘　华（黑龙江农垦科技职业学院）

石　岩（沈阳市化工学校）

孙祎敏（河北化工医药职业技术学院）

王中华（泰州职业技术学院）

谢　辉（承德石油高等专科学校）

杨玉红（鹤壁职业技术学院）

前　言

　　微生物与免疫基础是高职高专药学类相关专业重要的专业必修课程。本教材以学生为中心，根据药学类相关专业的培养目标编写，力求做到学以致用，突出思想性、科学性、实用性、启发性和教学适用性。编写时树立质量意识、精品意识，从教材内容结构、知识点、规范化、标准化、编写技巧、语言文字等方面加以改革，从整体上提高教材质量，力求编写出创新性与实用性较高的教材，旨在为学生打开一扇窗子，培养学生开拓性的学习思维与精神。

　　本次编写为顺应教育部教学改革潮流和改进现有的教学模式，适应目前高等职业院校的教育现状，充分考虑了高职高专教育的特点，以"实用为主、够用为度、突出针对性"为原则。教材包含微生物学和免疫学的内容，共十部分。绪论和前七章是微生物学部分，阐述各类微生物的生物学特性及其与人类的关系；第八章是免疫学的基本原理及其应用；第九章是微生物生态。本教材的内容安排，既保持了微生物学和免疫学两门学科的相对独立性，又将相关内容有机地结合在一起，使微生物学和免疫学的知识形成了统一的体系。内容力求简明扼要、条理清晰、重点突出、形象生动；在介绍理论知识的同时注重适当引入实训项目。每个章节设计的实训项目均具有代表性、实用性和可操作性，便于提高学生各项微生物技术的基本操作能力和综合应用技能。课后目标检测能辅助学生复习巩固学习内容，使学生更好地达到微生物与免疫学课程要求的知识目标和能力目标。

　　《微生物与免疫基础》是团队合作的结晶，编者反复磋商，数易其稿。本教材由承德石油高等专科学校谢辉、黑龙江农垦科技职业学院刘华和河北化工医药职业技术学院孙祎敏担任主编。编写分工如下：谢辉编写绪论，孙祎敏编写第一章原核微生物，王中华编写第二章真核微生物，房晓编写第三章病毒和亚病毒，石岩编写第四章微生物的营养，刘华编写第五章微生物的代谢，杨玉红编写第六章微生物的生长与控制，鞠守勇编写第七章微生物的遗传与变异，李宁编写第八章免疫，李楠编写第九章微生物生态。本书在编写的过程中，得到了各编者单位及同行们的鼎力支持，在此一并表示感谢。

　　由于微生物学和免疫学的迅速发展，应用领域不断扩大，内容也不断更新，同时，由于作者水平有限，书中疏漏之处在所难免，恳请前辈和师生同仁们在使用过程中不吝指正，提出宝贵意见。

编者

2020 年 4 月

目 录

第二章　真核微生物

第三章　病毒和亚病毒

第四章　微生物的营养

第五章　微生物的代谢

第六章　微生物的生长与控制

第七章　微生物的遗传与变异

第八章 免疫

第九章 微生物生态

参考文献

绪论

知识目标

1. 掌握微生物的概念和主要类群，掌握微生物的特性。
2. 熟悉研究微生物的基本方法。
3. 了解微生物在生物界的地位，微生物的分类及命名，微生物学的研究任务。
4. 了解微生物的发现及其发展。

能力目标

1. 学会使用显微镜并对标本片进行观察和描述。
2. 初步尝试无菌操作技术。

　　微生物是一把"双刃剑"，它在给人类带来巨大利益的同时也带来了残忍的破坏。当你品尝着可口的酸乳、美味的面包及浓醇的葡萄酒时，这是微生物带给人类的享受；当你受到感冒、肺炎等疾病的折磨时，这是病原微生物侵蚀了你的身体。然而，治疗一些传染病的药物——抗生素也是微生物的"奉献"。同时，微生物也是人类生存环境中必不可少的成员，有了它们才使得地球上的物质进行循环，否则地球上的所有生命将无法繁衍下去。因此，微生物给人类带来的利益不仅是享受，还涉及人类的生存。正确地使用微生物这把双刃剑，最终将造福于人类。

一、微生物学的研究对象和任务

1. 什么是微生物

　　微生物是指一大类形体微小、结构简单、肉眼难以观察的进化地位低等的生物的总称。定义包含三个方面的含义：一是个体微小，必须借助于显微镜才能看清，测定单位为微米或纳米；二是构造简单，大多为单细胞、简单的多细胞，有的不具备细胞结构；三是进化程度低，为原始的生命形式。

2. 微生物的主要类群

　　微生物包括没有细胞结构的病毒、亚病毒，原核类的细菌、放线菌、蓝细菌、立克次体、支原体、衣原体、螺旋体、古生菌，真核类的酵母菌、霉菌和蕈菌，以及单细胞藻类和原生动物等。

3. 微生物在生物界的地位

　　人类在发现微生物世界之前，把所有生物分为动物界和植物界两大界。藻类有细胞壁，进行光合作用，归于植物界。原生动物无细胞壁，可运动，不进行光合作用，归于动物界。

随着人们对微生物认识的逐步深入，从两界系统经历过三界系统、四界系统、五界系统甚至六界系统，直到 20 世纪 70 年代后期，美国人伍斯等发现了地球上的第三生命形式——古生菌，促成了生命三域（或原界）学说的诞生。魏塔克于 1969 年提出生物分类的五界系统，将具有细胞结构的生物分为：原核生物界，包括细菌和蓝细菌；原生生物界，包括大部分藻类和原生动物；真菌界，包括酵母菌和霉菌等；以及植物界和动物界。伍斯根据 16S rRNA 序列的比较，提出将生物分为 3 域：细菌、古生菌和真核生物。

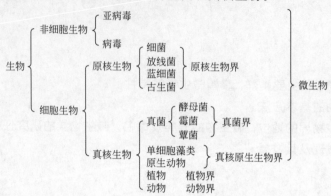

从进化的角度看，微生物是一切生物的先驱，在生物界中占有极重要的地位。

4. 微生物的分类和命名

近代微生物分类体系通常包括七个主要层次：界、门、纲、目、科、属、种。种是基本单元，近缘的种归合为属，近缘的属归合为科，以此类推，直到归合为界。随着研究的进展，分类层次又增加了亚纲、亚目、亚科、族（介于亚科和属之间）、亚种等。"种"是最小的分类单元，由有着共同祖先的微生物组成。在研究和生产过程中常采用菌株这一名词，菌株又称品系，它表示任何由一个独立分离的单细胞繁殖而成的纯遗传型群体及其一切后代。因此，一种微生物的每一个不同来源的纯培养物或纯分离物均可称为某菌种的一个菌株，但是"株"不是分类单位。

微生物的命名采用林奈的双名法。双名法由一个属名加种名构成，属名在前，字首大写，一般用拉丁文名词表示；种名在后，字首小写，用拉丁文的形容词表示，如大肠杆菌（*Escherichia coli*）、枯草芽孢杆菌（*Bacillus subtilis*）。为了避免同名异物，在微生物名称之后缀有命名人的姓，如 *Escherichia coli* Castellani and Chalmers。

$$学名 = \underset{斜体}{\underline{属名 + 种名加词}} + \underset{正体（一般省略）}{\underline{（首次命名人）+ 现名命名人 + 现名命名年份}}$$

5. 微生物学的任务

微生物学是研究微生物及其生命活动规律和应用的一门基础学科。微生物学研究微生物的形态结构、营养代谢、生长繁殖、生理生化、遗传变异、分类鉴定、生态分布、与人类和动植物的关系以及微生物的应用等各个方面。

微生物学是生命科学的重要组成部分。由于微生物构造简单、生长繁殖快、易培养、突变体应用方便，因而它们是研究生命科学中许多基本问题的良好材料。现代生物化学和分子生物学的许多重要概念都是从微生物代谢研究中得到的。微生物遗传学的研究极大地丰富了现代遗传学。微生物学与生物化学、分子生物学、分子遗传学和细胞生物学等学科相互渗透、相互促进，在探索生命的本质、生命活动规律、生命起源与生物进化等方面都有重要意义。

微生物学的任务是研究微生物及其生命活动的规律，研究它们与人类的关系，发掘微生物资源，充分利用微生物的有益作用，消除其有害影响，造福人类。

二、微生物世界的发现及发展

人类对数量庞大、分布广泛并始终存在于人体内外的微生物长期缺乏认识，而实际上微生物已经在地球上存在 30 多亿年了。

1. 微生物世界的发现

人类一直和微生物发生着千丝万缕的密切联系，并且已经猜想或感觉到它们的存在，甚至已经在不知不觉中应用它们，只是由于技术条件的限制，无法用实验证实。直到 1673 年，荷兰商人安东尼·列文虎克（1632—1723）用他自制的显微镜发现了被他称为"小动物"的微生物世界。他的显微镜放大倍数为 50～300 倍，构造很简单，仅有一个透镜安装在两片金属薄片的中间，在透镜前面有一根金属短棒，在棒的尖端搁上需要观察的样品，通过调焦螺旋调节焦距。利用这种简单显微镜，列文虎克清楚地看见了细菌和原生动物，为微生物的研究创造了条件。

在列文虎克发现微生物后的 200 多年，人们对微生物的认识还仅仅停留在对它们的形态进行描述和分门别类阶段，未能将这些微小生物的生理活动与人类健康和生产实际联系起来，也不了解微生物的活动规律及其与人类的关系。

2. 微生物学的发展

列文虎克发现微生物 200 年后，19 世纪中期以法国的巴斯德（1822—1895）和德国的科赫（1843—1910）为代表的科学家才将微生物的研究从形态描述推进到生理学研究阶段，揭露了微生物是造成腐败发酵和人畜疾病的原因，并建立了分离、培养、接种和灭菌等一系列独特的微生物技术，奠定了微生物学的基础。巴斯德和科赫是公认的微生物学奠基人，他们的工作为微生物学奠定了科学原理和基本的方法。

巴斯德不到 30 岁就成了有名的化学家，后来转向微生物学研究领域，他为微生物学的建立和发展做出的主要贡献包括以下几个方面：

① 发酵是由微生物引起的。在他帮助酒厂老板解决葡萄酒变酸问题时，发现正常的葡萄酒中只能看到一种又圆又大的酵母菌，变酸的酒中则还有另外一种又小又长的细菌，把这种细菌放到正常的葡萄酒中酒就变酸了。最终证实了酒、醋的酿造是由不同微生物发酵引起的，酒变酸是有害微生物繁殖的结果。

② 建立巴斯德消毒法。在研究酒变酸问题后，巴斯德提出把酿好的葡萄酒放在近 60℃ 的温度下加热并密封，发现葡萄酒便不会变酸。此后，人们把这种在 60～65℃ 短时间加热处理杀死有害微生物的方法称为巴斯德消毒法。该方法一直沿用至今，如牛乳、啤酒的消毒保鲜。

③ 利用曲颈瓶实验（图 0-1）彻底否定"自生说"。"自生说"是一个古老的学说，认为一切生物是自然发生的。巴斯德自制了一个具有细长而弯曲的颈的玻瓶，其中盛有肉汤，经加热灭菌后，瓶内可一直保持无菌状态，不发生腐败，因为弯曲的瓶颈阻挡了外面空气中的微生物直接进入肉汤内；一旦将瓶颈打断或者曲颈倾斜，瓶内肉汤中就有了微生物，有机质发生腐败。巴斯德的实验彻底否定了"自生说"，提出了生命只能来自生命的胚种学说，并从此建立了病原学说，推动了微生物学的发展。

④ 首次制成狂犬疫苗。1877 年，巴斯德研究了鸡霍乱，发现将病原菌减毒可诱发免疫

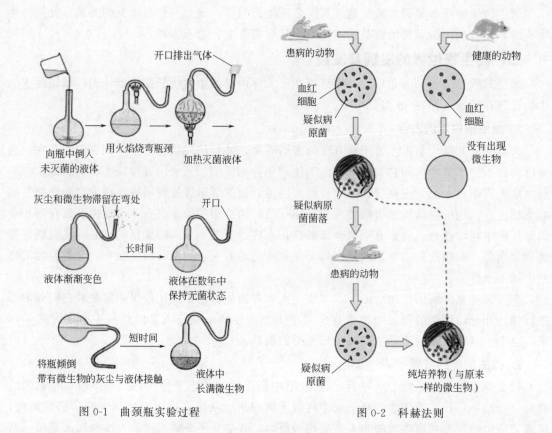

图 0-1　曲颈瓶实验过程　　　　　　　　图 0-2　科赫法则

性，以预防鸡霍乱病。其后他又研究了牛、羊炭疽病和狂犬病，首次制成狂犬疫苗，为人类防病、治病做出了重大贡献。并证实其免疫学说，奠定了现已成为重要科学领域的免疫学的基础。

此外，他还解决了当时法国家蚕软化病的实际问题，挽救了法国的丝绸工业。

科赫是一位德国医生，后来成为著名的细菌学家，对病原细菌的研究做出了突出的贡献。

① 证实了炭疽病菌是炭疽病的病原菌；发现了肺结核病的病原菌，这是当时死亡率极高的传染性疾病，因此科赫获得了诺贝尔奖。

② 提出了证明某种微生物是否为某种疾病病原体的科赫法则（图 0-2）：病原微生物总是存在于患传染病的动、植物体内；这一病原微生物能从寄主体内分离到，并被培养为纯培养物；这种纯培养物接种到敏感动、植物体内，应出现特有的疾病症状；该病原微生物从人工接种的致病动、植物体内能被重新分离出来。

在这个原则的指导下，自 19 世纪 70 年代至 20 世纪 20 年代成了发现病原菌的黄金时代，所发现的各种病原微生物不下百余种。

③ 建立了一套研究微生物的技术，包括分离和纯培养技术、培养基制备技术等，一直沿用至今，奠定了微生物基本操作技术的基础，也为微生物学作为生命科学中的一门重要的独立分支学科奠定了坚实的基础。

继巴斯德与科赫的研究工作后，微生物学发展比较迅速，一系列微生物的分支学科相继建立起来。如贝哲林克与维诺格拉德斯基奠定了土壤微生物学基础，伊万诺夫斯基奠定了病毒学的基础，梅契尼科夫对免疫学做出了贡献等。

1897年，德国人毕希纳用无细胞酵母菌压榨汁中的"酒化酶"对葡萄糖进行酒精发酵成功，从而开创了微生物生化研究的新时代。此后，微生物的生理、代谢研究就蓬勃开展起来。

进入20世纪，由于电子显微镜的发明，同位素示踪原子的应用，生物化学、生物物理学等边缘学科的建立，推动了微生物学向分子水平的纵深方向发展。

1929年，英国医生弗莱明发现青霉素能抑制细菌生长。此后，抗生素工业蓬勃发展起来，形成了强大的现代化产业部门。

1953年，沃森和克里克提出了脱氧核糖核酸分子双螺旋结构模型及核酸半保留复制假说，为分子生物学和分子遗传学奠定了坚实的理论基础，也是微生物学发展史上成熟期到来的标志。

20世纪以后，相邻学科研究成果的应用使得微生物学沿着两个方向发展，即应用微生物学和基础微生物学。在应用方面，对人类疾病和躯体防御机能的研究，促进了医学微生物学和免疫学的发展，同时，农业微生物学、兽医微生物学也相继成为重要的应用学科。应用成果的不断涌现，促进了基础研究的深入，细菌和其他微生物的分类系统出现并不断完善。对细胞化学结构和酶及其功能的研究发展了微生物生理学和生物化学。微生物遗传与变异的研究促使了微生物遗传学的诞生。

基础理论研究发展的同时，微生物的实验技术同样发展迅速。如显微镜技术、制片染色技术、无菌操作技术、消毒灭菌技术、纯种分离和克隆化技术、纯种培养技术、突变型标记及筛选技术、菌种保藏技术、原生质体制备和融合技术及DNA重组技术等已日趋成熟，逐步完善。许多方法已在生命科学的很多领域中广泛采用，推动了整个生命科学的发展。

3. 21世纪的微生物学

20世纪微生物学的成就深刻地改变了人类的生活，而目前所知的微生物世界仍有许多谜题没有破解，因此，当前的微生物学应该适应新的形势，描绘出21世纪微生物学发展的蓝图。

（1）实现微生物后基因组研究的新发展　1986年，美国科学家罗德里克提出了基因组学，包括全基因组的序列分析、功能分析和比较分析，是结构、功能和进化基因组学交织的学科。后基因组学的主要任务就是认识基因和基因组的功能。随着越来越多的基因组序列被认识，人们将主动选择已知基因表达产物并研究其新功能，或者按人类的应用要求进行定向改造，在逐步了解未知功能基因的基础上，获得更多新的有用产物，在对不同基因之间相互作用的认识中，研究基因表达的调控功能。

（2）微生物多样性的研究　据估计，微生物的生物量占整个地球生物量的60%，而现在已知的微生物数量占地球实际存在物种数量的比例还不足5%。因此，微生物资源化的工作还处于初级阶段，21世纪寻找和鉴定微生物工作仍将是微生物学家的一项重要任务。随着微生物基因组全序列数据的迅速增加，我们对微生物之间的亲缘关系会有更深刻的了解，鉴定新发现微生物的本领也将迅速提高。

随着对基因功能知识的增加，我们将更容易认识微生物遗传多样性，并发现更多前所未有的功能。

（3）重视多学科更广泛的交叉　21世纪微生物学将在基因组学不断取得结构和功能信息的基础上，以生物圈为对象，逐步形成统一的生物学。微生物学与地球科学、大气科学、海洋科学，以及空间科学的联系将更加密切，大学科之间的交叉将会更加紧密。

微生物学还将和材料科学、信息科学和计算机技术发生更深刻的联系。由于基因组的信息逐渐丰富起来，进行基因碱基序列的比较和分析将向计算机科学提出更高的需求。此外，微生物学的研究技术和方法也将会在吸收其他学科的先进技术的基础上，向自动化、定向化和定量化发展。

(4) 开创微生物产业的新格局 微生物从发现到现在短短的 300 多年间，已在人类的生活和生产实践中得到广泛的应用，并形成了继动、植物两大生物产业后的第三大产业。这是以微生物的代谢产物和菌体本身为生产对象的生物产业，所用的微生物主要是从自然界筛选或选育的自然菌种。21 世纪，微生物产业除了更广泛地利用和挖掘不同生境的自然资源微生物外，基因工程菌将形成一批强大的工业生产菌，生产外源基因表达的产物，结合基因组学在药物设计上的新策略将将出现以核酸（DNA 或 RNA）为标靶的新药物（如反义寡核苷酸、DNA 疫苗等）的大量生产，呈现出前所未有的新局面，包括抗癌、抗病毒、调节细胞功能等药物将大量涌现。

重组微生物生产化工产品，代替石化产品将是一个必然的过程；生物炼制也离不开微生物与重组微生物。微生物产业在农业上将获得更广泛的市场；在环境保护和生物修复方面，微生物也将提供更多更有效的产品。

三、微生物的特性

1. 体积小，面积大

微生物的个体都相当微小，测量其大小通常用微米（μm）或纳米（nm）为单位。肉眼一般看不见，必须借助显微镜将它们放大几百倍乃至上千倍才能看清，有些微生物（如病毒），只有用电子显微镜将它们放大几万倍以至十几万倍才能看清。而且微生物结构简单，大多数是单细胞个体，少数是简单的多细胞个体，病毒、亚病毒是没有细胞结构的大分子生物。

微生物的比表面积大。物体的表面积和体积之比称为比表面积。如果把人的比表面积值定为 1，那么大肠杆菌的比表面积高达 30 万！因此，小体积和特大表面积是微生物与其他大型生物区别的关键所在，也是理解微生物其他特性的基础。

2. 吸收多，转化快

微生物的个体小，比表面积大得惊人，与外界环境的接触面积特别大，这非常有利于微生物通过体表吸收营养和排泄代谢产物。据研究，大肠杆菌每小时可消耗自重 2000 倍的糖；产朊假丝酵母合成蛋白质的能力是大豆的 100 倍，是肉用公牛的 10 万倍。微生物高效率的吸收转化能力有极大的应用价值，可以利用这一特性使大量营养基质在短时间内转化成有用的化工产品、药品或食品。

微生物代谢类型之多也是动植物所不及的。它们几乎能分解地球上的一切有机物，也能合成各种有机物。可以利用这一特性将有毒有害物质转化为无毒无害物质，将不能利用的物质转变为可以利用的物质，为人类造福。

3. 生长旺，繁殖快

微生物具有动植物无法比拟的生长和繁殖速度。如大肠杆菌在合适的生长条件下，$12.5\sim20$min 便可繁殖一代，按此速度繁殖，则 24h 就是 72 代，48h 后可产生 2.2×10^{43} 个后代，相当于 4000 个地球的质量。微生物的这一特性应用在发酵工业上可以提高生产效率，运用于科学研究中可以缩短科研周期。

当然，由于种种客观条件的限制，微生物的繁殖速度只能维持几个小时，不可能无限制地繁殖。一般细菌在液体培养基中的细胞浓度仅能达到每毫升 $10^8 \sim 10^9$ 个左右。现将部分有代表性的微生物的代时和每日增菌率列在表 0-1 中。

表 0-1 部分微生物的代时和每日增菌率

微生物名称		温度/℃	代时	每日繁殖次数	每日增菌率
细菌	乳酸菌	25	38min	38	2.7×10^{11}
	大肠杆菌	37	18min	80	1.2×10^{24}
	根瘤菌	25	110min	13	8.2×10^3
	枯草杆菌	30	31min	46	7.0×10^{13}
	光合细菌	30	144min	10	1.0×10^3
酿酒酵母		30	2h	12	4.1×10^3
藻类	小球藻	25	7h	3.4	10.6
	念珠藻	25	23h	1.04	2.1
	硅藻	20	17h	1.4	2.64
草履虫		26	10.4h	2.3	4.92

4. 适应性强，易变异

微生物对多变的环境条件具有动植物无法比拟的适应能力。为了适应环境条件，微生物在长期的进化中产生了许多灵活的代谢调控机制，并有很多种诱导酶。例如，多数细菌能耐受 0～-196℃的低温，产芽孢的细菌在干燥条件下能保藏几十年、几百年甚至上千年。而且微生物对恶劣的"极端环境"也具有惊人的适应能力。例如，海洋深处的某些硫细菌可在150℃以上的高温下正常生长，一些嗜盐细菌能在饱和的盐水中正常活动。

由于微生物与外界环境直接接触，易受环境条件影响，即使其变异频率（一般 $10^5 \sim 10^{10}$）十分低，但因其具有繁殖快、数量多的特点，也容易在短时间内产生大量变异的后代。利用这一特性选育优良菌种比较方便。例如，青霉素生产菌产黄青霉从 1943 年每毫升发酵液只含约 20 单位的青霉素提升到目前每毫升近 10 万单位。当然，事物总是一分为二的。微生物易变异的特性在某些方面对人类也有害，如致病菌对青霉素等抗生素的耐药性，几十年来由于变异的不断积累，使抗生素的治疗效果不断下降。

5. 分布广，种类多

微生物在地球上几乎无处不在、无孔不入，分布极为广泛。土壤、空气、河流、海洋、盐湖、高山、沙漠、冰川、油井、地层下以及动物体内外、植物体表面等各处都有大量的微生物在活动。如 85km 的高空、太平洋深达 1 万多米（1.15×10^8 Pa）的海底、2000m 深的地层、近 100℃的温泉和-250℃的环境下，均有微生物的存在。

微生物聚集最多的地方是土壤，土壤是各种微生物生长繁殖的大本营，即使是贫瘠的土壤，每克土中也含有 $3 \times 10^8 \sim 5 \times 10^8$ 个微生物。微生物在空气中的藏身之地是无数细小的尘埃和水滴，一般来说，陆地上空比海洋上空的微生物数量多，城市上空比农村上空多。水域中的微生物数量以居民区附近的河水和浅井水较多，海洋和湖泊中较少。此外，人和动物的体内外也聚集着大量不同种类的微生物。人的肠道内聚居着 100～400 种微生物，估计它们的个体总数大于 100 万亿个。

微生物的种类繁多，迄今为止，人类已发现的微生物约有 15 万种。然而，更大量的微生物资源还有待发掘。随着分离、培养方法的改进和研究工作的深入，微生物的新种、新属、新科等将会不断被发现。有人估计已发现的微生物种类至多也不超过自然界中微生物总数的 5%，而人类目前生产和生活中开发利用的仅为已发现微生物种数的 1%。

四、微生物学研究的基本方法

随着微生物理论研究的发展，微生物研究的基本方法也迅速发展起来。如显微技术、制片染色技术、无菌操作技术、消毒灭菌技术、纯种分离和选育技术、纯种培养技术、菌种保藏技术等已相当完善。这些方法已在生命科学的许多领域中广泛采用，推动了整个生命科学的发展。

1. 显微技术

绝大多数微生物必须借助显微镜的放大作用才能看到它们的个体形态和内部构造。除了放大外，决定显微观察效果的还有两个重要的因素：分辨率和反差。分辨率是指能辨别两点之间最小距离的能力，反差是指样品区别于背景的程度。它们与显微镜的自身特点有关，但也取决于进行显微观察时对显微镜的正确使用及良好的标本制作和观察技术，这就是显微技术。

（1）显微镜的发展

最早的显微镜是 16 世纪末期在荷兰制造出来的。1590 年，荷兰眼镜商詹森父子首创了第一架原始的放大 10 倍的复式显微镜。

17 世纪中叶列文虎克自制了单式显微镜，由于当时的单式显微镜的镜头分辨率明显优于复式显微镜，从而首次观察到细菌。

18 世纪显微镜发展缓慢，主要着重于外观和机械装置的改善，做出了一些漂亮的显微镜，如卡夫显微镜、马丁显微镜等。

随着工业革命的进行，19 世纪显微学科也同其他学科一样飞速发展起来。特别是 1878 年德国的阿贝发明了油浸物镜，设计出阿贝式聚光器，促进了显微镜制造和显微观察技术的迅速发展，并为 19 世纪后半叶包括科赫、巴斯德等在内的生物学家和医学家发现细菌和微生物提供了有力的工具。19 世纪的显微镜是现在光学显微镜的雏形。

20 世纪以来，光学显微镜中相继出现了相差、暗视和荧光等新附件，加上良好的制片和染色技术，使显微镜观察微细结构的能力大为提高，出现了相差显微镜、暗视野显微镜、荧光显微镜等类型。20 世纪 30 年代电子显微镜的问世以及各种新技术、新方法的应用，使得现代的显微技术不仅仅是观察物体的形态、结构，还发展到对物体的组成成分定性和定量，特别是与计算机科学技术的结合出现的图像分析、模拟仿真等技术，为探索微生物的奥秘增添了强大的武器。

电子显微镜是 20 世纪最重要的发明之一。由于电子的波长更短，电子显微镜的分辨率可以达到纳米级（10^{-9} m）。1938 年，德国工程师制造出了世界上第一台透射电子显微镜（TEM）。1952 年，英国工程师制造出了第一台扫描电子显微镜（SEM）。1983 年，苏黎世实验室的两位科学家发明了扫描隧道显微镜（STM）。STM 的横向分辨率可达到 0.1～0.2nm，纵向分辨率可达到 0.001nm，足以对单个的原子进行观察。透射电子显微镜见图 0-3，扫描电子显微镜见图 0-4。

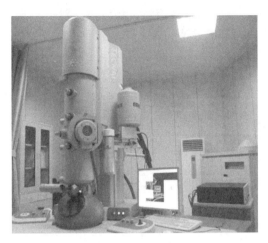
图 0-3　透射电子显微镜

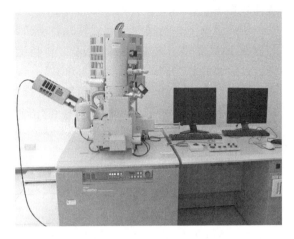
图 0-4　扫描电子显微镜

（2）光学显微镜的使用

① 显微镜放置及检查　把显微镜放在座前桌面上稍偏左的位置，距离桌沿 10cm 左右。检查各部零件是否完整，镜头是否清洁等。

② 调节光源　转动物镜转换器，使低倍镜头正对载物台上的通光孔。打开光源开关，调节光强到合适大小。先把镜头调节至距载物台 1～2cm 左右处，然后用左眼注视目镜内，接着调节聚光器的高度，把孔径光阑调至最大，使光线通过聚光器入射到镜筒内，这时视野内呈明亮的状态。

根据光源强度、所用物镜的放大倍数和所观察标本的不同，可通过升降聚光镜和放大缩小光圈，以获得合适的光亮度。通常观察染色标本时光线要强些，观察未染色标本时光线要弱些。

③ 低倍镜观察　将所要观察的玻片放在载物台上，使玻片中被观察的部分位于通光孔的正中央，然后用标本夹夹好载玻片。先用低倍镜观察。观察之前，先转动粗调焦旋钮，使载物台上升，物镜逐渐接近玻片至距离约 5mm 处。需要注意，不能使物镜触及玻片，以防镜头将玻片压碎。然后，两眼同时睁开通过目镜观察（要养成睁开双眼用显微镜进行观察的习惯，以便在观察的同时能用右眼看着绘图），并转动粗调焦旋钮，使载物台慢慢下降，不久即可看到玻片中标本的放大物像。

如果在视野内看到的物像不符合实验要求（物像偏离视野），可慢慢调节载物台移动手柄。调节时应注意玻片移动的方向与视野中看到的物像移动的方向正好相反。如果物像不太清晰，可以调节微调焦旋钮，直至物像清晰。

④ 高倍镜观察　在转换高倍物镜之前，把物像中需要放大观察的部分在低倍镜下移至视野中央。一般具有正常功能的显微镜，低倍物镜和高倍物镜基本齐焦，在用低倍物镜观察清晰时，换高倍物镜应可以见到物像，但物像不一定很清晰，可以转动微调焦旋钮进行调节。

在转换高倍物镜并且看清物像之后，可以根据需要调节孔径光阑的大小或聚光器的高低，使光线符合要求。一般将低倍物镜换成高倍物镜观察时，视野要稍变暗一些，所以需要调节光线强弱。

⑤ 油镜观察　用高倍镜看清图像后，将要观察结构置于视野中央；转动粗调焦旋钮，

降低载物台；在标本所要观察的部位滴一滴香柏油；旋转物镜转换器，将油镜头对准镜台孔，使油镜头下端与镜油接触；轻轻转动微调焦旋钮，即可看清物像。

⑥ 用后复原　观察完毕，应先将物镜镜头从通光孔处移开，将物镜转成"八"字形放置。然后将孔径光阑调至最大，再将载物台缓缓落下，并检查零件有无损伤。特别要注意检查物镜是否沾油，如沾了油要先用擦镜纸蘸取几滴二甲苯擦去镜头上的残留油迹，然后再用擦镜纸擦去残留的二甲苯。机械部件可用细软布擦去灰尘和冷凝水。检查处理完毕后即可归还。

（3）显微镜的维护

① 必须熟练掌握并严格执行使用规程。每次使用显微镜前，要检查显微镜的主要部件有无缺损，发现问题，及时报告。

② 取送显微镜时一定要一手握住弯臂，另一手托住底座。显微镜不能倾斜，以免目镜从镜筒上端滑出。取送显微镜时要轻拿轻放。

③ 凡是显微镜的光学部分，只能用特殊的擦镜纸擦拭，不能乱用他物擦拭，更不能用手指触摸透镜，以免汗液沾污透镜。

④ 保持显微镜的干燥、清洁，避免灰尘、水及化学试剂的沾污。

⑤ 转换物镜镜头时，不要搬动物镜镜头，只能转动转换器。

⑥ 切勿随意转动调焦旋钮。使用微调焦旋钮时，用力要轻，转动要慢，转不动时不要硬转。

⑦ 不得任意拆卸显微镜上的零件，严禁随意拆卸物镜镜头，以免损伤转换器螺口，或螺口松动后使低高倍物镜转换时不齐焦。

⑧ 用毕送还前，必须检查物镜镜头上是否沾有水或试剂，如有则要擦拭干净，并且要把载物台擦拭干净，盖好防尘罩，放回原处。

2. 染色技术

染色是观察微生物的一种重要方法。微生物细胞小，含水量多，在显微镜下菌体无色透明或半透明，不易看清。经染色处理使菌体着色，并与背景形成明显的色差，从而能更清楚地观察到其形态和结构。

微生物显微标本片的制作是显微技术的首个重要环节，直接影响显微观察和研究微生物样品的效果。制备显微标本时，一方面应根据所使用显微镜的特点，采用合适的制片方法；另一方面应根据样品的特点，使被观察微生物样品的生理结构保持稳定，并通过各种手段提高其反差。实际应用中，必须根据以上两个方面选用适宜的制片与染色技术，才能获得较理想的观察效果。

（1）制片方法

① 细菌的制片　采取涂片法，通过涂抹使细胞个体在载玻片上均匀分布，避免菌体堆积而无法观察个体形态，通过加热固定使细胞质凝固，使细胞固定在载玻片上，这种加热处理还可以杀死大多数细菌而不破坏细胞形态。

② 放线菌的制片　为避免破坏放线菌的菌丝体形态，放线菌制片时一般采用湿室载玻片培养法、插片法、玻璃纸法和印片法并结合简单染色进行观察。

a. 湿室载玻片培养法　通过无菌操作将薄层培养基琼脂小片置于载玻片上，接种后盖上盖玻片培养，使菌丝体在盖玻片和载玻片之间的培养基中生长。将培养物直接置于显微镜下，可连续观察不同发育期的具体结构特征变化，也可观察到放线菌自然的生长状态，若用树胶封固后还可制成永久标本长期保存，是一种观察丝状菌的理想制片方法。

　　b. 插片法　将灭菌盖玻片插入接种有放线菌的平板中，使放线菌沿盖玻片和培养基交界处生长并附着在盖玻片上。取出盖玻片，便可直接在显微镜下观察，可观察到放线菌在自然生长状态下的形态特征，也可观察不同生长时期的放线菌形态。

　　c. 玻璃纸法　将玻璃纸（一种透明的半透膜）覆盖在固体培养基表面上，再将放线菌菌种接在玻璃纸上。因水分及小分子营养物质可透过玻璃纸被菌体吸收利用，而菌丝不能穿过玻璃纸而与培养基分离。揭下玻璃纸转移到载玻片上，便可镜检观察。

　　d. 印片法　将放线菌菌落或菌苔表面的孢子丝印在载玻片上，经简单染色后进行观察。

　　③ 酵母菌的制片　酵母菌个体一般以单细胞形态存在，并通过出芽方式繁殖，通常采用涂片法，以简单的亚甲蓝（曾称美蓝）染液水浸片法或水-碘液浸片法进行观察。采用亚甲蓝染液水浸片法还可以对酵母菌的死、活细胞进行鉴别。

　　有些形成假菌丝的假丝酵母，用接种针挑取时容易断裂，通过水浸片无法看到假菌丝的形成过程，因此也可以采用湿室载玻片培养法，使酵母在一个相对独立的环境中生长，可随时观察酵母菌假菌丝的形成情况。

　　④ 霉菌的制片　为了得到清晰、完整、保持自然状态的霉菌形态，一般采用湿室载玻片培养法或玻璃纸培养法制备标本片。制作霉菌标本片时，一般利用乳酸石炭酸棉蓝染液进行染色观察。乳酸可以保持菌体不变形，石炭酸可以杀死菌体及孢子并可防腐，棉蓝使菌体着色。这种霉菌标本片不易干燥，能防止菌丝细胞及孢子飞散。

（2）染色方法

　　微生物染色是物理因素和化学因素共同作用的结果。物理因素如细胞及细胞物质对染料的毛细现象、渗透、吸收等作用。化学因素是细胞物质能与染料发生化学反应。

　　染料是一种染色用的有机化合物。染料分子常由苯环、连接在苯环上的染色基团和助色基团三部分构成。助色基团具有电离特性。生物染料有碱性染料、酸性染料、中性染料和单纯染料四大类。碱性染料离子带正电荷，易与酸性物质结合。如细菌蛋白质的等电点较低，当它处于中性、碱性或弱酸性溶液里时，常带负电荷，所以常用碱性染料（如亚甲蓝、结晶紫、碱性复红、孔雀绿等）染色。酸性染料离子带负电荷，能与带正电荷的物质结合。当细菌处于酸性溶液中，菌体带正电荷，易被伊红、酸性复红或刚果红等酸性染料着色。中性染料是前两者的结合物，也称复合染料，如伊红亚甲蓝、伊红天青等。单纯染料的化学亲和力低，不能和被染的物质生成盐，其染色能力视其是否溶于被染物而定，因为它们大多数都属于偶氮化合物，不溶于水，但溶于脂肪溶剂中，如苏丹类的染料。

　　影响染色的因素还有菌体细胞的构造和其外膜的通透性，如细胞膜的通透性、膜孔的大小和细胞结构完整与否，在染色上都起一定的作用。此外，培养基的组成、菌龄、染色液中的电解质含量和 pH、温度、药物的作用等，也都能影响微生物的染色。

　　① 简单染色法　简单染色法是利用单一染料对微生物进行染色的一种方法。该法适用于菌体一般形态和排列方式的观察，操作简便。通常采用碱性染料（如亚甲蓝、结晶紫、碱性复红、番红及孔雀绿等染料）进行简单染色。

　　② 革兰染色法　革兰染色法是一种重要的鉴别染色法，是由丹麦病理学家革兰姆于 1884 年发明创立的，后来一些学者对该法进行了改进。按照微生物对此种染色法的不同反应，可以把细菌分为革兰阳性菌和革兰阴性菌两大类，这是由两类微生物细胞壁的结构和组成不同决定的。

③ 荚膜染色法　荚膜是包围在细菌细胞外的一层黏液状或胶质状物质，其成分多为多糖、糖蛋白或多肽。荚膜不易着色且容易被水洗去，因此常采用负染法或衬托染色法进行染色。负染法的原理是将菌体和背景染色，而荚膜不易着色，从而在菌体周围形成一个透明圈。

④ 鞭毛染色法　鞭毛是细菌的运动"器官"，细菌是否具有鞭毛，以及鞭毛的着生位置、数量都是细菌的重要形态特性和鉴定依据。鞭毛很细，其直径通常为 $10\sim30nm$，只有用电子显微镜才能清楚地观察到。若要通过普通光学显微镜观察细菌的鞭毛，必须采用特殊的鞭毛染色法，让染料沉积在鞭毛上，加粗其直径，才能在镜检中观察到。

⑤ 芽孢染色法　细菌的芽孢是菌体生长到一定阶段形成的一种休眠体，通常芽孢壁厚、透性低，不易着色，也不易脱色。芽孢染色法根据芽孢和菌体对染料亲和力的不同，用不同的染料进行染色，使芽孢和菌体呈现不同的颜色而便于鉴别。

3. 无菌技术

由于微生物无处不在，所以研究及应用微生物时，不仅需要通过分离纯化技术从混杂的天然微生物群中分离出特定的微生物，而且还必须随时注意保持微生物纯培养物的"纯洁"，防止其他微生物的混入。在分离、转接及培养纯培养物时防止其被其他微生物污染的技术被称为无菌技术，它是保证微生物学研究正常进行的关键。

（1）常用器具及培养基的灭菌

试管、锥形瓶、培养皿等是最为常用的微生物培养器具，在使用前必须先行灭菌，使容器中不含任何生物。培养微生物的营养物质（称为培养基）可以加到器皿中后一起灭菌，也可在单独灭菌后加到无菌的器具中。

最常用的灭菌方法是高压蒸汽灭菌，灭菌条件是 $121℃$ 维持 $15\sim30min$，它可以杀灭所有的生物，包括最耐热的某些微生物的休眠体，同时可以基本保持培养基的营养成分不被破坏。也可采用高温干热灭菌，灭菌条件是 $160\sim170℃$ 维持 $1\sim2h$，适用于玻璃、陶瓷器皿、金属用具等耐高温物品的灭菌。

为了防止环境中的杂菌污染，灭菌时试管及锥形瓶都需用棉花塞塞住管口或瓶口，也可采用塑料塞及硅胶塞，它们只可让空气通过，而空气中的其他微生物不能通过。由正反两平面板互扣而成的培养皿是专为防止空气中微生物的污染而设计的。

（2）接种、移种操作

用接种环或接种针在无菌条件下把微生物由一个培养器皿转接到另一个培养容器进行培养的操作，是微生物学研究中最常用的基本操作。转接固体微生物培养物一般采用易于迅速加热和冷却的镍铬合金等金属制备的接种环、接种针及涂布棒，而转移液体培养物可采用无菌吸管或移液枪。

由于打开器皿就可能引起器皿内部被环境中的其他微生物污染，因此微生物实验的接种、移种操作均应在无菌条件下进行，其关键是在火焰附近进行熟练的无菌操作，或在无菌室内的超净工作台上无菌的环境下进行操作。无菌室和超净工作台内的空气可在使用前一段时间内用紫外线灯或化学药剂灭菌。有的无菌室通入无菌空气维持无菌状态。

（3）创造无菌环境

无菌环境是指无菌室、超净工作室或超净工作台等无菌或相对无菌的环境。

无菌室的门窗应关闭，使空气流动缓慢，以减少空气中杂菌的数量。进出无菌室至少要经过两道门，中间设有缓冲间。工作人员进入无菌室应换专用鞋、专用实验服。无菌室还应定期清扫，使用前后用紫外线灯杀菌 30min，并定期喷洒消毒液，尽量减少杂菌的污染。

用于接种的器具必须经过灭菌，接种环或接种针采用火焰灭菌法，移液管采用高压蒸汽灭菌法，涂布棒采用酒精浸泡结合火焰灭菌法。

微生物附着在空气中的灰尘和水滴上，所以接种时应迅速操作，试管、锥形瓶取下棉塞时需将管口和瓶口在酒精灯上烧一下，平板接种时皿盖开启的部分应尽量小，打开平板的时间应尽量短。接种操作尽量控制在酒精灯火焰上方 45°空间范围内。操作台面要求光滑、水平，一方面便于消毒剂擦洗，另一方面便于制成的平板厚度均匀一致。

4. 纯种分离和选育技术

微生物由于个体微小，一般都是利用群体来研究其属性，微生物的菌株通常也是以群体的形式进行繁衍、保存。在微生物学中，在人为规定的条件下培养、繁殖得到的微生物群体称为培养物，而只有一种微生物的培养物称为纯培养物。由于在通常情况下纯培养物能较好地被研究、利用和重复结果，因此把特定的微生物从自然界混杂存在的状态中分离、纯化出来的纯培养技术是进行微生物学研究的基础。

(1) 固体培养基分离

固体培养基是用琼脂或其他凝胶物质固化的培养基。所谓平板，即培养平板的简称，它是指熔化的固体培养基倒入无菌培养皿，冷却凝固后，盛有固体培养基的培养皿。琼脂固体培养基平板是分离、培养微生物时最常用的，这种由 Koch 建立的分离微生物的技术简便易行，100 多年来一直是各种菌种分离的最常用手段。

单个微生物在适宜的固体培养基表面或内部生长、繁殖到一定程度可以形成肉眼可见的、有一定形态结构的子细胞生长群体，称为菌落。当固体培养基表面众多菌落连成一片时，称为菌苔。大多数细菌、酵母菌，以及许多霉菌和单细胞藻类能在固体培养基上形成孤立的菌落，采用适宜的平板分离法很容易得到纯培养物。

菌种分离纯化最为常用的方法有平板划线法、涂布平板法和稀释倒平板法三种。

① 平板划线法　用接种环以无菌操作蘸取少许样品或样品稀释液，在无菌平板表面进行平行划线、扇形划线或其他形式的连续划线，微生物细胞的数量将随着划线次数的增加而减少，并逐步分散开来，如果划线适宜，微生物能一一分散，经培养后，可在平板表面得到单菌落。

② 涂布平板法　涂布平板分离法是将样品经无菌生理盐水稀释后用涂布棒均匀涂布至琼脂培养基表面。倾注平板分离法则是将无菌生理盐水稀释后的样品先加入无菌培养皿，再加入熔化并冷却至 45℃左右的琼脂培养基，混合均匀，待培养基凝固后倒置培养。培养后，前者在培养基表面形成单菌落，后者则是在培养基内部及表面形成单菌落。

③ 稀释倒平板法　先将待分离的材料用无菌水做一系列的稀释（如 10^{-1}、10^{-2}、10^{-3}、10^{-4}……），然后分别取不同稀释液少许，与已熔化并冷却至 45℃左右的琼脂培养基混合，摇匀后，倾入灭过菌的培养皿中，待琼脂凝固后，制成可能含菌的琼脂平板，保温培养一定时间即可出现菌落。如果稀释得当，在平板表面或琼脂培养基中就可出现分散的单菌落。随后挑取该单菌落，或重复以上操作数次，便可得到纯培养物。

(2) 液体培养基分离

大多数细菌和真菌的分离通常采用平板分离法，然而迄今为止并不是所有的微生物都能在固体培养基上生长，例如一些细胞大的细菌、许多原生动物和藻类等，这些微生物仍需要用液体培养基分离来获得纯培养物。

液体培养基分离纯化通常采用稀释法。接种样品在液体培养基中进行系列稀释，以得到高度稀释的效果，使一支试管中分配不到一个微生物。如果经稀释后的大多数试管中没有微生物生长，那么有微生物生长的试管得到的培养物可能就是纯培养物。因此，采用稀释法进行液体分离，必须在同一个稀释度的许多平行试管中，一般应超过95％表现为不生长。

（3）单细胞（单孢子）分离

采取显微分离法从混杂群体中直接分离单个细胞或单个个体进行培养以获得纯培养物，称为单细胞（单孢子）分离法。单细胞分离法的难度与细胞或个体的大小成反比，较大的微生物（如藻类、原生动物）分离较容易，个体很小的细菌则较难。

对于较大的微生物，可采用毛细管提取单个个体，并在大量的灭菌培养基中转移清洗几次，除去较小微生物的污染。这项操作可在低倍显微镜（如解剖显微镜）下进行。对于个体相对较小的微生物，需采用显微操作仪，在显微镜下用毛细管或显微针、钩、环等挑取单个微生物细胞或孢子以获得纯培养物。单细胞分离法对操作技术有比较高的要求，多限于高度专业化的科学研究中采用。

（4）选择培养分离

能够从自然界混杂的微生物群体中把某种特定微生物选择培养出来，即使在混杂的微生物群体中这种微生物可能只占少数，这种通过选择培养进行微生物纯培养分离的技术称为选择培养分离。

在自然界中，大多数情况下微生物群落是由多种微生物组成的。因此，要从中分离出所需的特定微生物是十分困难的，尤其是当某一种微生物所存在的数量与其他微生物相比非常少时，单采用一般的平板稀释方法几乎是不可能分离到该种微生物的。要分离这种微生物，必须根据该微生物的特点，包括营养、生理、生长条件等，采用选择培养分离的方法。

① 利用选择培养基进行分离　选择培养基是用来将某种或某类微生物从混杂的微生物群体中分离出来的培养基。在培养基中加入相应的特殊营养物质或化学物质，以抑制其他微生物的生长，达到分离的目的。例如在从土壤中筛选蛋白酶产生菌时，可以在培养基中添加牛乳或酪素制备培养基平板，微生物生长时若产生蛋白酶则会水解牛乳或酪素，在平板上形成透明的蛋白质水解圈。通过菌株培养时产生的蛋白质水解圈对产酶菌株进行筛选，可以减少工作量，将那些大量的非产蛋白酶菌株淘汰，最终得到纯培养物。

② 利用富集培养法进行分离　利用不同微生物间生命活动特点的不同，营造特殊的环境条件，使能适应该条件的微生物旺盛生长，逐渐富集进而取得生长优势，逐步淘汰其他微生物，从而达到分离特定微生物的目的。

富集条件可根据所需分离的微生物的特点从物理、化学、生物及综合等多个方面进行选择，如温度、pH、紫外线、高压、光照、氧气、营养等许多方面。例如采用富集培养法从土壤中分离能降解酚类化合物对羟基苯甲酸的微生物。首先配制以对羟基苯甲酸为唯一碳源的液体培养基并分装于烧瓶中，灭菌后将土壤样品接种于该液体培养基中，培养一定时间，直到有大量微生物生长。转移至新鲜培养液中重新培养，经数次重复后能利用对羟基苯甲酸的微生物比例将大大提高，然后将培养液涂布于以对羟基苯甲酸为唯一碳源的琼脂平板上，挑取单菌落分别接种到含有及缺乏对羟基苯甲酸的液体培养基中进行培养。其中大部分在含有对羟基苯甲酸的培养基中生长，而在没有对羟基苯甲酸的培养基中表现为没有生长，说明通过富集培养得到了欲分离的目标微生物。

通过富集培养使原本在自然环境中占少数的目标微生物数量大大提高后，可再通过稀释倒平板或平板划线等操作得到纯培养物。

实训一　显微镜的使用及标本片的观察

【实训目标】

1. 了解显微镜的构造、成像原理，掌握显微镜的正确使用及维护方法。
2. 学会使用低倍镜、高倍镜和油镜观察菌体的基本形态。

【基本知识】

显微镜分为光学显微镜和电子显微镜两类。光学显微镜包括明视野显微镜、暗视野显微镜、相差显微镜、偏光显微镜、荧光显微镜等，电子显微镜包括透射电子显微镜、扫描电子显微镜、扫描隧道显微镜等。

1. 显微镜的构造

普通光学显微镜（图 0-5）的构造分为机械装置和光学系统两部分。机械装置包括镜座、镜臂、载物台、调焦旋钮等部件，是显微镜的基本组成单位，保证光学系统的准确配制和灵活调控。而光学系统由物镜、目镜、聚光器等组成，直接影响着显微镜的性能，是显微镜的核心组件。

（1）机械装置

① 镜座　显微镜的底座，起支撑和稳固作用，具有较大的底面积和质量。

② 镜臂　显微镜的脊梁，连接镜座、镜筒和镜台，起支撑作用。

③ 镜筒　位于镜臂上端的空心圆筒，分为直筒式和斜筒式，是光线的通道。上端可放入目镜，下端接转换器和物镜。镜筒的长度一般为 160mm。

④ 载物台　又称镜台，是放置标本片的平台，呈方形或圆形。其上有标本片固定夹和推动器，中央有一孔洞，可让入射光束通过。

⑤ 转换器　一个用于装配物镜的能转动的圆盘，可安装 3～4 个物镜，一般是 3 个（低倍镜、高倍镜、油镜）。观察时可转动转换器，使其中的任何一个物镜和镜筒相接，与其上的目镜组成一个放大系统。

⑥ 调焦旋钮　包括粗调焦旋钮和微调焦旋钮，用于调节镜筒或载物台上下移动，使物镜焦

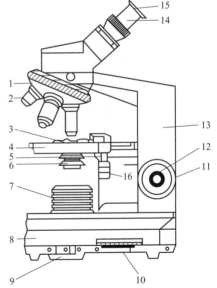

图 0-5　光学显微镜构造示意图

1—转换器；2—物镜；3—标本夹；4—载物台；
5—聚光器；6—虹彩光圈；7—光源；8—镜座；
9—电源开关；10—光源滑动变阻器；
11—粗调焦旋钮；12—微调焦旋钮；13—镜臂；
14—镜筒；15—目镜；16—标本夹调节钮

距准确以便获得清晰的图像。

（2）光学系统

① 光源　安装在显微镜镜座内，通过按钮开关和旋钮来控制光线强弱。

② 聚光器　位于载物台的下面，由聚光透镜、虹彩光圈和升降螺旋组成。聚光器安装在载物台下，其作用是将光源发射出的光线聚焦于样品上，以求得最强的照明，使物像获得明亮清晰的效果。

③ 物镜　又称为镜头，是最重要最昂贵的部件。物镜成像的质量对分辨率有着决定性的影响。物镜的性能取决于物镜的数值孔径，数值孔径越大，性能越好。一般物镜上标有放大率、数值孔径、镜筒长度和指定使用盖玻片厚度4种数值。

物镜的种类较多，根据物镜前透镜与被检物体之间的介质不同，分为干燥系物镜和油浸系物镜；根据放大率的高低，分为低倍物镜、中倍物镜、高倍物镜等。

④ 目镜　目镜的作用是把物镜放大的实像进行二次放大，并把物像映入观察者的眼中。普通光学显微镜的目镜由上端的接目镜和下端的场镜组成。

2. 显微镜的成像原理

现代普通光学显微镜利用目镜和物镜两组透镜系统来放大成像，故常被称为复式显微镜。被观察的物体位于物镜的前方，被物镜作第一级放大后成一倒立的实像，然后此实像再被目镜作第二级放大，得到最大放大效果的倒立的虚像，被人的眼睛所观察到（见图0-6）。

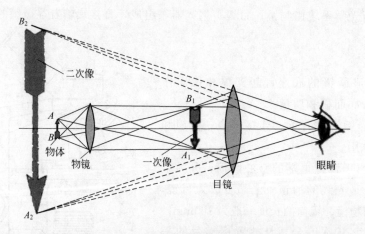

图0-6　光学显微镜的成像原理

3. 显微镜的性能

衡量显微镜性能好坏的指标主要是显微镜的分辨率（resolving power），显微镜的分辨率是能够区分开两个质点最小距离的能力。光学显微镜的分辨率受光的干涉现象及所用物镜性能的限制，可表示为：

$$分辨率 = \frac{0.5\lambda}{n\sin\theta}$$

式中，λ 为所用光源波长；θ 为物镜镜口角的半数，它取决于物镜的直径和工作距离（图0-7）；n 为玻片与物镜间介质的折射率，显微观察时可根据物镜的特性而选用不同的介质，例如空气（$n=1.0$）、水（$n=1.33$）、香柏油（$n=1.52$）等。

物镜的数值孔径（numerical aperture，NA）是决定物镜性能的最重要指标，可用公式表示为：$NA=n\sin\theta$。数值孔径越大，性能越好。

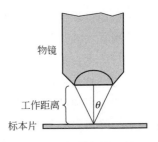

图 0-7　物镜的镜口角

光学显微镜在使用最短波长的可见光（$\lambda=450nm$）作为光源时，在油镜下可以达到其最大分辨率 $0.18\mu m$。由于肉眼的正常分辨能力一般为 $0.25mm$ 左右，因此光学显微镜有效的最高总放大倍数只能达到 $1000\sim1500$ 倍，在此基础上进一步提高显微镜的放大能力对观察效果的改善并无帮助。

显微镜的放大率是指放大物像和原物体两者大小的比例，等于物镜和目镜放大倍数的乘积。

【材料仪器】

（1）溶液或试剂　香柏油，二甲苯。

（2）器材　普通光学显微镜，葡萄球菌、大肠杆菌、枯草杆菌、酵母菌、青霉或曲霉等玻片标本，擦镜纸等。

【操作过程】

1. 准备

（1）取镜　左手托住镜座，右手握住镜臂，将显微镜取出，放在实验台上，镜座距实验台边缘约 $10cm$。

（2）检查　检查各部位零件是否完好。

（3）调节光源　将低倍镜转至镜筒下方，调节粗调焦旋钮，使物镜下降至载物台 $1cm$ 左右，通过调节光栅、升高聚光器，使视野均匀明亮。观察水浸标本时用较弱的光线，观察染色标本时宜用强光。

镜检时，姿势要端正，一般用左眼观察，右眼绘图或记录，两眼必须同时睁开，以减少疲劳，也可练习左右眼均能观察。

2. 低倍镜观察

低倍镜视野较大，容易发现目标和确定检查的位置，因此检查标本时必须先用低倍镜观察。将玻片置于载物台上，用标本夹夹住，移动推进器，使玻片处在物镜正下方，转动粗调焦旋钮，使物镜降至距标本约 $0.5cm$ 处，从目镜观察。此时可调节光圈，下降聚光器，使视野亮度合适。同时一边观察，一边用粗调焦旋钮慢慢升起镜筒（或下降载物台），直至物像出现后再用微调焦旋钮调节至物像清晰。然后移动标本，仔细观察各部位，找到典型的目的物，将其移至视野中央。

3. 高倍镜观察

低倍镜对准焦点后，用粗调焦旋钮提升镜筒，转换高倍镜，注意转换时需用眼从侧面观察，用粗调焦旋钮使物镜降至与标本几乎接近，严防镜头与玻片相撞损坏镜头。调节光圈、升降聚光器，使视野亮度合适，用粗调焦旋钮慢慢升起镜筒至物像出现后，再用微调焦旋钮调节至物像清晰，找到适宜观察部位并移至视野中央。

4. 油镜观察

用粗调焦旋钮将镜筒升高或载物台下降 2cm，将油镜转至正下方，在玻片标本的镜检部位滴一滴香柏油。从侧面观察，用粗调焦旋钮将镜筒小心降下，使油镜浸入到香柏油中，镜头几乎与标本相接，但不可压在标本上。从目镜观察，调节大光圈，使聚光镜上升，使视野明亮均匀。再用粗调焦旋钮将镜筒缓缓升起，直至视野出现物像为止，再以微调焦旋钮校正焦距，获清晰物像。如果油镜已离开油面而仍未见物像，必须从侧面观察，用粗调焦旋钮将镜筒小心降下，重复操作，直至出现清晰物像。

油镜使用完毕，将镜筒升起，取下玻片，用擦镜纸擦去镜头上的油，然后用擦镜纸蘸少许二甲苯将残留油迹擦净，最后用擦镜纸擦去残留的二甲苯。

关闭光源灯，用纱布将显微镜其他机械部件擦干净，转成"八"字形，再降下载物台与聚光器，置入箱中。

【操作要点】

1. 显微镜应于干燥阴凉处保存，避免强光照射。
2. 不能用其他纸、布等擦拭物镜，以免损坏镜头。
3. 油镜观察时不可直接使用微调焦旋钮寻找物像。
4. 油镜使用完毕后，先用擦镜纸擦去镜头上的油（擦 3 次），然后用擦镜纸蘸几滴二甲苯将残留油迹擦净，最后用擦镜纸擦去残留的二甲苯。

【实训记录】

日期：

序号	菌种名称	基本形态图		
		低倍镜	高倍镜	油镜
1	葡萄球菌			
2	大肠杆菌			
3	枯草杆菌			
4	酵母菌			
5	青霉或曲霉			

【问题与讨论】

1. 哪些方法可以提高显微镜的分辨率？
2. 镜检标本时，为什么先用低倍镜观察再用高倍镜或油镜观察？
3. 使用油镜观察标本片时，滴加香柏油起什么作用？
4. 油镜使用完毕后，应注意哪些问题？

实训二　常见菌种的分离纯化技术

【实训目标】

1. 了解细菌、放线菌、酵母菌和霉菌等常见微生物的特点、培养条件和时间。

2. 学习使用平板划线法和稀释分离法从样品中分离纯化所需菌种。

3. 初步尝试接种等无菌操作技术。

【基本知识】

把特定微生物从混杂的微生物群体中分离出来，获得只含有某种微生物纯培养物的过程，称为微生物菌种的分离与纯化技术。

要获得某种微生物的纯培养物，可根据该微生物的特性，设计出只利于目标菌生长的条件（如培养基组分和培养条件等），从而淘汰其他杂菌。再通过各种分离纯化方法，使它们在固体培养基上长出单菌落。

本次实训主要运用稀释涂布平板法、倾注平板法和平板划线法对含菌样品进行分离纯化。

土壤是微生物的大本营，是发掘微生物资源的重要基地。可应用平板划线法使用牛肉膏蛋白胨琼脂培养基从土壤中分离纯化细菌。应用倾注平板法从土壤中分离纯化放线菌，使用高氏Ⅰ号培养基并加入 10% 酚抑制细菌和霉菌的生长。

酒曲中含有各种各样的微生物菌种，可应用稀释涂布平板法从酒曲中分离纯化酿酒酵母和根霉，使用有利于真菌生长的麦芽汁培养基，同时添加去氧胆酸钠以防止菌丝蔓延，获得目标菌的单菌落。

【材料仪器】

（1）样品　酒曲，土样。

（2）溶液或试剂　牛肉膏蛋白胨琼脂培养基，麦芽汁琼脂培养基，高氏Ⅰ号培养基，生理盐水，10% 去氧胆酸钠溶液，10% 酚液。

（3）器材　超净工作台，恒温培养箱，电子天平，恒温振荡器，研钵，电炉，接种环，涂布棒，试管，锥形瓶，移液管，平皿，玻璃珠。

【操作过程】

1. 稀释涂布平板法

（1）制备曲液　将酒曲研碎成粉末状，称取 1.0g 放入装有 10mL 无菌生理盐水的带玻璃珠的 100mL 锥形瓶内，振荡 10min，使菌体均匀分散在土壤悬液中，即为 10^{-1} 酒曲稀释液。

用无菌移液管在无菌条件下吸取上述酒曲稀释液 0.5mL 注入盛有 4.5mL 无菌生理盐水的试管中，吹吸 3 次使菌悬液充分混匀，此即为 10^{-2} 稀释液。如此重复，可依次制成 10^{-3}～10^{-6} 的稀释液，见图 0-8。

（2）涂布平板分离

① 酵母菌和根霉　将麦芽汁琼脂培养基加热熔化，冷却至 45℃ 左右，加入 10% 去氧胆酸钠溶液 1mL 混匀，在超净工作台上酒精灯火焰旁倒平板。在无菌条件下分别用 3 支无菌移液管分别从 10^{-4}、10^{-5}、10^{-6} 酒曲稀释液中各取 0.2mL 对号放入已标好稀释度的平板中，每个稀释度接 2～3 个平板，然后用无菌涂布棒在培养基表面轻轻涂布均匀。

② 培养　将接好的平板倒置于恒温培养箱内，30～32℃ 培养 2d，观察结果。

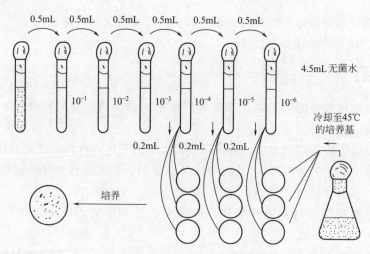

图 0-8　稀释涂布平板示意图

2. 平板划线分离法

（1）制备土壤悬液

① 制备土壤悬液　用灭菌容器取地表以下 5～10cm 处的土样，称 1.0g 土样，迅速倒入装有 10mL 无菌生理盐水的带玻璃珠的 100mL 锥形瓶内，振荡 10min，使菌体均匀分散在土壤悬液中，即为 10^{-1} 土壤稀释液。

② 稀释　用无菌移液管在无菌条件下吸取上述土壤稀释液 0.5mL 注入盛有 4.5mL 无菌生理盐水的试管中，吹吸 3 次使菌悬液充分混匀，此即为 10^{-2} 稀释液。如此重复，可依次制成 10^{-3}～10^{-7} 的稀释液。

（2）倒平板　在无菌条件下将牛肉膏蛋白胨琼脂培养基加热熔化，冷却至 50℃ 左右，在超净工作台上倒平板。每皿倒入量以铺满皿底为限，平放在超净台上凝固，备用。

（3）划线分离　使用接种环在无菌条件下，从 10^{-5}、10^{-6}、10^{-7} 三个稀释度中分别蘸取少量稀释液，在上述倒好的培养基平板中划线分离，划线分离法有连续划线法和分区划线法，见图 0-9。

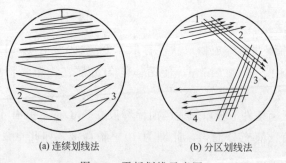

(a) 连续划线法　　　　(b) 分区划线法

图 0-9　平板划线示意图

（4）培养　将划好的平板倒置于恒温培养箱内，37℃ 培养 1～2d，观察结果。

3. 倾注平板分离法

（1）制备土壤稀释液　方法同平板划线分离法中"制备土壤悬液"。

（2）倾注法分离

① 放线菌　取土壤稀释液的 10^{-4}、10^{-5} 两管，每管加入 5～6 滴 10% 酚液，摇匀，静

置片刻，然后分别从两管中吸出 1mL 加入相应的平皿中，再将加热熔化并冷却至 50℃ 左右的高氏Ⅰ号培养基倒入以上平皿中。

② 培养　接好的放线菌平板倒置于恒温培养箱内，28℃培养 5～7d，观察结果。

【操作要点】

1. 制备稀释液操作时，移液管尖不能接触下一稀释度试管内溶液的液面，每一稀释度换一支移液管。每次吸入土壤稀释液后，要将移液管插入液面下，吹吸 3 次。

2. 放线菌培养时间较长，故倒平板时的培养基用量可适当增多。

3. 涂布时要均匀并充分利用整个平板表面，使培养后的菌落尽量分散。

4. 平板划线时平行线之间的距离要小，使划线次数增加，及时灼烧接种环上剩余的菌体。

【实训记录】

记录常见微生物菌种的分离方法及培养条件。

分离对象	样品	分离方法	稀释度	培养基	培养温度	培养时间
细菌	土样					
放线菌	土样					
酵母菌	酒曲					
根霉	酒曲					

【问题与讨论】

1. 倒平板时应注意哪些问题？

2. 涂布后的平板为何要倒置培养？

3. 稀释分离操作中应注意哪些问题？

4. 划线分离时为什么每次都要烧掉接种环上残留的菌体？

 课后目标检测

一、名词解释

微生物、无菌技术、纯培养物

二、简答题

1. 微生物包括哪些主要类群？

2. 课程研究的主要内容和任务是什么？

3. 简述巴斯德和科赫在微生物学发展中做出的贡献。

4. 举例说明微生物是如何命名的。

5. 简述微生物的特性。

6. 研究微生物有哪些常用的基本方法？

7. 决定显微镜性能的主要指标是什么？

8. 微生物染色方法有哪些？

9. 纯种分离和选育技术包括哪些方法？

第一章

原核微生物

知识目标

1. 掌握细菌的类型及形态、结构、繁殖方式、菌落特征。
2. 掌握放线菌的形态、结构、繁殖方式、菌落特征。
3. 了解蓝细菌、支原体、衣原体、立克次体的特点。
4. 了解原核微生物与人类的关系。

能力目标

1. 能够用简单染色进行微生物的形态观察。
2. 能够用革兰染色鉴别革兰阳性细菌和阴性细菌。
3. 掌握细菌的芽孢染色、鞭毛染色和荚膜染色。
4. 能够用普通光学显微镜观察放线菌。

原核微生物是自然界中微生物的一大类群，它是指一类没有细胞核结构，仅含一个由裸露的 DNA 分子构成的原始核区的单细胞微生物（图 1-1）。原核生物细胞核的分化程度低，缺乏完整的细胞器。原核微生物包括真细菌和古生菌两大类群。细菌、放线菌、蓝细菌、支原体、立克次体和衣原体等都属于真细菌。

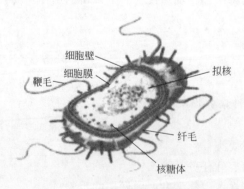

图 1-1 原核细胞的结构模式图

第一节 细 菌

细菌是微生物的一大类群，结构简单，种类繁多，在自然界中营寄生、腐生或自养生活，生长繁殖快，与人类的生产、生活关系密切。

一、细菌的形态与大小

1. 细菌细胞的形态与排列方式

细菌的形态类型很多，其基本形态可分为杆状、球状与螺旋状三种（图 1-2），其中以杆状最为常见，球状次之，螺旋状较少。

（1）球菌　单个菌体呈圆球形或近似球形，它们中的许多种分裂后产生的新细胞常保持一定的空间排列方式，在分类鉴定上有重要意义（图 1-3）。

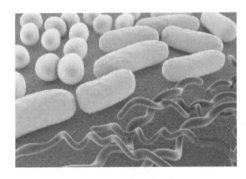

图 1-2　球菌、杆菌、螺旋菌

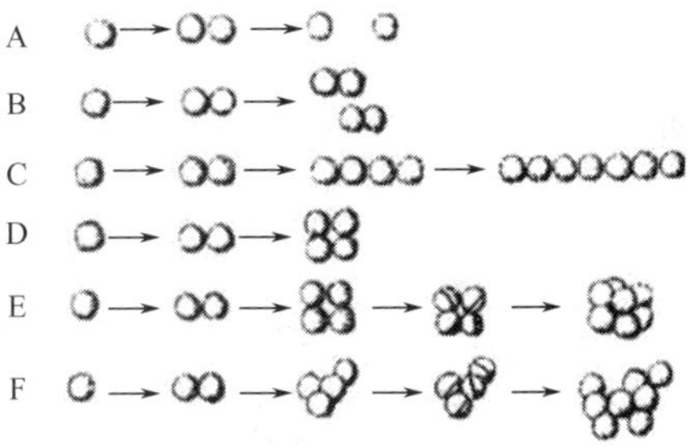

图 1-3　球菌子细胞的各种排列方式

A　单球菌；B—双球菌；C—链球菌；

D—四联球菌；E—八叠球菌；F—葡萄球菌

① 单球菌　又称微球菌或小球菌，细胞分裂沿一个平面进行，分裂后的菌体分散成单独个体而存在。如尿素微球菌。

② 双球菌　细菌沿一个平面分裂，分裂后的菌体成对排列。如肺炎双球菌。

③ 链球菌　细菌沿一个平面分裂，分裂后的菌体成链状排列。如乳酸链球菌。

④ 四联球菌　细胞沿两个互相垂直的平面分裂，分裂后每四个菌体呈正方形排列在一起。如四联小球菌。

⑤ 八叠球菌　细胞沿三个相互垂直的平面分裂，分裂后每八个菌体在一起呈立方体排列。如藤黄八叠球菌。

⑥ 葡萄球菌　细胞在多个平面上不规则分裂，分裂后的菌体无序地堆积成葡萄串状。如金黄色葡萄球菌。

（2）杆菌　杆菌呈杆状或圆柱状，在细菌中杆菌的种类最多。各种杆菌的长短、大小、弯曲、粗细差异较大，有的菌体为直杆状，有的菌体为微弯曲状，有的很长为长杆状，有的较短为短杆状，一般长 $2\sim10\mu m$，宽 $0.5\sim1.5\mu m$（图 1-4）。

杆菌分裂后一般分散存在，有的排列成链状，如炭疽杆菌；有的呈分枝状，如结核杆菌；还有的呈八字或栅栏状，如白喉杆菌。

（3）螺旋菌　菌体呈弯曲状。根据其弯曲程度不同，螺旋菌可分为两大类（图 1-5）。

① 弧菌　菌体只有一个弯曲，形态如弧状，如霍乱弧菌。

② 螺菌　菌体有多个弯曲，如亨氏产甲烷螺菌。

除了球菌、杆菌、螺旋菌之外，还有许多具有其他形态的细菌。例如柄杆菌细胞上有柄、菌丝、附器等细胞质伸出物，细胞呈杆状或梭状，并有特征性的细柄；球衣菌能形成衣鞘，杆状的细胞呈链状排列在衣鞘内而成为丝状。

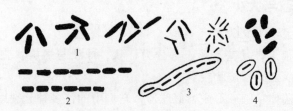

图 1-4　杆菌的各种形态

1—单杆状；2—链杆状；3—分枝杆状；4—有荚膜的杆状

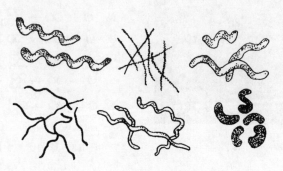

图 1-5　螺旋菌的各种形态

细菌的形态受环境条件的影响，如培养时间、培养温度、培养基的组成与浓度等发生改变，均能引起细菌形态的改变。即使在同一培养基中，细胞也常出现不同大小的球状、环状、长短不一的丝状、杆状及不规则的多边形态，还有罕见的方形、星形和三角形等。有些细菌具有特定的生活周期，在不同的生长阶段表现出不同的形态，如放线菌、黏细菌等。一般处于幼龄阶段或生长条件适宜时，细菌形态正常、整齐，表现出特定的形态。在较老的培养物中或不正常的条件下，细菌尤其是杆菌常出现不正常的形态。

2. 细菌细胞的大小

细菌细胞的个体很小，必须在显微镜下才能看到，其大小常用微米（μm）作度量单位（表 1-1）。细菌的形状和大小受培养条件的影响，因此，测量菌体大小应以最适培养条件下培养 14～18h 的细菌为准。

球菌大小以直径表示，一般为 0.5～2μm；杆菌和螺旋菌的大小以长度×宽度表示，大型杆菌大小一般为 $(1\sim1.25)\mu m\times(3\sim8)\mu m$，中型杆菌为 $(0.5\sim1)\mu m\times(2\sim3)\mu m$，小型杆菌为 $(0.2\sim0.4)\mu m\times(0.7\sim1.5)\mu m$；螺旋菌的长度是菌体两端点间的距离，不是其真正的长度，其真正的长度应按其螺旋的直径和圈数来计算。不同细菌的大小相差很大，其中可作为细菌细胞大小典型代表的大肠杆菌的平均长度约为 2μm，宽度约为 0.5μm。迄今所知最大的细菌是纳米比亚硫黄珍珠菌，其大小一般在 0.1～0.3mm，有的可达到 0.75mm 左右，肉眼可见；而最小的纳米细菌细胞直径只有 50nm。

另外，在显微镜下观察到的细菌的大小与所用固定染色的方法有关。经干燥固定的菌体比活菌体的长度一般要短 1/4～1/3；用衬托菌体的负染色法，其菌体往往大于普通染色法，甚至比活菌还大，有荚膜的细菌最易出现此情况。此外，影响细菌形态变化的因素也同样影响细菌的大小。一般情况下，幼龄细菌比成熟的或老龄的细菌大得多，这可能与代谢废物的

表 1-1　细菌的大小

菌名	直径(或长度×宽度)/μm
金黄色葡萄球菌	0.8~1.0
乳酸链球菌	0.5~1.0
白色小球菌	0.5~0.7
最大八叠球菌	4
旋动泡硫菌	7~18
普通变形杆菌	(0.5~4)×(0.4~0.5)
大肠杆菌	0.5×(1~2)
德氏乳细菌	(2.8~7)×(0.4~0.7)
枯草芽孢杆菌	(1.2~3)×(0.8~1.2)
炭疽芽孢杆菌	(3~9)×(1~2)
霍乱弧菌	(4~8)×(1~1.5)
红色螺菌	(1~3)×(0.3~0.6)
迂回螺菌	(1~3.2)×(0.6~0.8)

积累有关。

二、细菌细胞的结构及功能

细菌细胞的结构分为两类：一是基本结构，包括细胞壁、细胞质膜、细胞质及其内含物、核区，为全部细菌细胞所共有；二是特殊结构，包括糖被、鞭毛、菌毛、性菌毛、芽孢和伴孢晶体等，为某些细菌细胞所特有（图 1-6）。

1. 基本结构

（1）细胞壁　细胞壁是位于细胞最外的一层厚实、坚韧、无色透明的外被，占细胞干重的 10%~25%。细胞壁的主要功能是：维持细胞外形；提高机械强度，保护细胞免受机械性或其他破坏；为细胞的生长、分裂和鞭毛着生、运动所必需；阻拦酶蛋白和某些抗生素等大分子物质（分子量大于 800）进入细胞，保护细胞免受溶菌酶、消化酶和青霉素等有害物质的损伤；赋予细菌具有特定的抗原性、致病性以及对抗生素和噬菌体的敏感性。

不同细菌细胞壁的化学组成和结构不同，通过革兰染色可将大多数的细菌分为革兰阳性菌和革兰阴性菌。革兰染色法是 1884 年丹麦

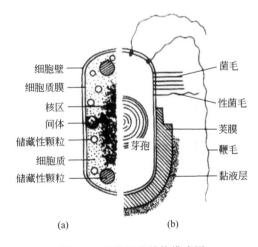

图 1-6　细菌细胞结构模式图
（a）基本结构；（b）特殊结构

微生物学家 Gram 发明的一种细菌鉴别方法，其鉴别过程是：涂片→干燥→固定→草酸铵结晶紫初染→碘液媒染→95%乙醇脱色→番红复染→水洗→干燥→镜检。显微镜下观察，有的细菌菌体呈深紫色（初染染料草酸铵结晶紫的颜色），这种细菌称为革兰阳性菌，以 G^+ 表示；有的细菌经过革兰染色后菌体呈红色（复染染料番红的颜色），这样的细菌称为革兰阴

性菌，以 G⁻ 表示。革兰阳性菌、革兰阴性菌经过革兰染色呈现不同的颜色，与其细胞壁结构和化学组成有关。

革兰阳性菌的细胞壁一般含 90％ 的肽聚糖和 10％ 的磷壁酸。肽聚糖是真细菌细胞壁中的特有成分，是由 N-乙酰葡萄糖胺（NAG）、N-乙酰胞壁酸（NAM）以及短肽聚合而成的多层网状结构大分子化合物，N-乙酰胞壁酸为原核生物特有的己糖（图 1-7）。磷壁酸又称垣酸或菌壁酸，是由多个（8～50 个）核糖醇或甘油以磷酸二酯键连接而成的一种酸性多糖，见图 1-8、图 1-9。

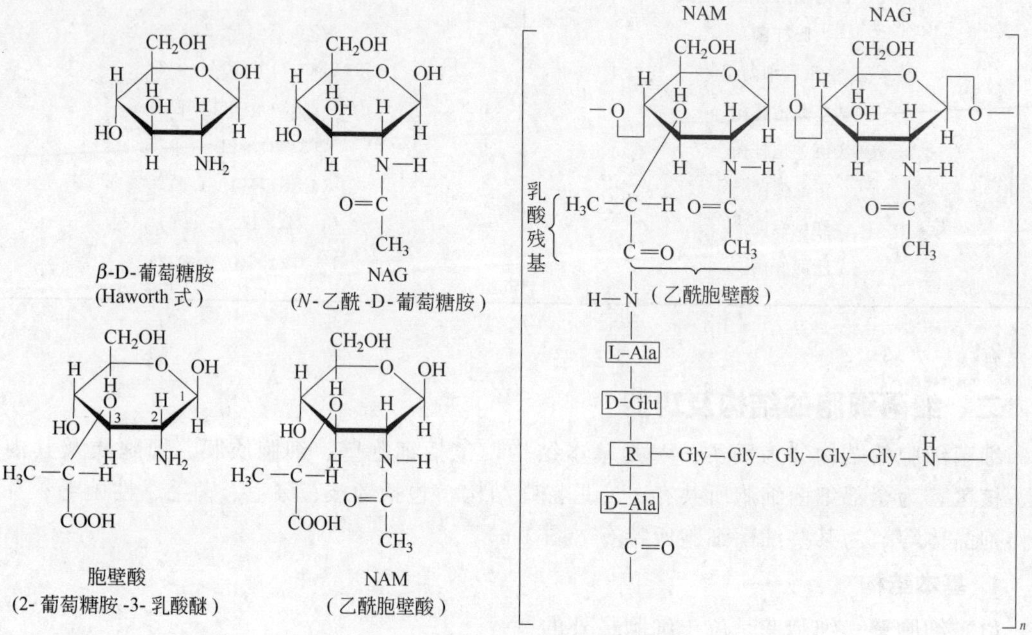

图 1-7　肽聚糖的基本单位及短肽连接方式

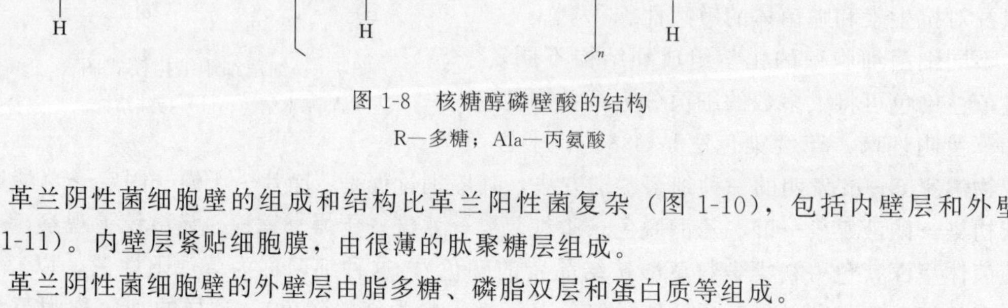

图 1-8　核糖醇磷壁酸的结构

R—多糖；Ala—丙氨酸

革兰阴性菌细胞壁的组成和结构比革兰阳性菌复杂（图 1-10），包括内壁层和外壁层（图 1-11）。内壁层紧贴细胞膜，由很薄的肽聚糖层组成。

革兰阴性菌细胞壁的外壁层由脂多糖、磷脂双层和蛋白质等组成。

细胞壁是原核微生物的基本结构，但在自然界长期进化中和实验室菌种的自发突变中都

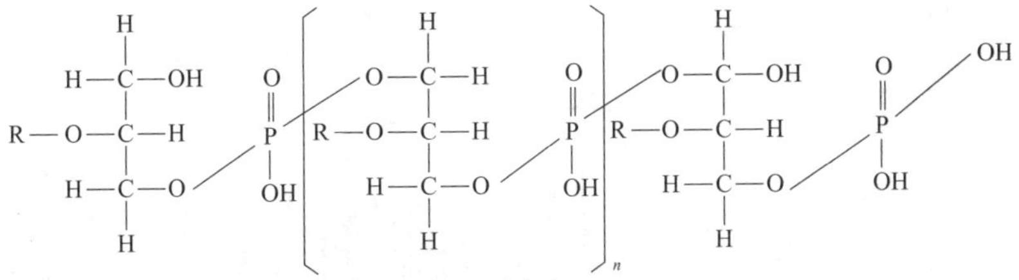

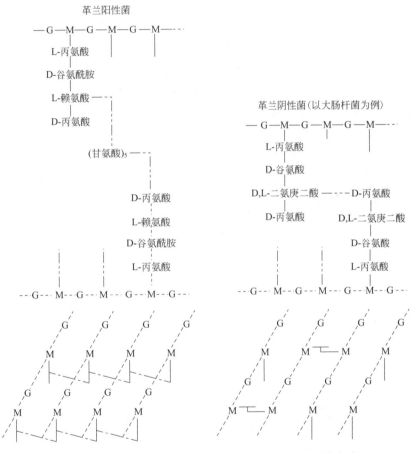

图 1-9 甘油磷壁酸的结构

R 表示丙氨酸或糖类（葡萄糖、葡萄糖胺）或氢

图 1-10 革兰阳性菌和革兰阴性菌细胞壁的结构及连接方式

会产生细胞壁缺陷型细菌，此外，还可以用人为的方法抑制新生细胞壁的合成或对现有细胞壁进行酶解而获得缺壁细菌。

① L 型细菌　在实验室或宿主体内通过自发突变而形成的遗传性稳定的细胞壁缺陷型细菌，称为 L 型细菌。

② 原生质体　在人为条件下用溶菌酶除尽原有细胞壁后用青霉素抑制新生细胞壁合成所得到的仅有一层细胞膜包裹着的圆球状渗透敏感细胞，一般由革兰阳性菌形成。

③ 球状体　也称原生质球。用溶菌酶处理革兰阴性菌细胞壁，由于革兰阴性菌细胞壁肽聚糖含量少，虽被溶菌酶除去，但外壁层中的脂多糖、脂蛋白仍然全部保留，细胞壁物质

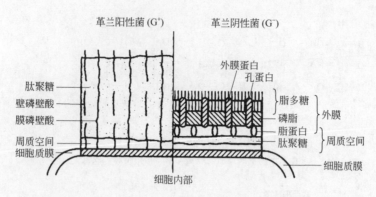

图 1-11 革兰阳性菌、革兰阴性菌细胞壁的结构比较

未被完全除去，这样得到的细胞壁部分缺陷的细菌称为球状体。

细菌对革兰染色的反应不同主要与其细胞壁的化学组成和结构有关。革兰阳性菌肽聚糖的含量与交联程度均高，层次也多，所以细胞壁比较厚，细胞壁上的间隙较小，媒染后形成的结晶紫-碘复合物就不易洗脱出细胞壁，加上它基本上不含脂质，经乙醇洗脱后，细胞壁非但没有出现缝隙，反而因为肽聚糖层的网孔脱水而变得通透性更小，于是蓝紫色的结晶紫-碘复合物就留在细胞内而呈蓝紫色。而革兰阴性菌的肽聚糖含量少，交联程度较低，层次也较少，故其细胞壁较薄，细胞壁上的空隙较大，再加上细胞壁的脂质含量高，乙醇洗脱后，细胞壁因脂质被溶解而空隙更大，所以结晶紫-碘复合物极易洗脱出细胞壁，酒精脱色后呈无色，经过番红复染，结果就呈现番红的红色。

（2）细胞质膜 细胞质膜又称质膜、细胞膜或内膜，是紧贴在细胞壁内侧、包裹着细胞质的一层柔软、富有弹性的半透性薄膜，厚约 7～8nm。细胞质膜的主要成分为脂质（占20%～30%）和蛋白质（占50%～70%），还有少量糖类。

细胞膜的结构用 Singer 1972 年提出的流动镶嵌学说来描述。其要点为：①膜的主体是脂质双分子层，脂质双分子层具有流动性；②蛋白质或结合于膜表面，或伸入膜内水性内层中，并处于不断运动的状态（图 1-12）。

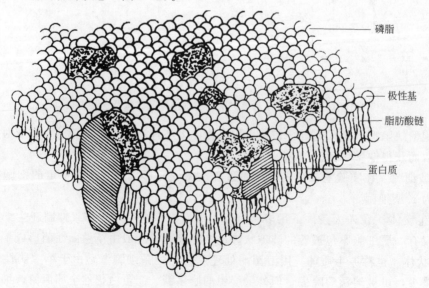

图 1-12 细胞膜镶嵌模式图

细胞质膜的主要成分是磷脂，它是由两层磷脂分子按一定规律整齐排列而成的。每个磷脂分子由一个带正电荷且能溶于水的极性头（磷酸端）和一个不带电荷、疏水的非极性尾（烃端）组成。极性头朝向内外两表面，呈亲水性，非极性端的疏水尾则埋入膜的内层，于是形成了一个磷脂双分子层。

细胞质膜上有多种膜蛋白。紧密地结合于膜，具有运输功能的蛋白质称整合蛋白或内嵌蛋白；松弛地结合于膜，具有酶促作用的蛋白质称为周边蛋白或膜外蛋白。它们都可在膜表层或内层做侧向运动，以执行其相应的生理功能。

细胞质膜的功能：①渗透屏障，维持细胞内正常的渗透压；②具有选择透性，控制营养物质和代谢产物进出细胞；③参与膜脂、细胞壁各种组分以及糖被等的生物合成；④参与产能代谢，在细菌中，电子传递链和 ATP 合成酶均位于细胞膜；⑤合成细胞壁和糖被的成分（孔蛋白、脂蛋白、多糖）、胞外蛋白（各种毒素、细菌溶菌素）以及胞外酶（青霉素酶、蛋白酶、淀粉酶等）；⑥参与 DNA 复制与子细菌的分离；⑦提供鞭毛的着生位点。

① 间体　也称中体，是指许多细菌的细胞膜内延形成的一个或几个片层状、管状或囊状结构。位于细胞中央的间体可能与 DNA 复制时横隔壁的形成有关，位于细胞周围的间体可能是分泌胞外酶（如青霉素酶）的位点。

② 载色体　在紫色光合细菌中，细胞膜内陷延伸或折叠形成发达的片层状、管状或囊状载色体。

③ 周质空间　革兰阴性菌细胞膜和细胞壁之间的空隙，其中存在着多种周质蛋白，包括水解酶类、合成酶类和运输蛋白等。这些酶与营养物质的分解、吸收和转运有关。间隙中还有一些破坏抗生素的酶。如革兰阴性菌遇青霉素等抗生素时，从周质空间向胞外释放 β-内酰胺酶，可降解青霉素和头孢霉素，使细菌免受破坏。

（3）细胞质及其内含物　细胞质是细胞质膜包围的除核区以外的一切半透明、胶状、颗粒状物质的总称。原核微生物的细胞质是不流动的，其中含有水溶性酶类、核糖体、储藏性颗粒、载色体及质粒等，少数细菌还有类囊体、羧酶体、气泡等。

① 核糖体　核糖体是分散存在于细胞质中的颗粒状物质，由 RNA 和蛋白质构成，是细菌蛋白质合成的场所。在生长旺盛的细胞内，核糖体常成串排列，称为多聚核糖体。

② 储藏性颗粒　是一类由不同化学成分累积而成的不溶性沉淀颗粒，主要功能是储存营养物。

```
                    ┌ 碳源及能源类 ┌ 糖原：大肠杆菌、克雷伯菌、芽孢杆菌和蓝细菌等
                    │             ┤ 聚 β-羟丁酸（PHB）：固氮菌、产碱菌和肠杆菌等
                    │             └ 硫粒：紫硫细菌、丝硫细菌、贝氏硫杆菌等
          储藏性颗粒 ┤
                    │ 氮源类 ┌ 藻青素：蓝细菌
                    │        └ 藻青蛋白：蓝细菌
                    └ 磷源（异染粒）：迂回螺菌、白喉棒杆菌、结核分枝杆菌
```

a. 聚 β-羟丁酸（PHB）　存在于细菌细胞质内，属于类脂性质的碳源类储藏物，不溶于水，可溶于氯仿，可用尼罗蓝或苏丹黑染色，具有储存能量、碳源和降低细胞内渗透压的作用。

b. 多糖　包括淀粉或糖原，细菌淀粉和糖原同属葡聚糖，储存碳源和能源。

c. 异染粒　又称迂回体，这是因为它最先是在迂回螺菌中被发现并可用亚甲蓝或甲苯胺蓝染成红色的缘故。这是一种多聚磷酸盐颗粒，是一种磷酸盐储藏物，是与脂类和蛋白质

相结合的多聚偏磷酸盐，可能还有 Mg^{2+} 和 RNA。常在核酸合成受阻时产生并积累，在白喉棒杆菌的菌体两端常有单个明显的异染粒。

③ 羧酶体   又称多角体。是自养细菌特有的内膜结构。某些硫杆菌细胞内散布着由单层膜围成的多角形或六角形内含物，因内含 1,5-二磷酸核酮糖羧化酶，故称为羧酶体，它在自养细菌的 CO_2 固定中起作用。

④ 类囊体   在蓝细菌中存在，由单位膜组成，上面含有叶绿素、胡萝卜素等光合色素和有关的酶，是蓝细菌进行光合作用的场所。

⑤ 气泡   是许多光合营养型、无鞭毛运动的水生细菌中存在的充满气体的泡囊状内含物，为中空但坚硬的纺锤形结构，长度可变，但直径恒定。每个细胞中的气泡数目可有几个到几百个。某些无鞭毛运动的水生细菌可借助其气泡而漂浮在合适的水层中生活。

（4）核区与质粒   细菌无细胞核，无核膜和核仁，只是在菌体中有一个遗传物质（DNA）所在的区域，通常称为核区，或称为拟核、原核。核区由一个环状 DNA 分子高度缠绕而成。每个细胞所含的核区数与该细菌的生长速率有关，生长迅速的细胞在核分裂后往往来不及分裂，一般在细胞中含有 1~4 个核区。在快速生长的细菌中，核区 DNA 可占细胞总体积的 20%。

除染色体 DNA 外，很多细菌含有一种自主复制的染色体外遗传成分——质粒。细菌质粒通常都是共价闭合环状的超螺旋小型双链 DNA，每个菌体内可有一个或几个甚至很多个质粒。

2. 特殊结构

（1）糖被   有些细菌在一定的生活条件下，可在细胞壁表面分泌一层松散、透明、黏液状或胶质状的厚度不定的物质，称为糖被。糖被的有无、厚薄除与菌种有关外，还与环境尤其是营养条件密切相关。糖被按其有无固定层次、层次薄厚可细分为荚膜、微荚膜、黏液层和菌胶团。

① 荚膜   或称大荚膜。黏液物质具有一定的外形，厚约 200nm，而且相对稳定地附着于细胞壁外。

② 微荚膜   若黏液物质的厚度在 200nm 以下，称为微荚膜。

③ 黏液层   若黏液物质没有明显边缘且向周围环境扩散，称为黏液层。

④ 菌胶团   细菌荚膜物质相互融合，使菌体连为一体。

荚膜的含水量很高，经脱水和特殊染色后可在光学显微镜下看到（图 1-13）。糖被的主要成分是多糖、多肽或蛋白质，尤以糖居多。

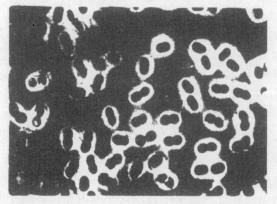
图 1-13   细菌的荚膜

荚膜的功能：①保护作用，荚膜上大量极性基团可保护菌体免受干旱损伤；可防止噬菌体的吸附和裂解；一些动物致病菌的荚膜还可保护它们免受宿主白细胞的吞噬。②储藏养料，作为细胞外碳源和能源的储存物质，以备营养缺乏时重新利用。③作为透性屏障或（和）离子交换系统，可保护细菌免受重金属离子的毒害。④表面附着作用。⑤细菌间的信息识别作用。⑥堆积代谢废物。

（2）鞭毛　某些细菌表面生长着从胞内伸出的长丝状、波曲的蛋白质附属物，称为鞭毛，其数目为一至数十条，鞭毛是细菌的"运动器官"。鞭毛的化学组成主要为蛋白质，还有少量多糖、脂类和核酸等。革兰阴性菌的鞭毛最为典型。

大多数球菌没有鞭毛；杆菌有的生鞭毛，有的则不生；螺旋菌一般都有鞭毛。

根据鞭毛数量和排列情况，可将细菌分为以下几种类型：

① 偏端单生鞭毛菌　在菌体的一端只生一根鞭毛，如霍乱弧菌。

② 两端单生鞭毛菌　在菌体两端各具一根鞭毛，如鼠咬热螺旋体。

③ 偏端丛生鞭毛菌　菌体一端生一束鞭毛，如铜绿假单胞菌。

④ 两端丛生鞭毛菌　菌体两端各具一束鞭毛，如红色螺菌。

⑤ 周生鞭毛菌　周身都生有鞭毛，如大肠杆菌、枯草杆菌等。

鞭毛的有无和着生方式在细菌的分类和鉴定工作中，是一项十分重要的形态学指标（图 1-14）。

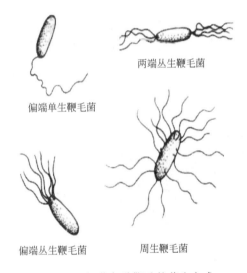

图 1-14　细菌各种鞭毛的着生方式

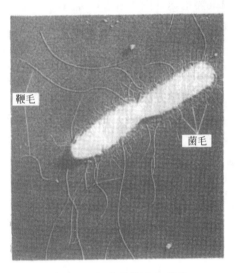

图 1-15　细菌的鞭毛和菌毛

（3）菌毛　菌毛又称纤毛、伞毛或须毛等，是一种长在细菌体表的纤细、中空、短直、数量较多的蛋白质类附属物，具有使菌体附着于受体表面的功能。它们比鞭毛更细、更短，而且又直又硬，数量很多（图 1-15）。有菌毛的细菌一般以革兰阴性致病菌居多，少数革兰阳性菌也有菌毛。致病菌借助菌毛可把它们牢固地黏附于宿主的呼吸道、消化道、泌尿生殖道等的黏膜上，进一步定植和致病。淋病的病原菌——淋病奈氏球菌长有大量菌毛，它们可把菌体牢牢黏附在患者的泌尿生殖道的上皮细胞上，尿液无法冲掉它们，待其定植、生长后，就会引起严重的性病。

（4）性毛　又称性菌毛，构造和成分与菌毛相同，它比普通菌毛粗而长，数目较少，数量仅一至少数几根，为中空管状，是细菌接合的工具。大肠杆菌约有四根，一般见于革兰阴性菌的雄性菌株（即供体菌）中，其功能是向雌性菌株（即受体菌）传递遗传物质。有的性毛还是 RNA 噬菌体的特异性吸附受体。

（5）芽孢　某些细菌在其生长发育的一定阶段，在细胞内形成一个圆形或椭圆形的、对不良环境条件抵抗性极强的休眠体，称为芽孢，又称内生孢子。

芽孢是整个生物界中抗逆性最强的生命体，具有很强的抗热、抗干燥、抗辐射、抗化学药物和抗静水压能力。一般细菌的营养细胞不能经受70℃以上的高温，可是它们的芽孢却有惊人的耐高温能力。例如，肉毒梭菌的芽孢在100℃沸水中要经过5.0～9.5h才能被杀死，至121℃时，平均也要10min才能杀死。一般的芽孢在普通的条件下可保持几年至几十年的生活力。

能产芽孢的细菌属不多，最主要的是属于革兰阳性杆菌的两个属——好氧性的芽孢杆菌属和厌氧性的梭菌属，球菌中只有芽孢八叠球菌属产生芽孢，螺菌中的孢螺菌属也产生芽孢。少数杆菌可产生芽孢。

芽孢在细菌细胞中的位置、形状、大小是一定的，如巨大芽孢杆菌、枯草芽孢杆菌、炭疽芽孢杆菌等的芽孢位于菌体中央，卵圆形，比菌体小；丁酸梭菌等的芽孢位于菌体中央，椭圆形，直径比菌体大，使孢子囊两头小而呈梭形；而破伤风梭菌的芽孢位于一端，正圆形，直径比菌体大，孢子囊呈鼓槌状。芽孢的有无、形态、大小和着生位置是细菌分类和鉴定中的重要指标（图1-16）。

芽孢在结构与化学组成上都与营养细胞不同。芽孢最明显的化学特性是含水量低，约为40%，而营养细胞的含水量约为80%。另外，芽孢中还含有营养细胞和其他生物细胞都没有的吡啶-2,6-二羧酸（DPA），以及芽孢特有的芽孢肽聚糖。

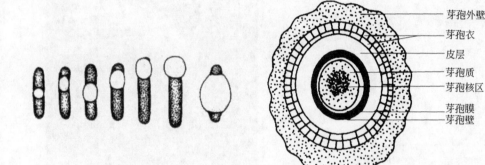

图1-16 细菌芽孢的类型   图1-17 细菌芽孢的结构

在产芽孢的细菌中，芽孢囊就是母细胞的空壳；芽孢壁位于芽孢的最外层，是母细胞的残留物，主要成分是脂蛋白，也含少量氨基糖，透性差。芽孢衣对溶菌酶、蛋白酶和表面活性剂具有很强的抗性，对多价阳离子的透性很差；皮层所占体积很大，含有芽孢特有的芽孢肽聚糖；核心由芽孢壁、芽孢膜、芽孢质和芽孢核区组成，含水量极低（图1-17）。

产芽孢的细菌当其细胞停止生长、环境中缺乏营养及有害代谢产物积累过多时，就开始形成芽孢。每个营养细胞内仅生成一个芽孢，芽孢是细菌的休眠体，芽孢无繁殖功能。在芽孢形成过程中，伴随着形态变化的还有一系列化学成分和生理功能的变化。

芽孢是少数几属真细菌所特有的形态构造，是细菌分类、鉴定中的重要形态学指标。芽孢具有高度耐热性，用高温处理含菌试样，可提高芽孢产生菌的筛选效率。芽孢的代谢活动基本停止，休眠期特长，为产芽孢菌的长期保藏带来了极大的方便。由于芽孢有高度抗热性和其他抗逆性，因此，能否消灭一些代表菌的芽孢就成了衡量各种消毒灭菌手段的重要指标。在自然界耐热性最强的嗜热脂肪芽孢杆菌，其孢子在121℃下需维持12min才能被杀死，由此工业培养基和发酵设备的灭菌至少要在 121℃下保证维持 15min 以上。若用热空气进行干热灭菌，芽孢的耐热性更高，规定干热灭菌为 150～160℃下维持 1～2h。

(6) 伴孢晶体 少数芽孢杆菌，例如苏云金芽孢杆菌在其形成芽孢的同时，会在芽孢旁形成一颗菱形或双锥形的碱溶性蛋白晶体——δ-内毒素，称为伴孢晶体。由于伴孢晶体对 200 多种昆虫尤其是鳞翅目的幼虫有毒杀作用，因而可将这类产伴孢晶体的细菌制成有利于环境保护的生物农药——细菌杀虫剂。

三、细菌染色观察

细菌的个体很小，且无色透明，除观察活体细菌及其运动外，一般均采用染色方法后才能在光学显微镜下观察细菌的细微形态和主要构造。

1. 染色方法

(1) 正染色 利用染料与细胞组分结合而进行的染色过程称为正染色，包括简单染色和复合染色。

简单染色法是先将标本经涂片、干燥、固定后，只用亚甲蓝或石炭酸复红等一种染料染色，然后即可在显微镜下观察其形态和大小。

复合染色法需用两种染料，经初染、脱色、复染后，由于细菌的结构不同而染成两种不同的颜色，从而使两种细菌区分开，故又称鉴别染色法。常用的有革兰染色法、抗酸性染色法等。

(2) 负染色 细胞不染色而使背景染色，以便看清细胞的轮廓。

$$
微生物染色法
\begin{cases}
死菌
\begin{cases}
正染色
\begin{cases}
单染 \\
复染
\begin{cases}
革兰染色法 \\
芽孢染色法
\end{cases}
\end{cases} \\
负染色：荚膜染色法
\end{cases} \\
活菌：用亚甲蓝或 TTC（氯化二苯甲基四氮唑）等做活菌染色
\end{cases}
$$

2. 染料

大多数染料都是有机化合物，可将它们分为以下三种类型：

(1) 碱性染料 此类染料带正电荷，这类染料经常使用，染料的阳离子部分是发色基团，可与细胞中的酸性组分（如核酸和酸性多糖等）结合；在 pH＞pI 的条件下，菌体蛋白带负电荷，而菌体表面一般也带负电荷，这样碱性染料就可与细胞结合。此类染料包括孔雀绿、结晶紫、番红和亚甲蓝。

(2) 酸性染料 此类染料带负电荷，染料的酸根部分为发色基团，可与细胞中带正电荷的组分（如细胞中带正电荷的蛋白质）结合。这类染料有伊红、酸性品红、刚果红等。

(3) 其他染料 如脂溶性染料（如苏丹黑）可与细胞中的脂类结合，观察脂类的存在位置。

四、细菌的繁殖

细菌一般进行无性繁殖，以二分裂方式为主，分裂过程大致分为三个阶段。首先是细菌 DNA 复制，随着细胞的生长而移向细胞的两极，形成两个核区。细胞赤道附近的细胞质膜向内收缩，在两个核区之间形成一个垂直于长轴的细胞质隔膜，使细胞质和核物质均分为二。然后细胞壁由四周向中心逐渐生长延伸，把细胞质隔膜分为两层，每层分别成为子细胞的细胞膜，随着细胞壁的向内收缩，每个子细胞便各自具备了完整的细胞壁。最后，子细胞分离。根据菌种的不同，形成不同的空间排列方式，如双球菌、双杆菌、链球菌等。

除无性生殖外，细菌亦存在有性结合，但频率很低。

五、细菌的培养特征

1. 固体培养基上的菌落特征

单个细菌在固体培养基上生长繁殖时，产生的大量细胞以母细胞为中心而聚集在一起，形成一个肉眼可见的、具有一定形态结构的子细胞群，称为菌落（图 1-18）。如果菌落由一

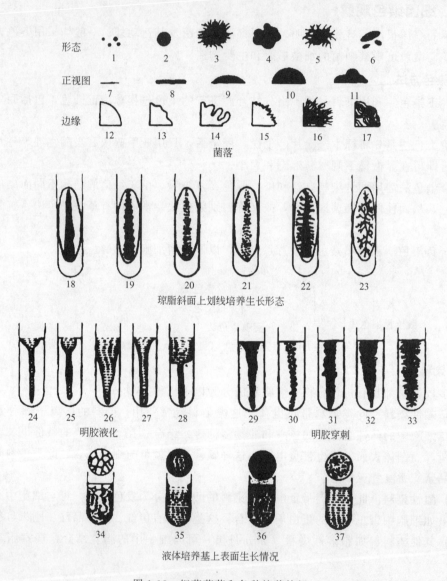

图 1-18　细菌菌落和各种培养特征

1—点状；2—圆形；3,16,18,29—丝状；4—不规则状；5,23—假根状；6—纺锤状；7—扁平；

8—隆起；9—低凸起；10—高凸起；11—草帽形；12—边缘完整；13—波浪形；

14—叶状；15—锯齿状；17—卷曲状；19—小棘状；20,30—念珠状；

21—扩散状；22—树枝状；24—火山口状；25—芜菁状；26—漏斗状；

27—囊状；28—层状；31—乳头状；32—绒毛状；33—树根状；

34—絮凝状；35—环状；36—浮膜状；37—膜状

个单细胞发展而来，它就是一个纯种细胞群，称为克隆。

当固体培养基表面许多菌落连成一片时，称为菌苔。

细菌菌落具有湿润、黏稠、易挑起、质地均匀、颜色一致等共性，但不同的细菌种类具有各自独特的特点，如菌落大小、形状、光泽、质地、边缘和透明度等，菌落特征取决于组成菌落的细胞结构和生长行为。无鞭毛、不能运动的细菌特别是球菌通常都形成较小、较厚、边缘圆整的半球状菌落；长有鞭毛的细菌一般形成大而平坦、边缘不齐整、不规则的菌落；有糖被的细菌菌落大型、透明、蛋清状，无糖被的细菌菌落表面粗糙；具芽孢的细菌菌落表面常有褶皱并且很不透明。

菌落的形状、大小不仅取决于菌落中的细胞特性，也会受环境的影响。如菌落靠得太近，由于营养物质有限，代谢物积累，则生长受限制，菌落较小。

2. 半固体培养基中的培养特征

细菌穿刺接种半固体培养基时，有鞭毛能运动的菌株会向四周扩散，而无鞭毛的细菌只能沿穿刺方向生长，由此可以鉴定细胞的运动特征。

在以明胶作为凝固剂的培养基中，能产生明胶水解酶水解明胶，从而形成不同形状的溶解特征。

3. 液体培养基中的培养特征

在液体培养基中，经过一定的培养时间，培养基会由澄清变得浑浊，或在培养基表面形成菌环、菌膜或菌醭，或产生絮状沉淀。

实训一　细菌的简单染色

【实训目标】

1. 了解并掌握细菌简单染色的机理及技术，了解细菌细胞的形态，巩固课堂知识，增加感性认识。

2. 学会使用光学显微镜。

【基本知识】

简单染色是利用单一染料对细菌进行染色的一种方法。此法操作简便，适于菌体一般形状和细菌排列的观察。常用碱性染料进行简单染色，这是因为：在中性、碱性和弱酸性溶液中，细菌细胞通常带负电荷，而碱性染料电离后带有正电荷，很容易与菌体结合使细菌着色。

在微生物染色中，碱性染料较常用，如常用的亚甲蓝、结晶紫、碱性复红、番红、孔雀绿等都属于碱性染料。

【材料仪器】

（1）菌种　枯草芽孢杆菌；金黄色葡萄球菌。

（2）染色液　石炭酸复红染色液。

（3）器材 显微镜、载玻片、接种环、酒精灯、无菌水、香柏油、二甲苯、擦镜纸、吸水纸。

【操作过程】

（1）涂片 在洁净无脂的载玻片中央滴一小滴无菌水，用接种环以无菌操作从枯草芽孢杆菌（或金黄色葡萄球菌）斜面上挑取少许菌苔于水滴中，混匀并涂成薄膜，涂布面积约 $1\sim1.5cm^2$。

（2）干燥 室温自然干燥。

（3）固定 手执载玻片一端，使涂菌一面向上，通过火焰 $2\sim3$ 次。此操作也称热固定，其目的是使细胞质凝固，以固定细胞形态，并使之牢固地附着在玻片上。

（4）染色 将涂片置于水平位置，滴加染色液（以刚好覆盖涂片薄膜为宜），染色 1min 左右。

（5）水洗 倾去染液，斜置载玻片，用自来水的细水流由载玻片上端流下，不得直接冲洗在涂菌处，直至载玻片上流下的水无色。

（6）干燥 自然干燥，或用电吹风吹干，也可用滤纸吸干，注意不要擦掉菌体。

（7）镜检 待标本片完全干燥后，先用低倍镜再用高倍镜观察。

【实训记录】

绘出枯草芽孢杆菌、金黄色葡萄球菌的形态图，注明放大倍数及观察到的颜色。

【问题与讨论】

1. 说明油镜加香柏油的原理。
2. 在细菌染色过程中，加热固定的目的是什么？
3. 绘出四联球菌形态图，并注明菌名、颜色、放大倍数。

实训二 细菌的革兰染色

【实训目标】

1. 掌握微生物涂片、染色的基本技术。
2. 掌握细菌革兰染色法的基本原理和方法。

【基本知识】

革兰染色法是 1884 年由丹麦病理学家 C. Gram 所创立的。革兰染色法可将所有的细菌区分为革兰阳性菌（ G^+ 菌）和革兰阴性菌（ G^- 菌）两大类，是细菌学上最常用的鉴别染色法。该染色法之所以能将细菌分为 G^+ 菌和 G^- 菌，是由这两类菌的细胞壁结构和成分的不同所决定的。 G^- 菌的细胞壁中含有较多易被乙醇溶解的类脂质，而且肽聚糖层较薄、交联度低，故用乙醇或丙酮脱色时溶解了类脂质，增加了细胞壁的通透性，使初染的结晶紫和碘的复合物易于渗出，结果细菌就被脱色，再经番红复染后就呈红色。 G^+ 菌细胞壁中肽聚糖层厚且交联度高，类脂质含量少，经脱色剂处理后反而使肽聚糖层的孔径缩小，通透性降低，因此细菌仍保留初染时的颜色。

【材料仪器】

（1）菌种　大肠杆菌。

（2）染色液和试剂　结晶紫、碘液、95％酒精、番红染液、石炭酸复红染液、二甲苯、香柏油。

（3）器材　显微镜、废液缸、洗瓶、载玻片、接种环、酒精灯、擦镜纸。

【操作过程】

（1）涂片　取干净载玻片一块，在载玻片的中央加一滴蒸馏水，用接种环以无菌操作法取少量菌苔于水滴中，混匀并涂成薄膜。注意取菌不要太多；涂片要均匀，不宜过厚。

（2）干燥　让涂片自然晾干或者在酒精灯火焰上方文火烘干。

（3）固定　手执玻片一端，有菌面朝上，迅速通过火焰2～3次固定（以薄片背面不烫手为宜，以免破坏细胞形态）。热固定的目的是使细菌细胞质凝固，以固定细胞形态，并使之牢固地附着在载玻片上。

（4）初染　滴加适量（以盖满细菌涂面为宜）结晶紫染色液染色1min，倾去染色液，用水小心冲洗。

（5）媒染　滴加碘液，媒染1min，水洗，用滤纸吸干残存的水。

（6）脱色　将玻片倾斜，连续滴加95％乙醇脱色20～25s至流出的乙醇无色，立即水洗。

（7）复染　滴加番红染液复染2～3min，水洗。

（8）镜检　将染好的涂片放空气中晾干或者用吸水纸吸干，先用低倍镜观察，再用高倍镜和油镜观察。

【操作要点】

1. 革兰染色成败的关键是酒精脱色。如脱色过度，革兰阳性菌也可被脱色而呈阴性反应；如脱色时间过短，革兰阴性菌也会呈阳性反应。脱色时间的长短还受涂片厚薄及乙醇用量多少等因素的影响，难以严格规定。

2. 染色过程中勿使染色液干涸。用水冲洗后，应吸去玻片上的残水，以免染色液被稀释而影响染色效果。

3. 宜选用幼龄的细菌，若菌龄太老，由于菌体死亡或自溶常使革兰阳性菌转呈阴性反应。

【问题与讨论】

1. 简述菌株革兰染色后的观察结果（形态、颜色、革兰染色反应）。

2. 分析染色结果是否正确？如果不正确，请说明原因。

实训三　细菌的芽孢染色、鞭毛染色、荚膜染色

【实训目标】

学习掌握芽孢、荚膜和鞭毛染色的原理和方法。

【基本知识】

芽孢染色法根据细菌的芽孢和菌体对染料的亲和力不同的原理，用不同的染料进行染色，使芽孢和菌体呈不同的颜色而便于区别。芽孢壁厚、透性低，着色、脱色均较困难，当用弱碱性染料孔雀绿在加热的情况下进行染色时，此染料可以进入菌体及芽孢使其着色，而进入芽孢的染料则难以透出。若再复染（番红液），则菌体呈红色，而芽孢呈绿色。

观察荚膜通常采用负染色法，即将菌体染色后，再使背景着色，从而把荚膜衬托出来。

观察鞭毛是采用在染色的同时将染料堆积在鞭毛上使它加粗的方法。细菌只有在个体发育到一定的时期才具有鞭毛，一般在多次移种之后，在其旺盛生长阶段染色。

【材料仪器】

（1）菌种　巨大芽孢杆菌：营养琼脂斜面培养 20h；产气肠杆菌：肉汁等斜面培养 20h；普通变形杆菌：营养琼脂斜面培养 18h。

（2）染料

① 芽孢染色用 7.6% 饱和孔雀绿液、0.5% 番红液（或石炭酸复红液和亚甲蓝液）。

② 荚膜染色用刚果红、明胶水溶液、亚甲蓝液、结晶紫冰醋酸染色液等。

③ 鞭毛染色用硝酸银染色液（A、B 液）或 Leifson 染色液（A、B、C 液）。

（3）试剂与器材　显微镜、载玻片、接种环、酒精灯、香柏油、二甲苯、无菌水、1%盐酸、电炉、墨汁、20% $CuSO_4$、95%乙醇、擦镜纸、吸水纸等。

【操作过程】

1. 芽孢染色

（1）孔雀绿染色法　取一干净载玻片按无菌法取巨大芽孢杆菌菌体少许制成涂片，风干固定后，在涂菌处滴加 7.6% 的孔雀绿饱和水溶液，染色 10min 后，用水冲洗，再用 0.5% 番红液染色 1min，水洗，风干后镜检。芽孢被染成绿色，营养体呈红色。

（2）石炭酸复红染色法　在一支小试管（10mm×100mm）中滴入 3～4 滴蒸馏水，用接种环取巨大芽孢杆菌于水中，充分搅匀，使菌体分散，制成较浓的菌悬液。然后滴加等体积的（3～4 滴）石炭酸复红液摇匀。将此试管放入沸水浴中煮 10～15min，使芽孢及菌体着色。取此菌液 2～3 环在洁净的载玻片上做成涂片，自然干燥通过火焰固定后，在自来水下缓缓冲洗，使菌体脱色，再用亚甲蓝液复染 1～2min。用水洗去多余染液，轻轻用吸水纸吸去水分，干后镜检，结果可见芽孢被染成红色，菌体呈现蓝色。

2. 荚膜染色法

（1）方法一　将刚果红水溶液和明胶水溶液各一滴滴于干净载玻片上；用接种环蘸取细

菌培养液或悬浮液在载玻片上与上述两滴溶液混匀，自然干燥；滴加 1% HCl 冲洗，使涂片呈蓝色；用蒸馏水漂洗，除去 HCl；用亚甲蓝复染 1min，水洗，自然干燥后镜检。

镜检：有荚膜的菌，菌体蓝色，荚膜不着色，背景蓝紫色；无荚膜的菌，菌体蓝色，背景蓝紫色。由于干燥菌体收缩，菌体四周也可能有一圈狭窄的不着色环，但这不是荚膜，荚膜不着色的部分宽。

（2）方法二　湿墨汁法。

① 制菌液　加一滴墨汁于洁净的载玻片上，并挑少量菌与其充分混合。

② 加盖玻片　放一清洁盖玻片于混合液上，然后在盖玻片上放一张滤纸，向下轻压，吸收多余菌液。

③ 镜检　结果：背景灰色，菌体较暗，在其周围呈现一明亮的透明圈即荚膜。

（3）方法三　TyLer 法。

① 涂片　按常规法涂片，在空气中自然干燥。

② 染色　用结晶紫冰醋酸染色液染 5～7min。

③ 水洗　用 20% $CuSO_4$ 水溶液洗，再用吸水纸吸干。

④ 镜检并观察结果　荚膜蓝紫色，细胞暗蓝色。

3. 鞭毛染色法——银盐染色法

（1）清洗玻片　选择光滑无裂痕的玻片，最好选用新的。为了避免玻片向后重叠，应将玻片插在专用金属架上。然后将玻片置洗衣粉滤过液中（洗衣粉先经煮沸，再用滤纸过滤，以除去粗颗粒），煮沸 20min。取出稍冷后即用自来水冲洗，晾干。再放入浓洗液中浸泡5～6d。使用前取出玻片，用水冲去残酸，再用蒸馏水洗。将水沥干后，放入 95% 乙醇中脱水。取出玻片，在火焰上烧去酒精，立即使用。

（2）菌液的制备及涂片　用于染色的菌种应预先连续移接 5～7 代。染色前用于接菌的培养基应是新鲜制备的，表面较湿润，在斜面底部应有少许冷凝水。将变形杆菌接种于肉汤斜面上，在适宜的温度下培养 15～18h 后，用接种环挑取斜面底部菌苔数环，轻轻地移入盛有 1mL 与菌种同温的无菌水中，不要振动，让有活动能力的菌游入水中，呈轻度浑浊。在最适温度下保温 10min，让老菌体下沉，而幼龄菌体在无菌水中可松开鞭毛。然后从试管上端挑数环菌液，置于洁净玻片的一端，稍稍倾斜玻片，使菌液缓慢地流向另一端。置空气中自然干燥。

（3）染色

① 滴加 A 液，染 4～6min。

② 用蒸馏水轻轻地充分洗净 A 液。

③ 用 B 液冲去残水，再加 B 液于玻片上，在微火上加热至冒蒸气，约维持 0.5～1min（加热时应随时补充蒸发掉的染料，不可使玻片出现干涸部分）。

④ 用蒸馏水洗，干燥。

⑤ 镜检。

第二节　放　线　菌

放线菌是丝状单细胞微生物，菌丝呈放射状生长。放线菌的细胞结构和化学成分与细菌相似，属于原核微生物；其菌体呈丝状，有分枝，以孢子繁殖，这些特征与霉菌相似。至今已发现的 80 余属放线菌几乎都呈革兰染色阳性。放线菌的代表属主要有链霉菌属、诺卡菌属、放线菌属、小单孢菌属、链孢囊菌属、游动放线菌属。

放线菌在自然界中广泛分布，土壤、空气、淡水、海水中均有放线菌生存，土壤是其主要的聚集地。泥土所特有的泥腥味，主要由放线菌产生的土腥素所引起。在含水量较低、有机物较丰富和呈微碱性的土壤中，每克土壤中放线菌的孢子数一般可达 10^7 个。

放线菌多为腐生，少数寄生。放线菌与人类的关系极为密切，绝大多数属有益菌。放线菌的产品多种多样，特别突出的是产抗生素，至今已报道过的近万种抗生素中，约 70％ 由放线菌产生，如链霉素、土霉素、多黏菌素、庆大霉素、井冈霉素等。只有极少数放线菌能引起人和动植物病害。

一、放线菌的形态

放线菌的形态极为多样，其中链霉菌属分布最广，种类最多，形态、特征最典型。现以典型的丝状放线菌——链霉菌说明放线菌的基本形态和结构（图 1-19）。

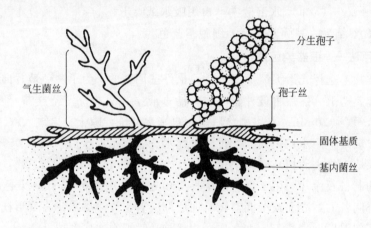

图 1-19　链霉菌的形态结构模式图

链霉菌菌体细胞为单细胞，大多由分枝状菌丝组成，菌丝直径很细（$<1\mu m$），与细菌相似，一般在 $0.5\sim1.0\mu m$。放线菌为原核生物，细胞核无核膜，细胞壁内含胞壁酸和二氨基庚二酸，在营养生长阶段，菌丝内无隔膜，故一般呈多核的单细胞状态。放线菌的菌丝分为基内菌丝、气生菌丝和孢子丝。

1. 基内菌丝

当放线菌孢子落在固体培养基表面并发芽后，就不断伸长、分枝并以放射状向培养基表面和内层扩展，形成大量具有吸收营养和排泄代谢废物功能的基内菌丝，又叫营养菌丝或一级菌丝。营养菌丝的直径很小，约 $0.2\sim0.8\mu m$，而长度差别很大，短的小于 $100\mu m$，长的可达 $600\mu m$ 以上。有的无色素，有的呈黄、橙、红、紫、绿、褐、黑等不同的颜色。若是水溶性色素，则培养基呈现相同的颜色；如果是脂溶性色素，只是菌落呈现颜色。因此，色素是鉴定菌种的重要依据。

2. 气生菌丝

营养菌丝体发育到一定阶段，向空间方向分化出颜色较深、直径较粗的分枝菌丝，称为气生菌丝，又称二级菌丝。气生菌丝比基内菌丝粗，直径 $1\sim1.4\mu m$，直或弯曲，有的产色素。

3. 孢子丝

放线菌生长到一定阶段，在成熟的气生菌丝上分化出可形成孢子的菌丝，称为孢子丝，又名产孢丝或繁殖菌丝（图 1-20）。孢子丝的形状以及在气生菌丝上的排列方式随菌种的不同而不同，有直形、波浪形、螺旋形等。螺旋状孢子丝的螺旋结构与长度均很稳定，螺旋数目、疏密程度、旋转方向等都是种的特征。螺旋方向多为逆时针，少数种是顺时针。孢子丝的排列方式多种多样，有的交替着生，有的丛生或轮生。孢子丝从一点分出三个以上的孢子丝者，叫作轮生枝，它有一级轮生和二级轮生之分。轮生类群的孢子丝多为二级轮生。孢子丝的形状及其在气生菌丝上的排列方式可作为菌种鉴定的依据。

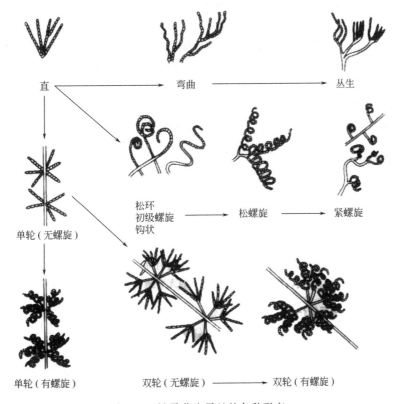

图 1-20 链霉菌孢子丝的各种形态

孢子丝长到一定阶段可形成孢子，或称分生孢子。孢子形态多样，有球形、椭圆形、杆状、圆柱状、瓜子状、梭形或半月形等形状，孢子有的表面光滑，有的有褶皱，有的带疣，有的生刺，有的有毛发状物，有的鳞片状，刺又有粗细、大小、长短和疏密之分。一般直或波曲的孢子丝，孢子表面均呈光滑状；若为螺旋状的孢子丝，则孢子表面会因种而异，有光滑、刺状或毛发状的。孢子表面结构也是放线菌菌种鉴定的重要依据。

放线菌孢子的颜色丰富，由于孢子含有不同的色素，成熟的孢子堆也呈现出特定的颜色，是鉴定菌种的依据之一。

二、放线菌的繁殖

多数放线菌形成各种无性孢子进行繁殖，无性孢子主要有分生孢子和孢子囊孢子。仅少数种类以基内菌丝分裂形成孢子状细胞进行繁殖。某些放线菌偶尔也产生厚垣孢子。放线菌孢子具有较强的耐干旱能力，但不耐高温，$60 \sim 65 ℃$、$10 \sim 15 min$ 即失去生活能力。

1. 分生孢子

放线菌生长发育到一定阶段，一部分气生菌丝发育成孢子丝，孢子丝成熟后分化形成分生孢子进行繁殖。

分生孢子的产生有两种横隔分裂方式：①细胞膜内陷，逐渐形成横隔膜，将孢子丝分隔成一串孢子，这是放线菌形成孢子的主要方式；②细胞壁和细胞膜同时内陷，使孢子丝断裂形成分生孢子。分生孢子也叫横隔孢子、节孢子或粉孢子，一般是圆柱状或杆状，大小基本相等。

小担孢菌中多数种的孢子形成是在营养菌丝上长出单轴菌丝，其上再生出直而短的分枝，长约 $5 \sim 10 \mu m$。分枝还可再分枝杈，每个枝杈顶端形成一个球形、椭圆形或长圆形孢子。

2. 孢囊孢子

有些放线菌在菌丝上形成孢子囊，在孢子囊内形成孢子，孢子囊成熟后破裂，释放出大量的孢囊孢子。孢子囊可在气生菌丝或营养菌丝上形成，或者在气生菌丝和营养菌丝上均形成。孢子囊可由孢子丝盘绕而成，有的由孢囊梗顶端膨大而成。

3. 菌丝片段繁殖

放线菌处于液体培养时很少形成孢子，但其菌丝片段有繁殖功能。

三、放线菌的群体特征

1. 固体培养

放线菌的菌落一般为圆形，表面光滑或有皱褶，呈毛状、绒状或粉状，光学显微镜下观察，可见菌落周围有辐射状菌丝，菌落较小，类似细菌或略大于细菌，菌落形状随菌种不同而不同。放线菌菌落概括起来可分为以下两种类型：

① 多数放线菌（如链霉菌）有大量分枝的基内菌丝和气生菌丝，基内菌丝深入基质内，菌落与培养基结合较紧不易挑起或挑起后不易破碎。由于菌丝较细，生长缓慢，分枝多且互相缠绕，故形成的菌落质地致密，表面呈较紧密的绒状或坚硬、干燥、多皱，菌落较小而不蔓延。当气生菌丝尚未分化为孢子丝以前，幼龄菌落与细菌菌落很相似，光滑而坚硬，有时气生菌丝呈同心环状。当气生菌丝成熟时会进一步分化成孢子丝并产生成串的干粉状孢子，它们伸展在空间，布满整个菌落，于是就使放线菌产生与细菌有明显差别的菌落：干燥，不透明，表面呈致密的丝绒状，上有一薄层彩色的"干粉"；菌落和培养基连接紧密，难以挑取；有些种类的孢子含色素，菌落的正反面呈现不同的颜色。

② 少数原始的放线菌（如诺卡放线菌等）缺乏气生菌丝或气生菌丝不发达，因此其菌落外形与细菌接近，黏着力差，结构呈粉质状，用针易挑起。

2. 液体培养

在实验室对放线菌进行摇瓶培养时，常会见到在液面与瓶壁交界处粘贴着一圈菌苔，培养液清而不浑，其中悬浮着许多珠状菌丝团，一些大型菌丝团则沉淀在瓶底。

实训四　放线菌的观察

【实训目标】

1. 学习并掌握观察放线菌形态的基本方法。

2. 了解放线菌的形态特征。

【基本知识】

1. 高氏Ⅰ号营养培养基

高氏Ⅰ号营养培养基是用来培养和观察放线菌形态特征的合成培养基。此合成培养基的主要特点是含有多种化学成分已知的无机盐，这些无机盐可能相互作用而产生沉淀。因此，在混合培养基成分时，一般是按配方的顺序依次溶解各成分，甚至有时还需要将两种或多种成分分别灭菌，使用时再按比例混合。此外，合成培养基有的还要补加微量元素，如 Fe 元素。

2. 放线菌及插片法观察放线菌

放线菌是指能形成分枝丝状体或菌丝体的一类革兰阳性细菌。常见的放线菌大多能形成菌丝体，紧贴培养基表面或深入培养基内生长的叫基内菌丝（简称"基丝"），基丝生长到一定阶段还能向空气中生长出气生菌丝（简称"气丝"），并进一步分化产生孢子丝及孢子。有的放线菌只产生基内菌丝而无气生菌丝。放线菌菌丝体由基内菌丝、气生菌丝和孢子丝组成，制片时不采用涂片法，以免破坏细胞及菌丝形态。通常采用插片法或玻璃纸法并结合菌丝体简单染色进行观察。在插片法中，首先将灭菌盖玻片插入接种有放线菌的平板，使放线菌沿盖玻片和培养基交接处生长而附着在盖玻片上。取出盖玻片可直接在显微镜下观察放线菌在自然生长状态下的形态特征，而且有利于对不同生长时期的放线菌形态进行观察。

在显微镜下直接观察时，气丝在上层，基丝在下层，气丝色暗，基丝较透明。孢子丝依种类的不同，有直、波曲、各种螺旋形或轮生。在油镜下观察，放线菌的孢子有球形、椭圆形、杆状或柱状。能否产生菌丝体及由菌丝体分化产生的各种形态特征是放线菌分类鉴定的重要依据。

【材料仪器】

（1）菌种 青色链霉菌，弗氏链霉菌。
（2）培养基 高氏Ⅰ号培养基。
（3）器材 培养皿，盖玻片，载玻片，接种针，镊子，显微镜，高压灭菌锅，超净工作台等。

【操作过程】

（1）配制高氏Ⅰ号培养基（200mL） 按配方称取高氏Ⅰ号培养基各组分，先用少量冷水将淀粉调成糊状，倒入煮沸的水中，在火上加热，边搅拌边加入其他成分，溶化后，补足水分至200mL，调节 pH，121℃灭菌20min。

（2）倒平板 取溶化并冷却的高氏Ⅰ号培养基倒平板，倒平板时尽量使培养基厚一些，凝固待用。

（3）接种 无菌操作，用接种针挑取菌种培养物在平板上划线接种，划线要密，不能交叉。

（4）插片 无菌操作，用酒精泡过并在酒精灯上灼烧过的镊子将灭菌的盖玻片以大约与培养基成45°角插入平板内，并与划线垂直，每个平板插入3个盖玻片。

（5）培养 将平板倒置，28℃培养7d。

（6）镜检　用酒精泡过并在酒精灯上灼烧过的镊子小心拔出盖玻片，擦去一面培养物，然后将有菌的一面朝下放在载玻片上，直接 10～40 倍镜检，必要时可用油镜观察。

【实训记录】

各种菌丝的形态特征见表 1-2。

表 1-2　各种菌丝的形态特征

项目	基内菌丝形态	气生菌丝形态	孢子丝形态
青色链霉菌	较长,疏松,多分枝	毛状	紧密螺旋形
弗氏链霉菌	略短,较密,多分枝	厚絮状	直条状

1. 绘图表示孢子丝（图 1-21、图 1-22）。

图 1-21　弗氏链霉菌　　　　　　　　图 1-22　青色链霉菌

2. 弗氏链霉菌及青色链霉菌图示（图 1-23～图 1-26）。

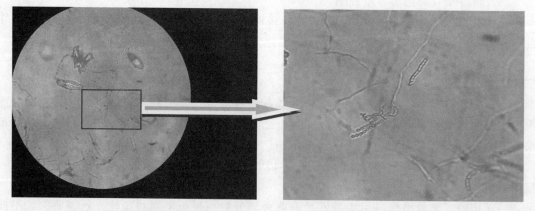

图 1-23　弗氏链霉菌　　　　　　　　图 1-24　弗氏链霉菌孢子丝

【问题与讨论】

1. 镜检时如何区分放线菌的基内菌丝、气生菌丝及孢子丝？

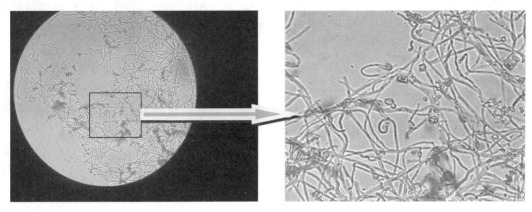

图 1-25　青色链霉菌　　　　　　图 1-26　青色链霉菌孢子丝

2. 弗氏链霉菌和青色链霉菌的孢子丝有何区别?

第三节　蓝　细　菌

蓝细菌又称蓝藻、蓝绿藻,是一类较古老的原核生物。蓝细菌大约在 21 亿～17 亿年前已形成,它的发展使整个地球大气从无氧状态发展到有氧状态,从而促使了一切好氧生物的进化和发展。蓝细菌革兰染色呈阴性,无鞭毛,含叶绿素 a (但不形成叶绿体),极大多数情况下能进行产氧型光合作用。

蓝细菌的抗逆境能力很强,在自然界中广泛分布,包括各种水体、土壤中和各种生物体内外,甚至在岩石表面和其他恶劣环境(如高温、低温、盐湖、荒漠和冰原)中都有蓝细菌的踪迹,因此有"先锋生物"之美称。

蓝细菌的细胞体积一般比细菌大,通常直径为 3～10μm,最大的可达 60μm,如巨颤蓝细菌,是已知原核微生物中细胞较大的。

细胞形态多样,大体可分 5 类:①由二分裂形成的单细胞,如黏杆蓝细菌属;②由复分裂形成的单细胞,如皮果蓝细菌属;③有异形胞的菌丝,如鱼腥蓝细菌属;④无异形胞的菌丝,如颤蓝细菌属;⑤分枝状菌丝,如飞氏蓝细菌属。

蓝细菌的菌体构造与革兰阴性菌的结构相似:细胞壁双层,最外层是外膜,内膜是肽聚糖胞壁。不少种类尤其是水生种类在其壁外还有黏质糖被或鞘,它把各单细胞集合在一起,还可进行滑行运动。

蓝细菌的细胞膜为单层,很少有间体。

蓝细菌的细胞核为原核。细胞内含物中有 70S 核糖体,能固定 CO_2 的羧酶体,在水生性种类的细胞中,常有气泡构造。细胞中的内含物还有可用作碳源营养的糖原、PHB,可用作氮源营养的蓝细菌肽和储存磷的聚磷酸盐等。

蓝细菌细胞内的脂肪酸较为特殊,含有两个至多个双键的不饱和脂肪酸,而其他原核生物通常只含饱和脂肪酸和单个双键的不饱和脂肪酸。

蓝细菌的细胞有几种特化形式:

① 异形胞　异形胞是存在于丝状生长种类中的形大、壁厚、专司固氮功能的细胞。异形胞来自营养细胞,数目少而不定,位于细胞链的中间或末端,如念珠蓝细菌属等的异形胞

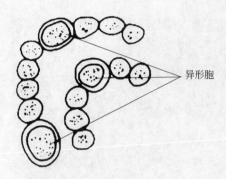

图 1-27　蓝细菌的异形胞

（图 1-27），它与相邻的营养细胞通过胞间连丝进行物质交流。异形胞不进行产氧的光合作用，细胞壁的厚壁中含大量糖脂，可阻止氧气扩散进入，为对氧敏感的固氮酶创造了一个厌氧固氮场所。

②　静息孢子　是一种长在细胞链中间或末端的形大、壁厚、色深的休眠细胞，富含储藏物，能抵御干旱等不良环境。

③　链丝段　又称边锁体或藻殖段，是由长细胞链断裂而成的短链段，具有繁殖功能。

④　内孢子　少数种类（如管孢蓝细菌属）在细胞内形成许多球形或三角形的内孢子，待成熟后即可释放，具有繁殖作用。

蓝细菌有重大的经济价值，目前已开发成具有一定经济价值的"螺旋藻"产品。至今已知有 120 多种蓝细菌具有固氮能力，特别是与满江红鱼腥蓝细菌共生的水生蕨类满江红，是一种良好的绿肥。有的蓝细菌是在受氮、磷等元素污染后发生富营养化的海水"赤潮"和湖泊中"水华"的元凶，给渔业和养殖业带来严重的危害。此外，还有少数水生种类（如微囊蓝细菌属）会产生可诱发人类肝癌的毒素。

蓝细菌通过无性方式繁殖。单细胞种类为二分裂（如黏杆蓝细菌）或多分裂（如皮果蓝细菌）。还有的通过其丝状体断裂形成短的片段的方式繁殖。

第四节　其他原核生物

一、支原体

支原体是目前所知的最小的能够独立生活的细胞生命形式。支原体属于原核微生物，革兰染色阴性，无细胞壁，胞质由 3 层"单位膜"所包围，呈现多种形态，能独立生长繁殖。由于它们能形成有分枝的长丝，故称为支原体。

1. 形态与结构

支原体体积微小，直径仅有 $0.1\sim0.3\mu m$，一般为 $0.25\mu m$，能通过一般的细菌滤器。因它无细胞壁，故其形态不定，可呈球状、丝状、杆状、分枝状等多种形态。它的最外层为细胞膜，是由蛋白质与脂质组成的三层结构，内外两层主要是蛋白质，中层为磷脂和胆固醇。由于中层胆固醇含量较多，故支原体对作用于胆固醇的抗菌物质较敏感，如皂素、毛地黄苷等均能破坏支原体的细胞膜而使其死亡。许多支原体具有多聚的荚膜层。常用姬姆萨染色将支原体染成淡紫色。

2. 培养和繁殖

支原体能在人工培养基上生长，但体外培养的要求苛刻，营养要求较高，除基础营养物质外，常需加入 20% 的人或动物的血清及 10% 的酵母浸液，血清可以提供支原体生长所需要的胆固醇和其他类脂。最适生长 pH 值为 $7.8\sim8.0$，腐生型的最适生长温度为 30℃，寄生型的为 37℃。

支原体的主要繁殖方式是二分裂式，有时可行出芽繁殖。支原体的繁殖速度较细菌慢，约 $3\sim4h$ 一代，在固体培养基上培养 $2\sim3d$ 出现典型的"油煎蛋"样微小菌落，菌落圆形、细小、边缘整齐透明，表面光滑，中心部分较厚，颜色较深，并向下长入培养基内，其边缘为较薄的透明颗粒区。在液体培养基中生长不明显，呈现轻微浑浊。

支原体的抵抗力不强，45℃保持15min即被杀死。对一般的化学消毒剂敏感，但因缺乏细胞壁，故对青霉素不敏感，对醋酸铊、结晶紫的抵抗力也比细菌强。支原体对红霉素、四环素、卡那霉素等敏感，故可用这些抗生素进行治疗。

3. 致病性

支原体广泛分布在自然界，种类较多。只有少数能致病。支原体能引起人和畜禽呼吸道、肺部、尿道等的炎症，如肺炎支原体可引起人类原发性非典型肺炎，此病占非细菌性肺炎的1/3。一般经呼吸道感染，多发于青少年。隐性感染和轻型感染者较多，也可导致严重肺炎。此外，还可引起皮肤黏膜斑丘疹、溶血性贫血及脑膜炎等。植物原体（又称类支原体）可引起植物的黄化病、矮缩病。支原体还经常污染实验室用来作为培养的传代细胞。

二、衣原体

衣原体是一类能通过细菌滤器，严格真核细胞内寄生，并有独特生长发育周期的原核细胞微生物。衣原体革兰染色阴性，个体小，只能在活细胞内寄生。

衣原体细胞壁由肽聚糖构成，具有核糖体，含有DNA和RNA两种类型的核酸，以二分裂式方式繁殖，具有一些代谢酶，能进行一定的代谢活动。多种抗菌药物能抑制其生长繁殖。

衣原体一般呈圆球形，在光学显微镜下勉强可见。

1. 形态与结构

衣原体在不同的生活时期中可表现为原体和始体两种形态与结构不同的颗粒。

（1）原体 原体存在于宿主细胞外，是衣原体的感染性颗粒，经空气传播。原体呈小球状，直径小于$0.4\mu m$，外有坚韧的细胞壁，DNA浓缩在电子云密集的中心类核上。原体不生长，不能运动，抗干旱，它先吸附于易感细胞表面，经吞噬作用进入细胞，衣原体在细胞中逐渐增大、演化为始体。

（2）始体 始体存在于宿主细胞内，是衣原体的繁殖性颗粒，无感染性。始体较原体大，直径约$1\sim1.5\mu m$，呈球形，细胞壁薄而脆弱，DNA不规则地分散在细胞质中，呈纤细的网状结构，故始体又称为网状体。

2. 培养和繁殖

衣原体缺乏一些重要的能量产生体系，需要在活细胞内培养，宿主细胞能提供富含能量的中间体。人工培养方法用鸡胚卵黄囊接种法，也可以采用细胞培养和动物接种的方法。

衣原体的繁殖方式比较特殊：原体吸附在易感染的细胞的表面，经吞噬作用进入宿主细胞，细胞膜构成空泡包围原体，原体在空泡中发育、长大，成为始体。始体继续长大，在空泡中以二分裂方式分裂，形成众多的子代原体，细胞裂解后释放出原体。形成的子代原体从感染的细胞内释放出来，又可感染新的细胞，开始新的生活周期。

3. 致病性

衣原体的致病物质主要是类似革兰阴性菌内毒素的物质，存在于衣原体细胞壁中，不易与衣原体分离，加热能破坏其毒性。对人类致病的衣原体主要有沙眼衣原体、肺炎衣原体和鹦鹉热衣原体。

衣原体耐低温，在 $-20\sim-60℃$ 条件下可保存数年，但对热敏感，在 $56\sim60℃$ 环境中仅能存活 $5\sim10min$。常用化学消毒剂可灭活衣原体。利福霉素、四环素、红霉素、氯霉素、青霉素均可抑制病原体繁殖，故常用于治疗。

三、立克次体

立克次体是一类极微小的、革兰阴性的原核细胞型微生物，由节肢动物传播，专性活细胞内寄生。它是以首先发现并在研究这类微生物时不幸感染而献出生命的美国医师立克次的名字命名的。对人类具致病性的立克次体有十余种，由立克次体所引起的疾病统称为立克次体病。

1. 形态与结构

立克次体形态多样，短杆状大小约为 $600nm\times300nm$，球形直径约为 $200\sim500nm$。立克次体有完好的细胞壁结构，细胞壁含肽聚糖，细胞壁外有微荚膜层和多糖组成的黏液层。立克次体有单个的，有成双的，但常集聚成致密团块状。不同立克次体在细胞内的分布位置不同，可供初步识别。如斑疹伤寒立克次体常散在细胞质中，恙虫病立克次体常堆积在细胞质近核处。

2. 培养与繁殖

立克次体不能独立生活，必须专性寄生在活细胞内才能生长繁殖，常用的培养方法有动物接种、鸡胚接种和细胞培养。

立克次体以二分裂方式繁殖，在细胞培养（34℃）中代时是 $8\sim10h$。

除 Q 热立克次体外，其他立克次体的抵抗力均较弱，离开宿主细胞后易迅速死亡。对各种理化因素的耐受力低。加热至 56℃ 3min 可使其死亡；对化学消毒剂敏感，在 0.5％石炭酸或来苏尔水中，经 5min 即使其灭活。但立克次体在干燥虱粪中能保持传染性半年以上。对四环素、氯霉素等广谱抗生素敏感，而磺胺类药物不但不能抑制其生长，反而能刺激其繁殖。

3. 致病性

吸血节肢动物（如虱、蚤、蜱、螨等）是立克次体的天然宿主，通过叮咬或其粪便污染伤口而使人或其他动物感染。

常见的致病性立克次体有引起斑疹伤寒的普氏立克次体，引起战壕热的战壕热立克次体，引发恙虫热的恙虫热立克次体等。

 课后目标检测

一、名词解释

原核微生物、肽聚糖、磷壁酸、间体、羧酶体、核区、质粒、荚膜、芽孢、伴孢晶体、菌落、缺壁细菌、异形胞

二、简答题

1. 细菌细胞主要包括哪些结构？它们各有哪些功能？

2. 革兰阳性菌和革兰阴性菌的细胞壁组成和结构有何不同？

3. 说明革兰染色的机理。

4. 写出肽聚糖的结构。

5. 试述缺壁细菌的类型及其应用。

6. 比较细菌和放线菌菌落的特征。

7. 蓝细菌有哪些特化结构？它们的功能是什么？

8. 支原体有何特点？

9. 衣原体有何特点？

10. 立克次体有何特点？

第二章

真核微生物

知识目标

1. 掌握酵母菌和霉菌的繁殖方式。
2. 熟悉酵母菌和霉菌的形态结构。
3. 熟悉酵母菌和霉菌的菌落特征。
4. 了解酵母菌和霉菌的生活史。
5. 了解酵母菌和霉菌的重要代表菌。

能力目标

1. 能够进行酵母菌细胞大小的测定。
2. 能够观察酵母菌、霉菌的形态结构。

真核微生物是指细胞核具核仁和核膜、能进行有丝分裂、细胞质中有线粒体等细胞器的微小生物，主要包括酵母菌、霉菌、藻类、原生动物和微型后生动物等。真菌和藻类的主要区别在于真菌没有光合色素，不能进行光合作用。所有真菌都是有机营养型的，而藻类则是无机营养型的光合生物。真菌和原生动物的主要区别在于真菌的细胞有细胞壁，细胞壁的成分大都以几丁质为主，也有部分真菌（卵菌）细胞壁的成分以纤维素为主，而原生动物的细胞则没有细胞壁。原生动物和微型后生动物的主要区别在于原生动物是单细胞动物，而微型后生动物是多细胞动物。

真菌是一大类真核细胞型微生物，细胞结构比较完整，有细胞壁和完整的核，不含叶绿素，无根、茎、叶的分化，少数为单细胞，大多为多细胞，由丝状体和孢子组成。真菌广泛分布于自然界，种类繁多，目前已知的有一万个属数十万种之多，是整个地球生态系统的重要组成成分之一。真菌跟人类的生活具有非常密切的关系，在酿造、食品及医药方面给人类带来巨大利益的同时，也因引起人和动植物的疾病而带来危害。

以下主要介绍真菌门的真菌，包括酵母菌和霉菌。

第一节　酵　母　菌

酵母菌是一群单细胞真菌，通常以芽孢或裂殖来进行无性繁殖，极少数种可产生子囊孢子进行有性繁殖。主要分布在糖类含量较高的偏酸性环境，如果品、蔬菜、花蜜和植物叶子上，特别是葡萄园和果园的土壤中。它们多为腐生菌，少数为寄生菌。

酵母菌与人类关系密切，在酿造、食品、医药工业等方面占有重要地位。4000年前的殷商时代人们就用酵母菌酿酒，这么多世纪以来，它便以发酵果子、面包、馒头和制造其他美味营养的食品服务于人类。酵母菌的蛋白质含量高达细胞干重的50%以上，并含有人体必需的氨基酸。此外，利用酵母菌体还可提取核苷酸、辅酶A、细胞色素c、凝血质、核黄素等贵重药物，有的酵母菌能大批量生产维生素、有机酸。有的还具有氧化石蜡降低石油凝固点的作用，或者以烃类为原料发酵制取柠檬酸、反丁烯二酸、脂肪酸、甘油、甘露醇、酒精等。

　　酵母菌也常给人类带来危害，腐生型酵母菌能使食物、纺织品和其他原料腐败变质；少数嗜高渗压酵母菌（如鲁氏酵母、蜂蜜酵母）可使蜂蜜、果酱败坏；有的是发酵工业的污染菌，它们消耗酒精，降低产量或产生不良气味，影响产品质量；某些可以引起人和植物的病害，例如白假丝酵母菌（又称白色念珠菌）可引起皮肤、黏膜、呼吸道、消化道以及泌尿系统等多种疾病，新型隐球酵母可引起慢性脑膜炎、肺炎等。

一、酵母菌的形态结构

1. 形态和大小

　　酵母菌有球形、卵圆形、腊肠形、椭圆形、柠檬形或藕节形等多种形态。菌体宽$1\sim5\mu m$，长约$5\sim30\mu m$。在光学显微镜下可模糊地看到细胞结构内的种种结构分化。无鞭毛，不能运动。

2. 细胞结构

　　酵母菌细胞有真正的细胞核，细胞核有核仁和核膜，DNA与蛋白质结合形成染色体。细胞质中有线粒体、中心体、核糖体、内质网膜、液泡等细胞器（见图2-1）。

　　（1）细胞壁　酵母菌的细胞壁厚度为$25\sim70nm$，质量约占细胞干重的25%，主要成分为葡聚糖、甘露聚糖、蛋白质及几丁质等。结构呈三明治形状排列（图2-2），最外层为甘露聚糖，是借助α-1,6-糖苷键和α-1,2-糖苷键或α-1,3-糖苷键连接而成的具有复杂分支的网状聚合分子；内层为葡聚糖，主要是由β-1,6-糖苷键和β-1,3-糖苷键连接而成的具有复杂分支的网状聚合分子，决定酵母菌细胞壁的机械强度；内外层之间夹有一层蛋白质分子，约占细胞壁干重的10%。蛋白质中结构蛋白所占比例很少，大多以酶蛋白存在，如葡聚糖酶、甘露聚糖酶、蔗糖酶、碱性磷酸酶及脂酶等。此外，酵母菌的细胞壁中还含有少量类脂和以环状形式分布在芽体周围的几丁质。

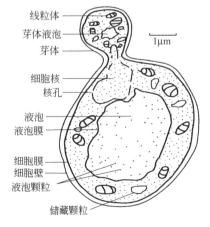

图 2-1　酵母菌细胞结构模式图

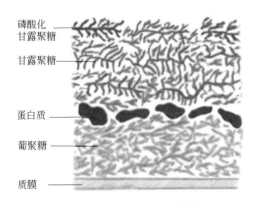

图 2-2　酵母菌的细胞壁结构

(2) 细胞膜 如图 2-3 所示，酵母菌细胞膜主要是由蛋白质（其中含有可吸收糖和氨基酸的酶）、类脂（甘油酯、磷脂、固醇等）和糖类（甘露聚糖等）组成的。固醇中尤以麦角固醇居多，它经紫外线照射后，可形成一种维生素（维生素 D_2）。据报道，发酵酵母所含的总固醇量可达细胞干重的 22%，其中的麦角固醇达细胞干重的 9.66%。

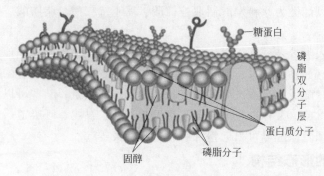

糖蛋白

磷脂双分子层

蛋白质分子

固醇

磷脂分子

图 2-3   细胞膜结构

(3) 细胞核 酵母菌细胞核与高等动植物细胞的核结构相似，包括核仁、核孔和核膜。利用姬姆萨染色或碱性品红染色可以观察到细胞核，电子显微镜下可清楚地看到由双层单位膜组成的核被膜，在膜上大量分布着用于核内外信息传递和物质交流的孔道。

酵母菌细胞内的核只有一个，当细胞处于分裂间期时，以染色质状态存在，核物质的主要成分是 DNA、组蛋白及非组蛋白，由此构成染色质的基本单位——核小体，它是串珠样的丝状结构。当细胞进行分裂时，染色质丝折叠、盘绕、浓缩形成光学显微镜下可见的染色体。啤酒酵母共有 17 条染色体，它们既能以单倍体形式存在，也能以二倍体形式存在，其DNA 的分子量约为 1×10^{10}，是高等动、植物细胞的 DNA 的 1/100 甚至更小。与其他细胞生物一样，细胞核的主要功能是携带遗传物质，控制细胞内遗传物质的转录和信息的传递。

(4) 细胞质及内含物 酵母菌的细胞质主要是由蛋白质、核酸、糖类、脂类及盐类组成的稀胶状溶液，其中悬浮着一些已经分化的细胞器，如线粒体、内质网、液泡、核糖体等。

① 线粒体 线粒体是进行氧化磷酸化反应的重要细胞器，其功能是把蕴藏在有机物中的化学潜能转化成生命活动所需的能量（ATP），是真核细胞的"动力车间"。光学显微镜下线粒体的外形和大小酷似杆菌，直径 $0.5 \sim 1.0 \mu m$，长度 $1.5 \sim 3.0 \mu m$。每个细胞所含线粒体数目通常为数百至数千个，也有的更多。线粒体的外形呈囊状，构造复杂，由内外两层膜包裹，囊内充满液态的基质。外膜平整，内膜则向基质内伸展，从而形成大量由双层内膜构成的嵴，多为板状嵴。嵴的存在，极大地扩展了内膜进行生化反应的面积。

② 内质网 内质网一般在生长初期比较发达，它是由三维结构的管状及层状膜组成的复杂膜系，内侧与细胞核的核膜相通，外侧与细胞质膜相连。内质网分为粗面型和滑面型两类。粗面型内质网上带有核糖体颗粒，主要作用是参与核糖体的翻译和蛋白质的合成及修饰；滑面型内质网上没有核糖体的颗粒，主要参与脂类合成及运输等。

③ 液泡 液泡大小不等，数量为一个或多个，体积随细胞的生长由小变大。出芽繁殖初期芽体内液泡很小，数量较多，随着芽体逐渐成熟，小液泡汇集成大液泡。液泡的生物学功能是储存营养物质和一些水解酶，积累细胞内的代谢产物和离子，同时还有调节渗透压的作用。

④ 内含物 常见的有异染粒、淀粉粒、肝糖粒、脂肪粒等，都是储藏的养料。营养丰

富时，其内含物颗粒较多，营养缺乏时，内含物颗粒可因菌体的利用而消失。

⑤ **核糖体**　又称核蛋白体，直径25nm，是存在于细胞中无膜包裹的颗粒状细胞器。具有蛋白质合成功能，由约40%的蛋白质和60%的RNA共价结合而成，蛋白质位于表层，RNA则位于内层。酵母菌中核糖体的数量差异很大，与生物的种类和生长状态有关。

⑥ **微体**　是一些由单层膜包围的小体，直径约0.5μm。它的大小、形状与溶酶体相似，二者的区别在于含有不同的酶。微体内含有氧化酶和过氧化氢酶类。另外，有些微体中含有小的颗粒、纤丝或晶体等。

二、酵母菌的繁殖方式和生活史

酵母菌具有无性繁殖和有性繁殖两种方式，大多数以无性繁殖为主。无性繁殖包括芽殖、裂殖和产生无性孢子；有性繁殖主要产生子囊孢子。繁殖方式对酵母菌的鉴定极为重要。

1. 无性繁殖

(1) 芽殖　出芽繁殖是酵母菌进行无性繁殖的主要方式。成熟的酵母菌细胞，先长出一个小芽，芽细胞长到一定程度，脱离母细胞继续生长，而后出芽又形成新个体。如此循环往复，一个成熟的酵母菌一生中通过出芽繁殖平均可产生24个子细胞。芽殖发生在细胞壁的预定点上，这个点可由细胞脱落后遗留的芽痕（bud scar）来识别。每个酵母细胞有数个至多个芽痕，只有在芽痕的位置上才能进行芽殖。当环境条件适宜而生长繁殖迅速时，酵母菌出芽形成的子细胞尚未与母细胞分开，又长出新芽，于是形成了成串的细胞，犹如假丝状，故称假丝酵母（见图2-4）。

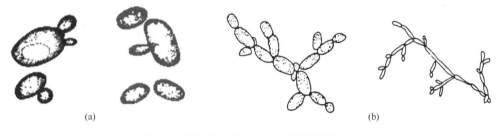

(a)　　　　　　　　　　　　　　　　　(b)

图2-4　酵母菌的芽殖（a）及假丝酵母（b）

(2) 裂殖　少数种类的酵母菌与细菌一样，借细胞横分裂而繁殖。如裂殖酵母属，其圆形或卵圆形细胞长到一定大小后，细胞进一步增大或伸长，核分裂，然后在细胞中产生一隔膜，将两个细胞分开，末端变圆。两个新细胞形成后又长大而重复此循环。

2. 有性繁殖

酵母菌以子囊孢子的形式进行有性繁殖。当酵母发育到一定阶段，两个性别不同的细胞（单倍体核）接近，各伸出一个小的突起而相接触，接触处细胞壁溶解，细胞质通过所形成的融合管道进行质配，两个单倍体的核也移至融合管道中发生核配，形成二倍体核的接合子。在合适的条件下，接合子经减数分裂形成4个或8个单倍体核，逐渐形成子囊孢子，包含在由酵母菌壁演变来的子囊（即原来的二倍体细胞）中。子囊孢子又萌发生长成单倍体营养细胞。子囊孢子的数目及性状是酵母菌鉴定的重要依据。

3. 酵母菌的生活史

以八孢裂殖酵母为例，说明酵母菌的生活史，见图2-5。八孢裂殖酵母在生活史中单倍

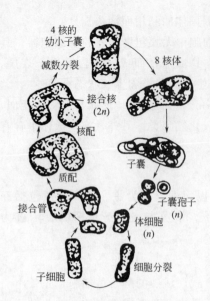

图2-5　八孢裂殖酵母的生活史

体营养阶段较长，二倍体阶段很短。单倍体营养细胞借裂殖繁殖。当两个营养细胞接触，形成融合管，质配后立即核配，两个细胞合成一个二倍体，二倍体连续分裂三次（其中第一次为减数分裂），形成8个单倍体子囊孢子，子囊破裂后释放出来。在适宜条件下，每个子囊孢子萌发为单倍体营养细胞，又以裂殖方式进行无性繁殖。如此循环往复，周而复始。

三、酵母菌的培养特征

1. 固体培养

将酵母菌接种至固体培养基表面，28℃经24～48h培养后就可观察到长出的菌落。菌落特征与细菌相仿，具有菌落表面湿润、较光滑、有一定的透明度、容易挑起、菌落质地均匀，以及正反面、边缘和中央部位的颜色都很均一等特点。但由于酵母的细胞比细菌的大、细胞内颗粒较明显、细胞间隙含水量相对较少以及不能运动等特点，故反映在宏观上就产生了较大、较厚、外观较稠和较不透明的菌落。酵母菌菌落的颜色比较单调，多数都呈乳白色，少数为红色，个别为黑色。另外，不产生假菌丝的酵母菌，其菌落更为隆起，边缘圆整；而会产生假菌丝的酵母，则菌落较平坦，表面和边缘较粗糙。酵母菌的菌落一般还会散发出一股悦人的酒香味。

2. 液体培养

在液体培养基中进行培养，一般出现明显的沉淀；个别能在培养基中均匀生长或在培养基表面生长并形成菌醭。液体培养基中的生长情况与酵母菌对氧的利用有关，当好氧生长时，菌体生长旺盛，常使培养基呈现浑浊状态；而当厌氧生长时，由于不需要氧，菌体一般集中在培养基的底部并能形成很厚的一层沉淀。

四、重要代表菌

1. 酿酒酵母

酿酒酵母是发酵工业最常用的菌种之一。除用于啤酒、白酒、果酒和酒精发酵制作外，还能从其中提取核酸、维生素C、凝血质和辅酶A等。酵母菌中含有丰富的转化酶，可以利用转化蔗糖制作酒心巧克力等；还可用来制备食用、药用和饲料用的单细胞蛋白质。

酿酒酵母在麦芽汁琼脂培养基上，菌落呈白色，有光泽，平坦，边缘整齐。繁殖方式以芽殖为主。有性繁殖的子囊内含1～4个圆形或卵圆形、表面光滑的子囊孢子。能发酵葡萄糖、蔗糖、麦芽糖和半乳糖，不能发酵乳糖和蜜二糖，对棉子糖能发酵1/3左右，能以硫酸铵为氮源，不能利用硝酸钾。

2. 产朊假丝酵母

产朊假丝酵母的细胞呈圆形、椭圆形或腊肠形，大小为（3.5～4.5）μm×（7～13）μm。液体培养基不产醭，管底有菌体沉淀。在麦芽汁琼脂培养基上，菌落为乳白色，平滑，有或无光泽，边缘整齐或呈菌丝状。在玉米粉琼脂培养基上，形成原始假菌丝或不发达的假菌丝，或无假菌丝。能发酵葡萄糖、蔗糖、棉子糖，不发酵麦芽糖、半乳糖、乳糖和蜜二糖。不分解脂肪，能同化硝酸盐。

产朊假丝酵母的蛋白质含量和 B 族维生素含量均高于啤酒酵母。它能以尿素和硝酸盐为氮源，不需任何生长因子。特别重要的是它能利用五碳糖和六碳糖，能利用造纸工业的亚硫酸废液、木材水解液及糖蜜等生产人畜食用的蛋白质。

3. 异常汉逊酵母

异常汉逊酵母异常变种的细胞为圆形（直径 4～7μm）、椭圆形或腊肠形，大小在 (2.5～6)μm×(4.5～20)μm 之间，有的甚至长达 30μm，属于多边芽殖。液体培养时，液面有白色菌膜，培养基浑浊，有菌体沉淀于底部。生长在麦芽汁琼脂斜面上的菌落平坦，乳白色，无光泽，边缘呈丝状。在加盖片的马铃薯葡萄糖琼脂培养基上培养时，能生成发达的树状分枝的假菌丝。子囊由细胞直接产生，每个子囊内有 1～4 个（一般为 2 个）礼帽形子囊孢子，子囊孢子由子囊内放出后常不散开。从土壤、树枝、贮藏的谷物、青贮饲料、湖水或溪流、污水及蛀木虫的粪便中，都曾分离到异常汉逊酵母。

由于异常汉逊酵母能产生乙酸乙酯，所以它在调节食品风味中起一定的作用。如将其用于发酵生产酱油，可增加香味；有的厂用其参与以薯干为原料的白酒酿造，采用浸香和串香法可酿造比一般薯干白酒味道更为醇厚的白酒。但它能以酒精为碳源，在饮料表面形成干皱的菌醭，所以它又是酒精生产中的有害菌。因此应根据生产需要，对其加以控制利用。它氧化烃类的能力较强，可以利用煤油、甘油，还能积累 L-色氨酸，但不能发酵乳糖和蜜二糖，对麦芽糖和半乳糖弱发酵或不能发酵。

实训一　酵母菌的观察

【实训目标】

认识酵母菌的形态结构，掌握其观察方法。

【基本知识】

酵母菌是单细胞真菌，通常呈圆形、椭圆形或卵圆形，其菌落较大而厚，湿润，较光滑，颜色多为乳白色、灰黄色、淡黄色、灰褐色，少见粉红色或红色，偶见黑色。酵母菌个体比细菌大几倍到十几倍，在高倍镜下即能观察清楚。细胞内常有明显的细胞核及其内含物。无性繁殖以芽殖为主，在细胞的一端初生小突起如芽，逐渐增大，芽缢裂而与母细胞分离，形成独立的菌体。发生的芽如不立即脱离母细胞并继续出芽，则多数芽细胞集聚成芽簇。在陈旧培养中，芽簇细胞伸长成丝状，称假菌丝。酵母菌的有性生殖形成子囊孢子，即由两个菌体细胞结合后，其中配合的细胞核分裂，形成 2 个、4 个或 8 个子囊孢子。

【材料仪器】

酿酒酵母培养物、显微镜、载玻片、盖玻片、接种针、0.1%亚甲蓝液、中性红染色液、无菌水、超净工作台。

【操作过程】

1. 菌落特征的观察

取少量酿酒酵母划线接种在马铃薯平板培养基上，28～30℃培养 3～5d。用肉眼观察菌落特征，项目包括菌落表面湿润或干燥、有无光泽、隆起形状、边缘形状、大小、颜色等。

2. 酵母菌的细胞形态及芽殖方式观察

在洁净载玻片上滴加一滴无菌水或 0.1％亚甲蓝液一滴，用接种环取酵母菌菌苔少许与无菌水或亚甲蓝液混匀，盖上盖玻片，即成为水浸片。用高倍镜观察酵母细胞形态及出芽情况。

染液不宜过多或过少，否则，在盖上盖玻片时，菌液会溢出或出现大量气泡而影响观察。盖玻片不宜平着放下，以免产生气泡影响观察。

3. 液泡的活体染色观察

在洁净的载玻片上滴加一滴中性红染色液，用接种环取少量酿酒酵母与染液混匀，染色 4～5min 后，盖上盖玻片在显微镜下观察。中性红是液泡的活体染色剂，当细胞处于生活状态时，液泡被染成红色，细胞质及核不着色；若细胞死亡，液泡染色消失，细胞质及核呈现弥散性红色。

【实训记录】

绘图说明观察到的酵母菌的形态特征。

【问题与讨论】

为什么用亚甲蓝进行染色的时候，染色液不宜过多，也不宜过少？

实训二   酵母菌细胞大小的测定

【实训目标】

学会目镜测微尺的校正方法及微生物大小的测定方法；了解测量微生物大小的原理。

【基本知识】

微生物细胞的大小是微生物基本的形态特征，也是分类鉴定的依据之一。微生物细胞个体较小，需要在显微镜下借助于特殊的测量工具——测微尺来测定其大小。测微尺包括镜台测微尺和目镜测微尺。

镜台测微尺是一张中央部分刻有精确等分线的载玻片，专门用于校定目镜测微尺每小格的相对长度。通常，刻度的总长是 1mm，被等分为 100 格，每格 0.01mm（即 $10\mu m$）。镜台测微尺不直接用来测量细胞的大小。

目镜测微尺是一块可以放入目镜的圆形小玻片，其中央有精确的等分刻度，有等分为 50 小格和 100 小格的两种。在测量时将目镜测微尺放在目镜的隔板上，即可来测量经显微镜放大后的细胞物像。也有专用的目镜，里面已经安放好了目镜测微尺。

由于目镜测微尺所测量的是经显微镜放大后的细胞物像，因此，不同的显微镜或目镜和物镜组合放大倍数不同，目镜测微尺每一小格所代表的实际长度也不一样。所以，在用目镜测微尺测量微生物大小之前，必须先用镜台测微尺校定目镜测微尺，以确定该显微镜在特定放大倍数的目镜和物镜下，目镜测微尺每一小格所代表的实际长度，然后根据微生物细胞相当于的目镜测微尺格数，计算出微生物细胞的实际大小。

【材料仪器】

显微镜、目镜测微尺、镜台测微尺、载玻片、盖玻片、擦镜纸、啤酒酵母菌悬液。

【操作过程】

1. 装目镜测微尺

取下显微镜的目镜，换上专用目镜。如果没有专用目镜，则取下显微镜的目镜，旋下透镜，将目镜测微尺刻度朝下放在目镜的隔板上，再旋上目镜透镜，将装有测微尺的目镜装回镜筒。

2. 目镜测微尺的标定

（1）放镜台测微尺　将镜台测微尺刻度面朝上固定在显微镜的载物台上，注意不可放反。

（2）标定　将低倍镜转入光路，镜台测微尺有刻度的部分移至视野中央，调节焦距，当清晰地看到镜台测微尺的刻度（图2-6）后，转动目镜使目镜测微尺与镜台测微尺的刻度相平行。利用移动钮移动镜台测微尺，使两尺在某一区域内两线完全重合，然后分别数出两重合线之间镜台测微尺和目镜测微尺所占的格数（见图2-7）。（使目镜测微尺的一条刻度线与镜台测微尺的一条刻度线相重合，再寻另一重合线，分别数出其间镜台测微尺和目镜测微尺所占的格数）

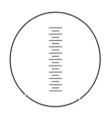

图2-6　镜台测微尺
中央部分

用同样的方法，在高倍镜下对目镜测微尺进行标定。（观察时光线不宜过强，否则难以找到镜台测微尺的刻度，换高倍镜标定时，务必十分细心，防止接物镜压坏镜台测微尺和损坏镜头）

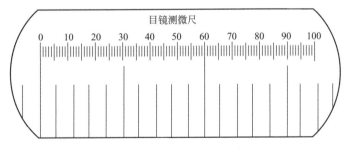

图2-7　用镜台测微尺校正目镜测微尺

（3）计算　已知镜台测微尺每格长 $10\mu m$，根据下列公式即可分别计算出在不同放大倍数下目镜测微尺每格所代表的长度。

$$目镜测微尺每格长度(\mu m)=10n/m$$

式中，n 为两重合线间镜台测微尺格数；m 为两重合线间目镜测微尺格数。

3. 菌体大小的测定

目镜测微尺标定完毕后，取下镜台测微尺，换上酵母培养物制成的水浸片，将其固定在载物台上，校正焦距使菌体清晰，用目镜测微尺测量酵母菌细胞的宽和长所占的格数，将测得的格数乘以目镜测微尺每小格所代表的长度，即可换算出细胞的实际大小。为了尽量减小实验误差，在同一标本片上需测定10～20个细胞，取其平均值作为该菌的大小。一般是用对数生长期的菌体来进行测定。

4. 维护

测量完毕，换上原有显微镜目镜（或取出目镜测微尺，目镜放回镜筒），用擦镜纸将测微尺擦拭干净后放回盒内保存，并按照显微镜的使用和维护方法擦拭物镜。

【实训记录】

1. 目镜测微尺标定结果

低倍镜下____倍目镜测微尺每格长度是____μm。

高倍镜下____倍目镜测微尺每格长度为____μm。

2. 菌体大小测定结果

菌号	酿酒酵母细胞测定结果			
	目镜测微尺格数		实际长度	
	宽	长	宽	长
1				
2				
3				
4				
5				
6				
7				
8				
9				
10				
平均值				

【问题与讨论】

为什么随着显微镜放大倍数的改变，目镜测微尺每小格代表的实际长度也会改变？

第二节　霉　菌

霉菌是所有小型丝状低等真菌的统称，不是分类学上的名称，凡在固体培养基上生长成绒毛状、棉絮状或蜘蛛网状菌落的真菌统称霉菌。霉菌在自然界的分布极为广泛，如土壤、空气、水域、人类或动植物体内外。霉菌大部分为腐生菌，少数为寄生菌，有些为共生菌。已知霉菌约有 4 万种，分别属于真菌中的鞭毛菌亚门、接合菌亚门、子囊菌亚门和半知菌亚门。

霉菌是人类认识和利用最早的一类微生物，与人类生产、生活的关系极为密切。霉菌除在传统发酵中用于酿酒、制酱、制腐乳外，在近代发酵工业中广泛用于生产酒精、有机酸、抗生素、酶制剂、维生素、麦角碱、甾体激素等，农业上用于生产发酵饲料、植物生长激素、杀虫农药、除草剂等。另外，霉菌在生物防治、污水治理等方面也广泛应用。腐生型霉菌有分解复杂有机物的能力，在自然界物质转化和堆肥腐熟中发挥重要作用已被公认。

霉菌对人类也会造成极大的损害。霉菌是造成农副产品、衣物、食品、器材、木材、橡胶、皮革等发霉变质的主要微生物。全世界每年由于霉变而不能食用或饲用的谷物约达总产量的 2%，经济损失巨大。不少种类的霉菌是人类和动物的致病菌，少数种类还能产生毒素，严重威胁人畜健康。霉菌对植物体造成的病害也数不胜数，如 19 世纪马铃薯晚疫病流行时，就曾迫使爱尔兰岛居民背井离乡外出逃生，尖孢镰孢霉是棉花枯萎病的病原菌。

一、霉菌的形态结构

1. 菌丝形态

霉菌的营养体由菌丝构成，菌丝可无限伸长和产生分枝，分枝的菌丝相互交错在一起，形成了菌丝体。菌丝直径一般为 $3\sim10\mu m$，与酵母菌的细胞直径类似，但比细菌或放线菌的细胞约粗 10 倍。霉菌菌丝有两类（图 2-8）：一类菌丝中无横隔，整个菌丝为长管状单细胞，含有多个细胞核。其生长过程只表现为菌丝的延长和细胞核的裂殖增多以及细胞质的增加，如根霉、毛霉、犁头霉等的菌丝即属于此种形式。另一类菌丝有横隔，菌丝由横隔膜分隔成串状多细胞，每个细胞内含有一个或多个细胞核。有些菌丝从外观看虽然像多细胞，但横隔膜上有小孔，细胞质和细胞核可以自由流通，而且每个细胞的功能也都相同，如青霉菌、曲霉菌和白地菌等的菌丝均属此类。

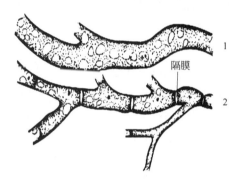

图 2-8　霉菌的菌丝
1—无隔膜菌丝；2—有隔膜菌丝

霉菌菌丝在生理功能上有一定程度的分化。在固体培养基上生长时，霉菌的部分菌丝伸入培养基内吸收养料，称为营养菌丝；另一部分则向空中生长，称为气生菌丝。有的气生菌丝发育到一定阶段，分化成繁殖菌丝，能产生孢子，也称为孢子丝。

2. 菌丝功能分化

在长期进化中，不同真菌对各自所处的环境条件产生了高度的适应性，其营养菌丝体和气生菌丝体的形态与功能发生了明显变化，形成了各种特化的构造。

（1）假根　是根霉属等低等真菌的匍匐菌丝与固体基质接触分化出来的根状结构，其具有固着和吸取养料等功能。

（2）吸器　专性寄生真菌（锈菌、霜霉菌和白粉菌等）从菌丝旁侧生出拳头状或手指状的突起，其能伸入到寄主细胞内吸取养料，而菌丝本身并不进入寄生细胞。

（3）匍匐菌丝　又称匍匐枝。毛霉目真菌在固体基质上常形成与表面平行、具有延伸功能的菌丝，称为匍匐菌丝。最典型的匍匐菌丝可在根霉中见到：在固体基质表面的营养菌丝分化为匍匐菌丝，在其上每隔一段距离可长出伸入基质的假根和伸向空间的孢囊梗，随着匍匐菌丝的延伸，不断形成新的假根和孢囊梗，这类真菌会随基质的存在而向四周快速蔓延，不会形成像在其他真菌中常见的那样有固定大小和形状的菌落。

（4）**附着胞**　许多寄生于植物的真菌在其芽管或老菌丝顶端会发生膨大，分泌黏状物，借以牢固地黏附在宿主的表面，此即附着胞。附着胞上会形成纤细的针状感染菌丝，以侵入宿主的角质表皮而吸取养料。

（5）**附着枝**　若干寄生真菌（如小光壳炱和秃壳炱属等），由菌丝细胞生出含有 1～2 个细胞的短枝，将菌丝附着于宿主体上，此即附着枝。

（6）**菌索**　一般由伞菌（如假蜜环菌等）产生，为白色或褐色根状菌丝组织，功能为促进菌体蔓延和抵御不良环境。通常可在腐朽的树皮下和地下发现。

（7）**菌核**　是一种形状、大小不一的休眠菌丝组织，在不良环境条件下可存活数年之久。菌核形状有大有小，大如茯苓（大如小孩头），小如油菜菌核（形如鼠粪）。菌核的外层色深、坚硬，内层疏松，大多呈白色。

（8）**子座**　很多菌丝集聚在一起形成比较疏松的组织叫作子座。子座呈垫状、壳状或其他形状，在子座内外可形成繁殖器官。

（9）**菌环和菌网**　捕虫菌目和一些半知菌类的菌丝会分化出菌环或菌网的特化菌丝组织，用以捕捉线虫或其他微小动物，然后进一步从这些环或网上生出菌丝侵入线虫等体内，吸收养料。

3. 细胞结构

霉菌细胞由细胞壁、细胞膜、细胞质、细胞核、线粒体、核糖体、内质网及各种内含物等组成。幼龄菌往往液泡小而少，老龄菌具有较大的液泡。

霉菌的细胞壁厚约 100～250nm，主要成分是几丁质。几丁质是由 N-乙酰葡萄糖胺分子通过 β-1,4-葡萄糖苷键连接而成的多聚糖。它与纤维素分子的结构相似，只是每个葡萄糖上的第 2 个碳原子和乙酰氨基相连，而纤维素的每个葡萄糖上的第 2 个碳原子却与羟基相连。几丁质和纤维素分别构成高等霉菌和低等霉菌细胞壁的网状结构即微纤丝，类似建筑物的钢筋，使细胞壁保持坚韧；微纤维包埋在无定形的基质中，类似混凝土等填充物，由 β-1,3-甘露聚糖、β-1,6-甘露聚糖和 α-1,3-葡聚糖及少量蛋白质组成。根据细胞壁组分的不同，可将霉菌分为许多类别。

霉菌的细胞膜、细胞核、线粒体、核糖体等结构与酵母菌基本相同。

二、霉菌的繁殖方式和生活史

1. 无性孢子繁殖

无性孢子是指不经"异性"菌丝细胞配合，由菌丝自身分化或分裂形成的孢子，通过产生无性孢子进行的繁殖称为无性孢子繁殖。霉菌的种类丰富，产生的无性孢子类型最为复杂（图 2-9）。

（1）**孢囊孢子**　一些霉菌的菌丝发育成熟进入繁殖期后，菌丝功能出现分化，一部分菌丝发育成孢子囊梗，梗的顶端细胞特化形成一个圆球形、卵球形或梨形的囊状结构，称为孢子囊，囊内发育形成的孢子就是孢囊孢子。孢囊孢子的形成过程是：孢子囊内大量积聚细胞质和细胞核；包围了大量细胞核的原生质被分割成许多小块，每一小块原生质中至少含有一个细胞核；原生质小块最后发育成孢囊孢子。当孢囊孢子完全成熟后，一般通过囊体破裂将大量的孢子释放至周围环境中，个别种类霉菌形成的孢子囊不破裂，孢子可从孢子囊上的小孔或管口溢出。

孢囊孢子有两种类型：一类是有鞭毛能运动的孢子，称为游动孢子，水生霉菌产生的孢

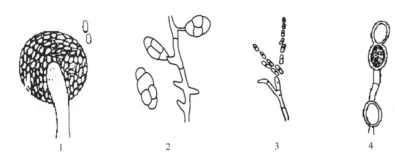

图 2-9　无性孢子的类型

1—孢囊孢子；2—分生孢子；3—节孢子；4—厚垣孢子；5—芽生孢子

子多为游动孢子；另一类是无鞭毛不能运动的孢子，称为不动孢子或静孢子，陆生霉菌产生的孢子多为这种类型，该孢子主要借助空气传播。

（2）分生孢子　分生孢子是霉菌的主要无性孢子。产生分生孢子的菌丝往往能特化形成一定的结构，霉菌的种类不同，特化结构也不同。有的比较简单，如红曲霉和交链孢霉可直接由分枝菌丝的顶端细胞分化，形成单个或成簇的孢子；有的较复杂，产孢菌丝往往能特化形成具有一定结构的分生孢子器，通过分生孢子器分泌孢子，如青霉和曲霉。

分生孢子多为圆形或卵圆形，着生方式有单生、成链或成簇排列，其特点是产生的量大，这也是决定霉菌繁殖力强弱的一个重要因素。

（3）节孢子　节孢子是由菌丝体断裂形成的，一般呈圆柱形。形成与释放过程与放线菌的孢子丝有些相似。由菌丝顶端向基部逐渐形成、成熟，先出现许多横隔膜，然后从隔膜处断裂，形成串状排列的多个孢子。如白地霉的无性繁殖形成的就是节孢子。

（4）厚垣孢子　厚垣孢子具有较厚的壁，其形成过程是：在菌丝的顶端或中间由原生质浓缩、变圆、类脂物质密集，周围的菌丝壁增生并加厚，形成圆形、卵圆形或圆柱形的孢子。厚垣孢子的形成过程与细菌芽孢的形成有类似之处，并且对不良环境也有较强的抗性，因此它既是霉菌的一种无性繁殖形式，也是霉菌的休眠体。当环境条件适宜时，厚垣孢子就会萌发、发育成新的菌丝体。接合菌亚门中的一些种类（如总状毛霉）往往借助这种方式进行繁殖。

（5）芽生孢子　这种类型的孢子的形成过程与酵母菌出芽类似，故名芽生孢子，简称芽孢子。出芽时，菌丝细胞壁变薄并突起形成芽体，细胞核及细胞质进入芽体后，原生质浓集，细胞壁收缩，导致芽体与菌丝细胞分离。当出芽速度过快时，芽孢子不脱离母体细胞，可连接成链状，形成假菌丝样的结构。

2. 有性孢子繁殖

经过两个性细胞结合而产生新个体的过程称为有性繁殖。霉菌的有性繁殖可分为质配、核配和减数分裂 3 个阶段。首先在菌丝体上分化出不同性别的单倍体性细胞，2 个性细胞接触后进行结合，二者的细胞质融合在一起，而细胞核仍然独立存在，该阶段称为质配。质配后 2 个细胞核结合成双倍体核的过程称为核配。在霉菌中，有些菌种质配后立即发生核配，如鞭毛菌。有些菌种（如担子菌）则能维持很长的双核阶段，在此期间，双核细胞甚至又可同时分裂。大多数霉菌核配后进行减数分裂，形成单倍体有性孢子。在霉菌中，有性繁殖不及无性繁殖普遍，仅发生于特定条件下，一般培养基上不常出现。

霉菌的有性繁殖通常都是通过产生各种类型的有性孢子来完成的，有性孢子主要有卵孢子、接合孢子、子囊孢子和担孢子（图2-10）。

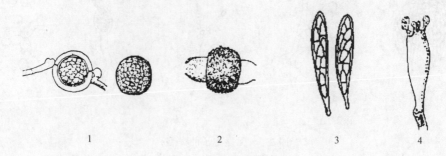

图 2-10　有性孢子的类型
1—卵孢子；2—接合孢子；3—子囊孢子；4—担孢子

（1）卵孢子　是由形状不同的异形配子囊（藏卵器和雄器）结合而产生的有性孢子。受精后的卵球发育为卵孢子。卵孢子外有厚膜包围，成熟过程长达数周或数月，故形成的卵孢子无萌发能力，经过一个休眠期才能萌发。卵孢子萌发时先生出一个芽管，然后分化形成游动孢子囊和产生游动孢子。卵孢子主要见于较高等的鞭毛菌中。

（2）接合孢子　由菌丝生出形态相同或略有不同的配子囊接合而成。有些真菌单个菌株就可以完成有性生殖，称为同宗配合，而多数真菌为异宗配合，即单个菌株不能完成有性生殖，需要两种不同性别菌系的菌丝相接触形成接合孢子。这种不同性别、有亲和力的菌丝在形态上并无区别，通常用"＋"和"—"表示。接合孢子为单细胞，在发育过程中形成3～4层壁，最外层变硬，形成瘤或刺，粗糙，或被短而卷曲的菌丝包围，呈深色。

（3）子囊孢子　子囊孢子产生于子囊中。子囊是一种囊状结构，圆球形、棒形或圆筒形。一个子囊内通常含有2～8个孢子。子囊孢子成熟后靠子囊吸水增加膨压，强力使子囊和子囊果破裂释放出子囊孢子，子囊孢子也可通过子囊上的孔口释放出来。释放出的子囊孢子在合适条件下萌发芽管，长成新菌丝体。子囊孢子、子囊及子囊果的形态、大小、质地和颜色等随菌种而异，在分类上有重要意义。子囊孢子是子囊菌纲的特征。

（4）担孢子　担孢子为外生孢子，因其着生于一个被称为担子的特化细胞上，故称为担孢子。担子是通过菌丝联合交配而形成的特殊细胞。担子内2个核配合成双倍体，随后进行减数分裂形成4个核，担子上部随即突出4个梗，每个核进入一个小梗内，小梗顶端膨胀生成担孢子。小梗与担子间产生横隔。成熟的担孢子有两层壁，外壁不平，有刺，有颜色或其他装饰。担孢子靠弹射或其他机制自行脱落。担子和担孢子的大小、形状、颜色和表面装饰都可以作为担子菌分类的依据。

担子在一定结构中排列成层，形成担子果。蘑菇和木耳就是人们最熟知的担子果。蘑菇伞盖下面的菌褶主要由担子和担孢子组成。大多数真菌的有性孢子在秋季和冬季产生，产生后就开始休眠。所以霉菌的有性孢子有越冬和度过不良生长季节的功能。它们分布于枯枝落叶、土壤及有病斑的植物残体中。

3. 霉菌的生活史

霉菌的生活史都从孢子开始，经过发芽、生长成为菌丝体，再由菌丝体经过无性和有性繁殖最终又产生孢子，即为孢子→菌丝体→孢子的循环过程。典型的生活史如下：霉菌的菌丝体发育成熟后可通过各种方式产生并释放出无性孢子，无性孢子萌发形成新的菌丝体。这样的繁殖方式可循环多次，构成霉菌的无性世代。当无性繁殖进行一段时间后，一般在霉菌生长发育的后期并且是在特定的环境条件下才进入有性繁殖阶段，即在菌丝体上分化出特殊性器官（细胞），经质配、核配和减数分裂等环节，最后产生各种类型的有性孢子，有性孢子萌发再发育成新的菌丝体，上述过程构成霉菌的有性世代。完整的霉菌生活史，包括无性世代和有性世代，二者相互交替，形成其独特的生活周期。

三、霉菌的菌落特征

1. 固体培养

霉菌菌落的共同特征为：①霉菌菌丝较粗且长，菌丝蔓延，菌落大，比细菌和放线菌菌落大几倍到十几倍。②由分枝状菌丝组成的菌落，菌落表面呈蜘蛛网状（如黑根霉菌落）；由直立菌丝组成的菌落，菌落表面呈绒毯状（如黄曲霉和产黄青霉菌落）或棉絮状（如毛霉菌落）。③固体培养基上最初形成的菌落常为白色或浅色，当菌落长出孢子后，由于各种孢子的颜色、形状、构造不同，使菌落表面呈现不同的颜色（如黄、绿、青、黑、红、橙等）和结构，而且菌落中央与边缘往往颜色不同，中央为孢子穗的颜色，边缘为不育菌丝的颜色。另外，有些霉菌的菌丝能分泌一些水溶性色素扩散至培养基内，使培养基正反面的颜色不同。④霉菌与培养基结合较牢固，接种针不易挑起。⑤培养物常有霉味。菌落特征是鉴定霉菌的重要依据之一。

2. 液体培养

在液体培养基中培养的霉菌，振荡培养时，菌丝呈球形生长；静置培养时，菌丝在培养液表面生长，培养液不浑浊，可据此检查培养物是否被细菌污染。

菌落特征是微生物鉴定的主要依据，微生物的菌落特征又与微生物细胞形态特征密切相关。为此，将细菌、放线菌、酵母菌和霉菌这四大类微生物的细胞和菌落特征作比较，以利于识别和应用（表 2-1）。

表 2-1　四大类微生物的细胞和菌落特征的比较

	项目	细菌	放线菌	酵母菌	霉菌
细胞特征	细胞大小	小(0.2~2μm)	菌丝细(0.5~1μm)	大(5~20μm)	菌丝粗(2~10μm)
	细胞形态	单细胞,球形、杆状、螺旋形或弧形	无隔菌丝,分基内菌丝、气生菌丝、孢子丝	单细胞,一般球形、卵圆形、圆柱形	无隔或有隔菌丝,分营养菌丝、繁殖菌丝
	细胞相互关系	单个分散或以一定方式排列	菌丝交织	单个分散或呈假丝状	菌丝交织
	细胞生长速度	一般很快(24~48h)	慢(5~7d)	较快(2~3d)	一般较快(3~5d)
菌落特征	菌落大小	小而突起或稍大平坦	小而紧密	大而突起	大,菌丝蔓延、疏松
	菌落表面	湿润、黏稠,透明或稍透明	致密干燥或粉状不透明	较湿润、黏稠,稍透明	蜘蛛网状、绒毯状、棉絮状,不透明
	菌落颜色	颜色多样,正反面颜色一样	颜色十分多样,正反面颜色不同	颜色单调,多为乳白色、乳脂色	颜色十分多样,正反面颜色一般不同
	与培养基结合程度	不结合接种针易挑起	牢固结合接种不易挑起	不结合接种针易挑起	较牢固结合接种针不易挑起
	培养物气味	常有臭味	常有泥腥味	多有酒香味	常有霉味

四、重要代表菌

1. 鲁氏毛霉

此菌种最初是从我国小曲中分离出来的，也是毛霉中最早被用于淀粉菌法制造酒精的一个种。菌落在马铃薯培养基上呈黄色，在米饭上略带红色，孢子囊柄呈假轴状分枝，厚垣孢子数量很多，大小不一，黄色至褐色，接合孢子未见。鲁氏毛霉能产生蛋白酶，有分解大豆的能力，我国多用它来做豆腐乳。此菌还能产生乳酸、琥珀酸及甘油等，但产量较低。

2. 黑根霉

黑根霉又名匍枝根霉。匍枝根霉到处都存在，一切生霉的材料上常有它出现，尤其是在生了霉的食品上更容易找到它。瓜果蔬菜等在运输和贮藏中的腐烂，甘薯的软腐，都与匍枝根霉有关。

菌落初期白色，老熟后灰褐色至黑褐色，匍匐枝爬行，无色，假根非常发达，根状，棕褐色。孢囊梗着生于假根处，直立，通常 2～3 根群生。囊托大而明显，楔形。菌丝上一般不形成厚垣孢子，接合孢子球形，有粗糙的突起，直径 $150\sim220\mu m$。此菌的生长适温为 30℃，37℃不能生长，有酒精发酵力，但极微弱，能产生反丁烯二酸。能产生果胶酶，常引起果实腐烂和甘薯的软腐。此菌能转化孕酮为 11α-羟基孕酮，是微生物转化甾族化合物的重要真菌。

3. 米根霉

这个种在我国酒药和酒曲中常看到，在土壤、空气以及其他各种物质中亦常见。菌落疏松或稠密，最初白色后变为灰褐色到黑褐色，匍匐枝爬行，无色。假根发达，指状或根状分枝，褐色。孢囊梗直立或稍弯曲，2～4 根，群生，有时膨大或分枝。囊托楔形，菌丝形成厚垣孢子，接合孢子未见，发育温度 30～35℃，最适温度 37℃，41℃亦能生长。此菌有淀粉糖化性能、蔗糖转化性能，能产生乳糖、反丁烯二酸及微量的酒精。产 L-(＋)-乳酸量最强，达 70％左右。

4. 黑曲霉

黑曲霉属黑曲霉群，自然界中分布极为广泛，在各种基质上普遍存在。能引起水分较高的粮食霉变，也是其他材料上常见的霉腐菌。菌丛黑褐色，顶囊大球形，小梗双层，自顶囊全面着生。分生孢子球形，平滑或粗糙，有的菌系产生菌核。

黑曲霉具有多种活性强大的酶系，可用于工业生产，如淀粉酶用于淀粉的液化、糖化，以生产酒精、白酒或制造葡萄糖和消化剂。果胶酶用于水解聚半乳糖醛酸、果汁澄清和植物纤维精炼。葡萄糖氧化酶用于食品脱糖和除氧防锈，还可制造检糖试纸，用于医疗诊断。黑曲霉还能产生多种有机酸，如抗坏血酸、柠檬酸、葡萄糖酸和没食子酸等。某些菌系可转化甾族化合物。还可用来测定锰、铜、钼、锌等微量元素和作为霉腐试验菌。

5. 米曲霉

米曲霉属于黄曲霉群。菌丛一般为黄绿色，后变为黄褐色，分生孢子头发射形，顶囊球形或瓶形，小梗一般为单层，分生孢子球形，平滑，少数有刺，分生孢子梗长达 2mm，粗糙。培养适温 37℃。含有多种酶类，糖化型淀粉酶（淀粉-1,4-葡萄糖苷酶）和蛋白质分解酶活性都较强，主要用作酿酒的糖化曲和酱油生产用的酱油曲。

6. 产黄青霉

产黄青霉属于不对称青霉群，菌落生长快，致密绒状，有些则略现絮状，有明显的放射状沟纹，边缘白色，孢子很多，蓝绿色，老后有的呈现灰色或淡紫褐色，大多数菌系渗出液很多，聚成醒目的淡黄色至柠檬黄色的大滴。反面亮黄色至暗黄色，色素扩散于培养基中。分生孢子柄光滑，帚状枝不对称。分生孢子链呈分散的柱状。分生孢子椭圆形，壁光滑。

此菌普遍存在于空气、土壤及腐败的有机材料上。能产生多种酶类及有机酸，在工业生产上主要用于生产青霉素，并用以生产葡萄糖氧化酶或葡萄糖酸、柠檬酸和抗坏血酸。从青霉素发酵下来的菌丝废料含有丰富的蛋白质、矿物质和 B 族维生素，可作家畜家禽的代饲料。该菌还可作霉腐试验菌。

实训三　典型霉菌的形态结构观察

【实训目标】

1. 观察霉菌的菌丝以及菌丝体。
2. 观察霉菌营养菌丝体和气生菌丝体的特化形态。
3. 学会用水浸法观察霉菌的技术。

【基本知识】

霉菌的形态比细菌、酵母菌复杂，个体比较大，具有分枝的菌丝体和分化的繁殖器官。霉菌营养体的基本形态单位是菌丝，包括有隔膜菌丝和无隔膜菌丝。营养菌丝分布在营养基质的内部，气生菌丝伸展到空气中。营养菌丝体除基本结构以外，有的霉菌还有一些特化形态，例如假根、匍匐菌丝、吸器等。霉菌的繁殖体不仅包括无性繁殖体，例如分生孢子、孢子囊等；还包括有性繁殖结构，例如子囊果，其内形成有性孢子。在观察时要注意细胞的大小、菌丝的构造和繁殖方式。

【材料仪器】

接种针、接种环、酒精灯、载玻片、盖玻片、吸管、培养皿、恒温箱、超净工作台；乳酸石炭酸溶液、马铃薯葡萄糖琼脂培养基（PDA 培养基）；产黄青霉、木霉、总状毛霉、黑曲霉、黑根霉、犁头霉等斜面菌种。

【操作过程】

1. 倒平板

将 PDA 培养基熔化后，倒 10～12mL 左右于灭菌培养皿内，凝固后使用。

2. 接种与培养

将产黄青霉、木霉、毛霉、曲霉、根霉等接种在不同的平板中，置于 28～30℃的恒温箱中培养 3～7d。

3. 制水浸片

取洁净的载玻片，滴加一滴乳酸石炭酸溶液，挑取不同菌株的一团菌丝，分别置于不同的载玻片上（用记号笔标记菌株名称），加盖玻片。

4. 观察

（1）观察产黄青霉、木霉、毛霉、曲霉形态　选取标记产黄青霉、木霉、毛霉、曲霉的载玻片，观察霉菌的菌丝及其分隔情况。观察菌丝体。观察分生孢子着生情况（要求辨认分生孢子梗、顶囊、小梗及分生孢子）。

（2）观察根霉形态　选取标记根霉的载玻片，观察假根、匍匐枝、孢子囊柄、孢子囊以及孢囊孢子。

（3）观察犁头霉形态　选取标记犁头霉的载玻片，观察犁头霉的接合孢子。

【实训记录】

1. 把观察到的各种霉菌绘图，并注明各部分的名称。
2. 列表比较根霉与毛霉、产黄青霉、曲霉在形态结构上的异同。

【问题与讨论】

为何要用乳酸石炭酸溶液制作霉菌水浸片？

 课后目标检测

一、名词解释

芽痕、假根、附着胞

二、简答题

1. 酵母菌有哪些细胞结构？各有何功能？
2. 酵母菌的无性繁殖方式有哪些？
3. 霉菌的菌落特征有哪些？
4. 试述霉菌的生活史。

第三章

病毒和亚病毒

知识目标

1. 掌握病毒的概念、特点、结构及功能。
2. 掌握病毒的复制周期。
3. 掌握噬菌体的概念、类型及生长规律。

能力目标

1. 能够进行病毒的分离检测。
2. 能够进行噬菌体的效价测定。

　　病毒是目前已知的最小生物。1982 年俄国科学家伊万诺夫斯基首先发现烟草花叶病的感染因子能够通过细菌通不过的微孔滤器，后来也把这种感染因子命名为过滤性病毒，简称病毒，随后牛口蹄疫病毒、细菌病毒、昆虫病毒也相继被发现。

　　随着电子显微镜技术的发展，以及 X 射线衍射技术和超速离心机等先进仪器的应用，人们对病毒的研究已进入到一个崭新的阶段。

　　病毒与其他细胞型微生物相比，具有以下主要特性：

　　① 个体极微小。病毒的个体称为病毒粒子，绝大多数能通过细菌过滤器，必须借助电子显微镜才能看到，常以纳米（nm）为单位来表示其大小。

　　② 无细胞结构，只是由核酸和蛋白质组成的大分子。

　　③ 每种病毒只含有一种核酸，或者是 DNA，或者是 RNA。

　　④ 专性细胞内寄生。大部分病毒没有酶或者酶系不完善，不能独立进行新陈代谢，不能在无生命培养基上生长，必须寄生在活的易感细胞内才能增殖。

　　⑤ 以复制方式增殖，依靠宿主细胞进行自我复制繁殖。

　　⑥ 在离体条件下，只能以无生命的大分子状态存在，并可长期保持其侵染性。

　　⑦ 对一般抗生素不敏感，但对干扰素敏感。

　　按病毒寄生的宿主不同，将病毒分为三类：

　　① 动物病毒　如狂犬病毒、口蹄疫病毒、鸡瘟病毒等。

　　② 植物病毒　如烟草花叶病毒、马铃薯黄矮病毒、玉米条纹病毒等。

　　③ 微生物病毒　如噬菌体。

第一节　病　　毒

一、病毒的大小

　　大多数病毒的直径在 10～300nm 之间。病毒大小相差悬殊，较大的病毒如痘病毒直径为 300nm，较小的病毒如口蹄疫病毒直径为 10nm。不能用光学显微镜观察其形态，必须用电子显微镜放大几千倍、几万倍，甚至十几万倍才能看到其基本形态。病毒与其他微生物的大小比较见图 3-1。

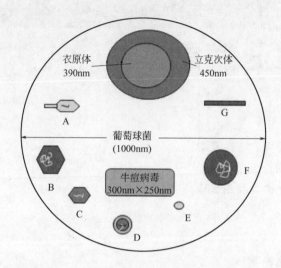

图 3-1   病毒与其他微生物的大小比较

A—大肠杆菌噬菌体（65nm×95nm）；B—腺病毒（70nm）；C—脊髓灰质炎病毒（30nm）；

D—乙脑病毒（40nm）；E—蛋白质分子（10nm）；F—流感病毒（100nm）；G—烟草花叶病毒（300nm）

二、病毒的形态

病毒的基本形态有球状、砖状、杆状、丝状、蝌蚪状等。动物病毒多呈球状（或多面体形），如脊髓灰质炎病毒、口蹄疫病毒、腺病毒等；但有的呈砖状，如牛痘病毒；少数呈子弹状，如狂犬病毒。植物病毒大多呈杆状，如烟草花叶病毒；少数呈丝状，如甜菜黄化病毒；有的呈球状，如花椰菜花叶病毒。微生物病毒多呈蝌蚪状，如噬菌体。

三、病毒的化学组成

病毒的基本化学组成是核酸和蛋白质。有囊膜的病毒和某些无囊膜的病毒除核酸和蛋白质外，还含有脂类和糖类。有的病毒还含有聚胺类化合物、无机阳离子等组分。

1. 病毒的核酸

核酸是病毒的遗传物质，是病毒遗传和感染的物质基础。一种病毒的病毒颗粒只含有一种核酸，DNA 或者 RNA。除逆转录病毒基因组为二倍体外，其他病毒的基因组都为单倍体。

2. 病毒的蛋白质

蛋白质是病毒的另一类主要成分，组成蛋白质的氨基酸及顺序决定着病毒株系的差异，表现在免疫决定簇则决定其免疫特异性。病毒的蛋白质根据是否存在于病毒颗粒中分为结构蛋白和非结构蛋白。

（1）非结构蛋白   指由病毒基因组编码的，在病毒复制或基因表达调控过程中具有一定功能，但不结合于病毒颗粒中的蛋白质。

（2）结构蛋白   系指构成一个形态成熟的有感染性的病毒颗粒所必需的蛋白质，包括壳体蛋白、囊膜蛋白和毒粒酶等。

① 壳体蛋白　壳体蛋白是构成病毒壳体结构的蛋白质。由一条或多条多肽链折叠形成的蛋白质亚基，是构成壳体蛋白的最小单位。

功能：构成病毒的壳体，保护病毒的核酸；无囊膜病毒的壳体蛋白参与病毒的吸附、进入，决定病毒的宿主嗜性，同时还是病毒的表面抗原。

② 囊膜蛋白　构成病毒囊膜结构的病毒蛋白质，包括囊膜糖蛋白和基质蛋白两类。

功能：是病毒的主要表面抗原，它们与细胞受体相互作用启动病毒感染发生，有些还介导病毒的进入；还可能具有凝集脊椎动物红细胞、细胞融合以及酶等活性。

③ 毒粒酶　毒粒酶根据功能大致分为两类：T4 噬菌体的溶菌酶参与病毒进入、释放等过程；逆转录病毒的逆转录酶参与病毒的大分子合成。

3. 病毒的脂质

许多病毒囊膜内存在有脂质化合物，如磷脂、脂肪酸、三酰甘油和胆固醇等。这些脂质几乎都是由病毒粒子在细胞内成熟，在细胞膜处以芽生方式释放，直接从寄主细胞膜上得到的。病毒脂质的存在与病毒的吸附和侵入有关。

4. 病毒的碳水化合物

病毒中所含的碳水化合物，为核糖或脱氧核糖和磷酸组成的核酸骨架。有囊膜病毒中碳水化合物以寡糖侧链的形式与蛋白质结合形成囊膜糖蛋白。

5. 其他组成

在某些动物、植物病毒中存在多胺类有机阳离子，包括丁二胺、亚精胺、精胺等，它们大都结合于病毒核酸，对核酸的构型有一定影响。在某些病毒的病毒体中，还发现有其他的小分子量组分，如 ATP，为噬菌体尾鞘收缩提供能量。

四、病毒的结构及对称性

病毒主要由核心和衣壳两部分构成，核心与衣壳合称为核衣壳。有些病毒在核衣壳外还有一层膜，称包膜。结构最简单的病毒没有包膜，只由核衣壳构成，称为裸露病毒，如脊髓灰质炎病毒、腺病毒；有包膜的病毒称为包膜病毒，如流感病毒、冠状病毒。见图 3-2。

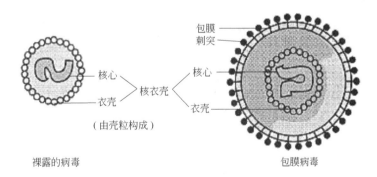

图 3-2　病毒的基本结构

1. 核心

（1）成分　病毒核心的成分是核酸，每种病毒只含有一种核酸，或者是 DNA，或者是 RNA。含 DNA 的病毒称为 DNA 病毒（如腺病毒、冠状病毒），含有 RNA 的病毒称为 RNA 病毒。动物病毒的核酸部分是 DNA，部分是 RNA；噬菌体的核酸大多数为 DNA，少数为 RNA。RNA 病毒多数为单链，极少数为双链；DNA 病毒多数为双链，少数为单链。

（2）功能   核酸是病毒增殖、遗传变异与感染的重要物质基础。大部分病毒的遗传物质为 DNA，少数 RNA 病毒以 RNA 为遗传物质。

2. 衣壳

（1）成分   包在病毒核心外的蛋白质外壳称为衣壳。衣壳由壳粒构成，它是电子显微镜下能看到的最小形态学单位，由一种或几种多肽链折叠而成的蛋白质亚单位构成。由于壳粒在壳体上的排列方式不同，使病毒结构呈现不同的对称形式。

① 螺旋对称型   核酸是伸展开的，壳粒围绕核酸呈螺旋对称排列。如烟草花叶病毒（图 3-3）。

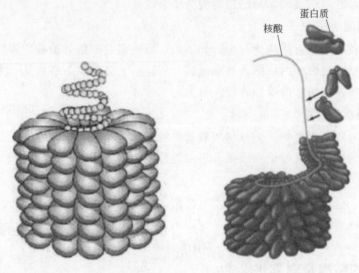

图 3-3   烟草花叶病毒模式图

② 二十面体立体对称型   核酸浓集在一起形成球状或近似球状，衣壳包绕在外面，壳粒排列呈二十面体立体对称形式。如腺病毒（图 3-4）。

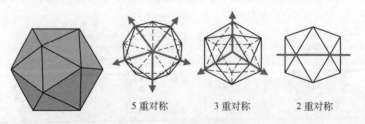

5重对称   3重对称   2重对称

图 3-4   腺病毒模式图

③ 复合对称型   少数病毒壳粒排列较复杂，壳粒既不呈螺旋对称，也不呈立体对称。如噬菌体（图 3-5）。

（2）功能   ①保护核酸免受外界核酸酶及其他理化因子的破坏。②决定病毒感染的特异性。衣壳能与宿主易感细胞表面的受体结合，使病毒核酸侵入宿主细胞内，引起宿主细胞感染。③使病毒具有抗原性。衣壳蛋白是病毒的主要抗原成分，可刺激机体产生免疫应答。

3. 包膜

有些较大型病毒（如麻疹病毒、腮腺炎病毒）在核衣壳外面有一层膜状结构，称为包膜，也叫囊膜。大多数有包膜的病毒呈球形（如流感病毒），但痘病毒呈砖形，狂犬病毒呈

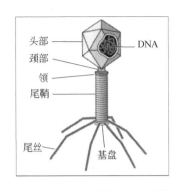
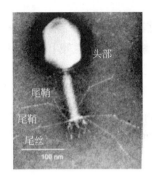

图 3-5　T 偶数噬菌体模式图

子弹形。病毒包膜的形成见图 3-6。包膜病毒的结构见图 3-7。

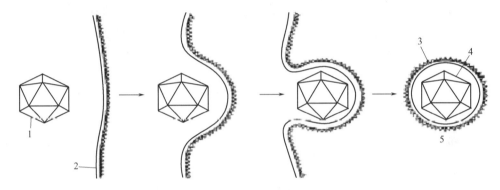

图 3-6　病毒包膜的形成

1—病毒粒子；2—细胞膜；3—包膜；4—核衣壳；5—包膜病毒

包膜由脂质、蛋白质和糖类组成，包膜表面形成包膜突起，称为刺突，嵌附在包膜脂质中，它是多糖与蛋白质的复合物（糖蛋白）。刺突因病毒的种类不同而异，可作为鉴定的依据。包膜中的脂质是某些病毒在宿主细胞内成熟的过程中，以出芽的方式穿过宿主细胞（少数是由核膜）释放到细胞外时所获得的宿主细胞成分。脂质构成了病毒包膜的脂质双层结构。由于病毒包膜的脂质来源于宿主细胞，其种类和含量均具有对宿主细胞的特异性，所以可决定病毒侵害宿

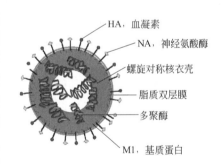

图 3-7　包膜病毒的结构

主的特定部位。包膜具有宿主细胞膜的特性，对脂溶剂（如乙醚、氯仿、胆汁等）敏感。呼吸道病毒一般不能侵入消化道，因为该类病毒易被胆汁所破坏。故包膜病毒一般不经消化道感染，而主要通过分泌物、呼吸道飞沫、血液和组织移植等途径传播疾病。糖类也来自宿主细胞。蛋白质由病毒基因组编码而合成。

刺突上含有两种酶：一种叫血凝素，形似三角形，可与宿主易感细胞表面的受体结合，使病毒吸附在宿主细胞上，还能凝集某些动物的红细胞，如脊髓灰质炎病毒、腺病毒、流感病毒、麻疹病毒等。另一种叫神经氨酸酶，形状为蕈状，能破坏宿主细胞表面的受体，使包膜上的脂质易与宿主细胞膜融合，使病毒侵入易感细胞，如流感病毒、腮

腺炎病毒等。

刺突与宿主细胞表面的受体结合，使病毒黏附在靶细胞表面，并构成病毒的表面抗原，与病毒的分型、致病性和免疫性等有关，赋予病毒某些特殊功能。当包膜受到破坏时，包膜病毒也丧失吸附和侵入宿主细胞的能力，从而丧失感染性。

五、包涵体

宿主细胞被病毒感染后，常在细胞内形成一种光学显微镜下可见的小体，称为包涵体。包涵体多为圆形、卵圆形或不定形，性质上属于蛋白质。不同病毒在细胞中呈现的包涵体的大小、数目并不一样（图 3-8）。

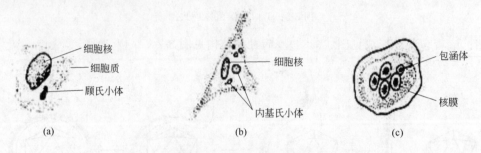

(a)   (b)   (c)

图 3-8　病毒在一些宿主细胞中产生的包涵体

(a) 天花病毒在家兔角膜细胞质中产生的顾氏小体；

(b) 狂犬病毒在犬脑神经细胞质中产生的内基氏小体；

(c) 家兔角膜接种疱疹病毒后，上皮细胞核内的包涵体

大多数病毒在宿主细胞中形成的包涵体是由完整的病毒颗粒或尚未装配的亚单位聚集而成的小体，少数包涵体是宿主细胞对病毒感染的反应产物。一般包涵体中含有一个或多个病毒粒子，亦有不含病毒粒子的。病毒包涵体在细胞中的部位不一，有的见于细胞质中，有的位于细胞核中，也有的则在细胞核、细胞质内均有。由于不同病毒包涵体的大小、形态、组成以及在宿主细胞中的部位不同，故可用于病毒的快速鉴别，有的可作为某些病毒病的辅助诊断依据。

有的包涵体还有特殊名称，如天花病毒包涵体叫顾氏小体，狂犬病毒包涵体叫内基氏小体，烟草花叶病毒包涵体被称为 X 体。包涵体可以从细胞中移出，再接种到其他细胞时仍可引起感染。

六、噬菌斑

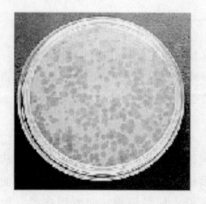

图 3-9　噬菌斑

将适量的噬菌体和敏感细菌在软琼脂中混合，然后平铺于琼脂培养基上，凝固后保温放置，在培养基平面上的细菌，由于噬菌体的作用被溶菌而形成圆形斑，称为噬菌斑（图 3-9）。

噬菌斑的大小，从肉眼勉强可见的小型斑直到直径 1cm 以上的大型斑不等。一般溶原性噬菌体的噬菌斑中央残存着已溶原化的细胞，故称为浑浊噬菌斑。相反，烈性噬菌体则形成透明噬菌斑。另还有透明与浑浊部分相混杂的斑驳噬菌斑。在适当条件下，一个噬菌体粒子形成一个噬菌斑。

七、病毒的一般增殖过程

病毒的增殖又称为病毒的复制，是病毒在活细胞中的繁殖过程。病毒没有活细胞所具备的细胞器，缺乏完整的酶系统，不能单独进行新陈代谢，必须借助宿主细胞供给原料和能量，才能在病毒核酸控制下合成新的病毒核酸和蛋白质并装配成完整的病毒颗粒，然后以一定的方式释放到细胞外，再感染其他细胞。病毒从进入宿主细胞开始，经复制成为成熟的病毒颗粒并释放到细胞外的过程称为复制周期，包括吸附、侵入、生物合成、装配与释放五个连续的过程（图 3-10）。

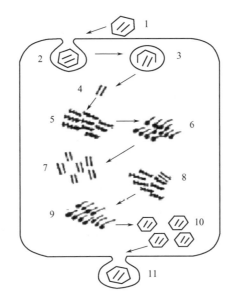

图 3-10　病毒的复制周期

1—吸附；2—侵入；3—脱壳；4—核酸游离；5—早期 mRNA 转录；

6—早期蛋白质翻译；7—病毒 DNA 复制；8—晚期 mRNA 转录；

9—翻译子代病毒蛋白质；10—组装成熟病毒；11—病毒释放

1. 吸附

吸附是指病毒表面蛋白质与宿主细胞的特异接受位点发生特异性结合，这是病毒感染细胞的第一步。例如，流感病毒必须通过其包膜上的血凝素与人的呼吸道黏膜柱状纤毛上皮细胞膜上的黏蛋白结合，才能感染细胞；大肠杆菌 T 系列噬菌体通过尾丝末端蛋白质吸附在大肠杆菌的细胞壁上。

2. 侵入

不同种类的病毒，其侵入宿主细胞的方式不同（图 3-11）。

① 有包膜的病毒多数通过包膜与宿主细胞膜融合使核衣壳进入宿主细胞质内。

② 无包膜病毒一般通过细胞膜以胞饮方式将核衣壳吞入宿主细胞。即病毒与宿主细胞表面受体结合后，细胞膜折叠内陷，将病毒包裹其中，形成类似吞噬泡的结构，使病毒原封不动地穿入细胞质内。

③ 以穿过宿主细胞膜的位移方式进入细胞。如呼肠孤病毒以完整的病毒粒子直接穿过宿主的细胞膜，进入细胞质中。

④ 大肠杆菌 T 系列吞噬体吸附到宿主细胞壁上后，尾部的溶菌酶水解宿主细胞壁的肽

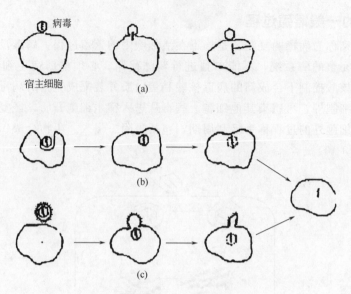

图 3-11　病毒粒子侵入细胞的方式

（a）直接侵入；（b）内吞作用；（c）融合

聚糖，使之形成小孔，然后通过尾鞘收缩，将头部的 DNA 注入宿主细胞内，而蛋白质外壳及其他部分则留在宿主细胞外。

完整的病毒粒子进入宿主细胞后，必须脱去包膜或核衣壳，即所谓的脱壳。如进入宿主细胞的核衣壳，被宿主细胞释放的蛋白酶降解而脱壳，使核酸游离出来并进入宿主细胞的一定部位。多数病毒在穿入时已在细胞的溶酶体酶的作用下脱壳并释放出病毒的基因组。少数病毒的脱壳较为复杂，这些病毒往往是在脱壳前，病毒的酶已在起转录 mRNA 的作用。

3. 生物合成

此过程包括核酸的复制和蛋白质的生物合成。侵入宿主细胞中的病毒在释放核酸之后，接着借助宿主细胞的一些细胞器和宿主细胞的一些酶（以及病毒自身的少数酶）来复制病毒的核酸和合成结构蛋白及其他结构成分。

除痘病毒外，多数双链 DNA 病毒在细胞核内复制 DNA，在细胞质内翻译出病毒蛋白；痘类病毒虽属 DNA 病毒，但它的 DNA 复制与衣壳蛋白的合成等均在细胞质内进行。除逆转录病毒以外，多数 RNA 病毒都在细胞质内合成病毒的全部成分。

病毒生物合成的基本步骤为转录早期 mRNA→翻译"早期蛋白质"→复制子代病毒核酸→转录晚期 mRNA。现以双链 DNA 病毒（痘病毒）为例来介绍病毒的生物合成过程。

① 宿主细胞内的病毒核酸在 RNA 多聚酶的作用下合成早期 mRNA。

② 在宿主细胞核糖体内，将早期 mRNA 翻译成病毒的早期蛋白质，如复制子代核酸需要的 DNA 多聚酶和抑制宿主细胞正常代谢的调节蛋白质。

③ 在 DNA 多聚酶的催化下，以亲代病毒 DNA 为模板，以半保留复制方式自我复制出许多子代病毒 DNA。

④ 子代病毒 DNA 转录为晚期 mRNA，晚期 mRNA 在细胞质中翻译成病毒的晚期蛋白质，主要构成子代病毒的衣壳蛋白。

其他单链 DNA 病毒、双链和单链 RNA 病毒的生物合成过程与双链 DNA 病毒基本相似。不同之处在于 RNA 病毒以 RNA 作为遗传物质复制子代 RNA 并转录 mRNA，翻译成

RNA 多聚酶及衣壳蛋白。

4. 装配

装配就是在宿主细胞的一定部位（细胞核或细胞质），将已合成的核酸和蛋白质组装成完整的有感染性的病毒粒子。

当衣壳蛋白达到一定浓度时，将聚合成衣壳，并包裹核酸而形成核衣壳。裸露病毒装配成核衣壳即为成熟的病毒粒子；包膜病毒一般是在细胞核内或细胞质内装配核衣壳，然后以出芽方式释放时再包上核膜或细胞质膜后成为成熟病毒。

除痘病毒外，DNA 病毒（如腺病毒）都在细胞核内装配，RNA 病毒（如流感病毒、脊髓灰质炎病毒）与痘病毒在细胞质内装配。

5. 释放

病毒装配后，从被感染的细胞内转移到细胞外的过程称为释放。裸露病毒通过细胞破裂释放，即通过宿主细胞溶解或局部破裂而释放出来，如腺病毒；包膜病毒以"出芽"方式经过细胞膜或核膜而成为成熟病毒体释放出来，如痘病毒；有的病毒通过沿核周与内质网相通的渠道，从细胞内逐渐释放出来；有的病毒通过细胞之间的接触或通过宿主细胞之间的"间桥"而扩散到新的宿主细胞内。

八、理化因素对病毒感染性的影响

1. 物理因素的影响

（1）温度 大多数病毒（除肝炎病毒外）耐冷而不耐热。病毒一旦离开机体，经加热 $56 \sim 60℃$，30min，由于表面蛋白变性而丧失其感染性，即被灭活。病毒对低温的抵抗力较强，通常在 $-20 \sim -196℃$ 仍不失去活性，但对反复冻融则敏感。一般可用低温真空干燥法保存病毒，但在室温条件下干燥易使病毒灭活。

（2）盐类 对病毒具有稳定作用，可提高病毒对热的抵抗力。$MgCl_2$ 对脊髓灰质炎病毒、$MgSO_4$ 对正黏病毒和副黏病毒、Na_2SO_4 对疱疹病毒具有稳定作用。因此在减毒活疫苗中须加这类稳定剂。有囊膜病毒即使在 $-90℃$ 也不能长期保存，但加入保护剂如二甲基亚砜（DMSO）可使之稳定。

（3）pH 病毒一般在 pH $5.0 \sim 9.0$ 的环境中是稳定的，但在某些病毒的血凝反应中，pH 改变可影响试验的结果。

（4）射线 如紫外线、X 射线和高能量粒子等可杀灭病毒，这是因为光量子可击毁病毒核酸的分子结构，不同病毒其敏感度不一。

某些活性染料（如甲苯胺蓝、中性红、吖啶橙）对病毒具有不同程度的渗透作用，这些染料与病毒核酸结合后，易被可见光灭活。

2. 化学因素的影响

（1）脂溶剂 有囊膜病毒可迅速被脂溶剂（如乙醚、氯仿、去氧胆酸钠）破坏。这类病毒通常不能在含有胆汁的肠道中引起感染。病毒对脂溶剂的敏感性可作为病毒分类的依据之一。

（2）甘油 大多数病毒在 50% 甘油盐水中能存活较久。因病毒体中含游离水，不受甘油脱水作用的影响，故可用于保存病毒感染的组织。

（3）化学消毒剂 一般病毒对高锰酸钾、次氯酸盐等氧化剂都很敏感，升汞、酒精、强酸及强碱均能迅速杀灭病毒，但 0.5%～1% 石炭酸仅对少数病毒有效。饮水中漂白粉浓度对乙型肺炎、肠道病毒无效。β-丙内酯及环氧乙烷可杀灭各种病毒。

（4）**抗生素**　抗生素对病毒无效。利福霉素能抑制痘病毒复制，干扰病毒 DNA 或 RNA 合成，但也干扰宿主细胞的代谢，有较强的细胞毒性作用。

（5）**草药**　板蓝根、大青叶、大黄、贯仲和七叶一枝花等对某些病毒有一定的抑制作用。

3. 干扰素

（1）**干扰素的定义**　干扰素（IFN）是一种广谱抗病毒剂，并不直接杀伤或抑制病毒，而主要是通过细胞表面受体作用使细胞产生抗病毒蛋白，具有抗病毒增殖等多种生物活性。

（2）**干扰素的种类及生物活性**　干扰素是由英国科学家艾萨克斯于 1957 年利用鸡胚绒毛尿囊膜研究流感病毒干扰现象时首先发现的，是一种细胞因子，具有抑制细胞分裂、调节免疫、抗病毒、抗肿瘤等多种作用。其本质是蛋白质，类型可分为 α、β、γ、ω 等几种。IFN 能诱导细胞对病毒感染产生抗性，通过干扰病毒基因转录或病毒蛋白组分的翻译，从而阻止或限制病毒感染，是目前最主要的抗病毒感染和抗肿瘤生物制品。

第二节　病毒的分离与检测

一、病毒的分离培养技术

不同的病毒需要不同的分离方法。

1. 动物实验

动物实验是最原始的病毒分离培养方法，常用小白鼠、田鼠、豚鼠、家兔及猴等。接种途径根据各病毒对组织的亲嗜性而定，可接种鼻内、皮内、脑内、皮下、腹腔或静脉。目前除了科研的需要，一般不用该法进行病毒的分离检测。

2. 鸡胚技术

用受精孵化的活鸡胚培养病毒，根据病毒的特性可分别接种在鸡胚绒毛尿囊膜、尿囊腔、羊膜腔、卵黄囊、脑内或静脉内，如有病毒增殖，则鸡胚发生异常变化或羊水、尿囊液出现红细胞凝集现象，常用于流感病毒及新城疫病毒等的分离培养。该实验方法所需时间长，耗材大，实验条件要求高，适用于一些流行性病毒的实验室科研检测。

3. 细胞培养

细胞培养适于绝大多数病毒，是病毒诊断技术实验所用的主要方法，也是经典的方法之一。所用培养液是含血清（通常为胎牛血清）、葡萄糖、氨基酸、维生素的平衡溶液，pH 7.2～7.4，用于分离病毒的细胞有原代细胞、二倍体细胞或异倍体细胞。但用该法分离病毒所需时间长（大多 7d 后判断结果），而且需要有诊断某种病毒的敏感细胞系和熟练的操作技术。

二、病毒的检测技术

1. 直接检测法

电镜检测是直接用电子显微镜对标本中的病毒颗粒进行形态学观察，电镜技术虽直接、客观，但对病毒滴度的要求高，设备昂贵，并且需要熟练的技术人员，因此不符合常规临床检测的要求。禽流感病毒就是在电子显微镜的检测下发现，其不是支原体而是病毒。

2. 间接检测法

（1）**免疫学方法** 包括补体结合试验、中和试验、酶联免疫吸附试验、免疫荧光法、酶标斑点免疫法等。

（2）**分子生物学方法** 包括核酸分子杂交技术、聚合酶链反应等。

（3）**其他方法** 新技术不断发展，流式细胞术、基因芯片技术、蛋白质芯片等也被开发设计用于病毒检测。

第三节 亚 病 毒

经典的病毒即真病毒，是一种极为简单的生命形式，却不是最简单的生命形式。目前所知最简单的生命形式称之为亚病毒，没有真病毒的形态结构，能利用非自身编码的酶系统进行复制，有侵染性，并可在寄主中引起症状。

亚病毒包括拟病毒、类病毒、朊病毒。

一、拟病毒

20 世纪 80 年代以来，在澳大利亚陆续从绒毛烟、苜蓿、莨菪和地下三叶草上发现了四种新的植物病毒。这些病毒的蛋白质衣壳内都含有两种 RNA 分子，一种为分子量为 1.5×10^6 的线状 RNA1，另一种为分子量约为 10^5 的类似于类病毒的环状 RNA2，这种 RNA2 分子被称为拟病毒。拟病毒有两种分子结构，一是环状 RNA2，二是线状 RNA3。RNA2 和 RNA3 是由同一种 RNA 分子所呈现的两种不同构型，其中 RNA3 可能是 RNA2 的前体，即 RNA2 是通过 RNA3 环化而形成的。

拟病毒在核苷酸组成、大小和二级结构上均与类病毒相似，而在生物学性质上却与卫星 RNA 相同，如：

① 单独没有侵染性，必须依赖于辅助病毒才能进行侵染和复制，其复制需要辅助病毒编码的 RNA 依赖性 RNA 聚合酶。

② 其 RNA 不具有编码能力，需要利用辅助病毒的外壳蛋白，并与辅助病毒基因组 RNA 一起包裹在同一病毒粒子内。

③ 卫星 RNA 和拟病毒均可干扰辅助病毒的复制。

④ 卫星 RNA 和拟病毒同辅助病毒基因组 RNA 比较，它们之间没有序列同源性。

根据卫星 RNA 和拟病毒的这些共同特性，现在也有许多学者将它们统称为卫星 RNA 或卫星病毒。

二、类病毒

20 世纪 70 年代初期，美国学者在研究马铃薯纺锤块茎病病原时，观察到病原具有无病毒颗粒和抗原性、对酚等有机溶剂不敏感、耐热（70～75℃）、对高速离心稳定（说明其低分子量）、对 RNA 酶敏感等特点。所有这些特点表明病原并不是病毒，而是一种游离的小分子 RNA，从而提出了一个新的概念——类病毒。在这个概念提出之前，人们一直认为，由蛋白质和核酸两种生物多聚体构成的体系，是原始的生命体系，从未怀疑病毒是复杂生命体系的最低极限。

类病毒是一类能感染某些植物致病的单链闭合环状的 RNA 分子。类病毒基因组小，分

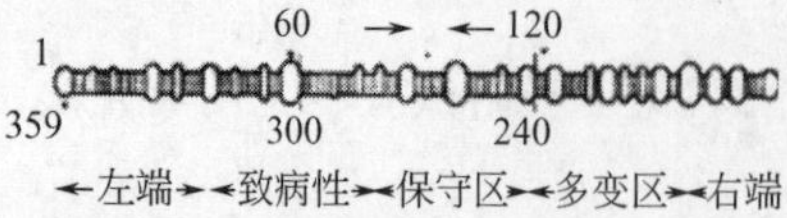

图 3-12　类病毒的结构图

子量为 $1×10^5$。目前已测序的类病毒变异株有 100 多个，其 RNA 分子呈棒状结构，由一些碱基配对的双链区和不配对的单链环状区相间排列而成。类病毒有一个共同特点，即在二级结构分子中央处有一段保守区。类病毒通常有 246～399 个核苷酸。如马铃薯纺锤块茎类病毒（PSTVd，Vd 用来与病毒加以区别）是由 359 个核苷酸单位组成的一个共价闭合环状 RNA 分子，长约 50～70nm（见图 3-12）。

所有的类病毒 RNA 没有 mRNA 活性，不编码任何多肽，它的复制是借助寄主的 RNA 聚合酶 Ⅱ 的催化，在细胞核中进行 RNA 到 RNA 的直接转录。

类病毒能独立引起感染，在自然界中存在着毒力不同的类病毒株系。PSTVd 的弱毒株只减产 10% 左右，而强毒株可减产 70%～80%。

所有的类病毒均能通过机械损伤的途径来传播，经耕作工具接触的机械传播是在自然界中传播类病毒的主要途径。有的类病毒，如 PSTVd 还可经种子和花粉直接传播。类病毒病与病毒病在症状上没有明显的区别，病毒病大多数的典型症状也可以由类病毒引起。类病毒感染后有较长的潜伏期，并呈持续性感染。

不同的类病毒具有不同的宿主范围。如对 PSTVd 敏感的寄主植物就数以百计，除茄科外，还有紫草科、桔梗科、石竹科、菊科等。柑橘裂皮类病毒（CEVd）的寄主范围比 PSTVd 要窄些，但也可侵染蜜柑科、菊科、茄科、葫芦科等 50 种植物。

类病毒的发现，是 20 世纪下半叶生物学上的重要事件，开阔了病毒学的视野，它为进一步研究植物中可能存在的类病毒病开辟了一个新的方向。

三、朊病毒

美国学者普鲁辛纳因发现了羊瘙痒病的致病因子——朊病毒（1982 年）而获得了 1997 年的诺贝尔生理学或医学奖。朊病毒亦称蛋白侵染因子，是一种比病毒小、仅含有疏水的具有侵染性的蛋白质分子。

纯化的感染因子称为朊病毒蛋白（PrP）。致病性朊病毒用 PrP^{SC} 表示，它具有抗蛋白酶 K 水解的能力，可特异地出现在被感染的脑组织中，呈淀粉样形式存在。

许多致命的哺乳动物中枢神经系统机能退化症均与朊病毒有关，如人的库鲁病（一种震颤病）、克雅氏症（CJD，一种早老年痴呆病）、致死性家族失眠症（FFI），以及动物的羊瘙痒病、牛海绵状脑病（BSE，或称疯牛病）、猫海绵状脑病（FSE）等。

正常的人和动物细胞 DNA 中有编码 PrP 的基因，其表达产物用 PrP^C 表示，分子量为 33000～35000。正常细胞表达的 PrP^C 与羊瘙痒病的 PrP^{SC} 为同分异构体，PrP^C 与 PrP^{SC} 有相同的氨基酸序列，PrP^C 有 43% 的 α 螺旋和 3% 的 β 折叠，而 PrP^{SC} 约有 34% 的 α 螺旋和 43% 的 β 折叠。多个折叠使 PrP^{SC} 的溶解度降低，对蛋白酶的抗性增加。

既然 PrP^{SC} 是一种蛋白质而且不含任何核酸，那么它在人或动物体内又是如何进行复制，如何进行传播的呢？Prusiner 等提出了杂二聚机制假说，即 PrP^{SC} 单分子为感染物，从 PrP^C 单体分子慢慢改变构象，形成 PrP^{SC} 单体分子，中间经过 PrP^C-PrP^{SC} 杂二聚物，然后再转变为 PrP^{SC}-PrP^C。在这个过程中，有未知蛋白（protein X）可能起着调整 PrP^C 转化或维持 PrP^{SC} 形态的作用。这个二聚物解离又释放新的 PrP^{SC}，因此不断"复制"下去（图 3-13）。

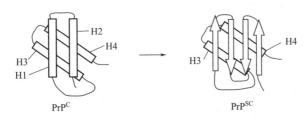

图 3-13 PrP^C 与 PrP^{SC} 的分子结构模式图

PrP^C—正常型蛋白；PrP^{SC}—致病型蛋白

朊病毒的发现在生物学界引起震惊，因为它与目前公认的"中心法则"（即生物遗传信息流的方向是"DNA→RNA→蛋白质"）的传统观念相抵触。Pursiner 等阐明羊瘙痒病的发病机制是由于朊病毒分子构象的改变而致病。这一发现开辟了病因学的一个新领域，可能对其他传染性海绵状脑病的发病原理和病因性质提供了一条新的思路，对生物科学的发展具有重大意义。朊蛋白的构型转换见图 3-14。

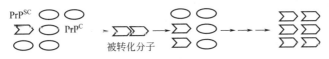

图 3-14 朊蛋白的构型转换

实训一 噬菌体的分离和纯化

【实训目标】

1. 学习分离、纯化噬菌体的基本原理和方法。
2. 观察噬菌斑。

【基本知识】

因为噬菌体是专性寄生物，所以自然界中凡有细菌分布的地方，均可发现其特异的噬菌体的存在，亦即噬菌体是伴随着宿主细菌的分布而分布的。例如粪便与阴沟污水中含有大量的大肠杆菌，故也能很容易地分离到大肠杆菌噬菌体；乳牛场有较多的乳酸杆菌，也容易分离到乳酸杆菌噬菌体等。

【材料仪器】

(1) 菌种 大肠杆菌。
(2) 试剂 氯仿。
(3) 培养基
① 液体牛肉膏培养基 胰蛋白胨 2g，牛肉膏 0.6g，NaCl 1g，加 H$_2$O 至 200mL，pH 7.4，121℃、20min 高压灭菌。
② 3×牛肉膏培养液 胰蛋白胨 3g，牛肉膏 0.9g，NaCl 1.5g，加 H$_2$O 至 100mL，pH

7.4，121℃、20min 高压灭菌。

③ 固体牛肉膏培养基　每 100mL 液体牛肉膏培养基加入 1.5g 琼脂粉，121℃、20min 高压灭菌。

④ 半固体牛肉膏培养基　每 100mL 液体牛肉膏培养基加入 0.7g 琼脂粉，121℃、20min 高压灭菌。

（4）仪器及其他用品　超净工作台、灭菌试管、灭菌吸管、玻璃涂布器、无菌细菌过滤器（孔径 0.22μm）、培养皿、蓝盖试剂瓶、恒温水浴锅、离心机等。

【操作过程】

1. 噬菌体的分离

（1）制备菌悬液　用接种环在斜面上挑取少许大肠杆菌菌苔，接入盛有 5mL 牛肉膏蛋白胨培养液的试管中，混合均匀后置 37℃ 培养过夜。取大肠杆菌斜面一支，加 4mL 无菌水洗下菌苔，制成菌悬液。

（2）增殖培养　在盛有 10mL 3×牛肉膏蛋白胨液体培养基大试剂瓶中加入噬菌体原液 20mL 和大肠杆菌菌悬液 0.3mL，混合后置 37℃ 振荡培养 12～24h。

（3）制备裂解液　将上述混合培养物分别倒入五支 10mL 无菌离心管中，经 4000r/min 离心 15min；将上清液小心地转入另一无菌离心管中。

（4）确证试验　所得裂解液经 37℃ 培养过夜，经无菌检查没有细菌生长的滤液做进一步试验证明噬菌体的存在；还可加入几滴氯仿，稍作混合，备用。

（5）噬菌体检测　在牛肉膏蛋白胨琼脂平板上加入 0.1mL（1 滴）大肠杆菌菌液，用灭菌玻璃涂布器将菌液均匀地涂布在培养基表面上。待平板菌液干后分别滴加数小滴裂解液于其上，置 37℃ 培养过夜。如果滴有裂解液处形成无菌生长的透明或浑浊噬菌斑，便证明裂解液中有大肠杆菌噬菌体。

2. 噬菌体的纯化

（1）取上述经证实的噬菌体裂解液 0.1mL 于一支无菌试管中，再加入 0.1mL 新鲜的大肠杆菌菌悬液，混合均匀。

（2）取上层琼脂培养基熔化并冷却至 45℃（可预先熔化后置 45～55℃ 水浴锅内保温备用），加入 0.2mL 上述噬菌体与细菌的混合物，混匀后快速倒入底层培养基上，铺匀，置 37℃ 培养 12～24h。

（3）取出培养的平板仔细观察平板上噬菌斑的形态特征（如噬菌斑的形状、大小、清亮程度等）。此过程制备的裂解液中往往有多种噬菌体，需进一步纯化。

（4）纯化时，通常采用接种针在单个噬菌斑中刺一下，蘸取少许噬菌体接入含有大肠杆菌的液体培养基中，置 37℃ 振荡培养，直至试管中菌悬液由浑浊变清；培养物经离心后取上清液，再重复步骤（2）（3），直到出现的噬菌斑形态一致。

【注意事项】

1. 所用仪器要保证是灭菌的。

2. 注意琼脂的浓度。

3. 氯仿是易燃品，应远离火焰。

【问题与讨论】

1. 噬菌斑与细菌菌落有何不同？

2. 分离纯化噬菌体、细菌等微生物的方法相同吗？

实训二　噬菌体效价的测定

【实训目标】

1. 学习噬菌体效价测定的基本方法。

2. 掌握双层琼脂平板法测定噬菌体效价的基本方法。

【基本知识】

噬菌体的效价就是 1mL 培养液中所含活噬菌体的数量。效价测定的方法，一般应用双层琼脂平板法。由于在含有特异宿主细菌的琼脂平板上，一个噬菌体产生一个噬菌斑，因此，能进行噬菌体的计数。但因噬菌斑计数方法其实际效率难以接近 100%（一般偏低，因为有少数活噬菌体可能未引起感染），所以为了准确地表达病毒悬液的浓度（效价或滴度），一般不用病毒粒子的绝对数量，而是用噬菌斑形成单位（PFU）表示。

【材料仪器】

（1）大肠杆菌 18h 培养液。

（2）大肠杆菌噬菌体 10^{-2} 稀释液（原液滴度 $10^7 \sim 10^{12} \, \text{PFU/mL}$）。

（3）含 0.9mL 液体培养基的 Eppendof 管 4 支。

（4）肉膏蛋白胨琼脂平板 5 个（10mL 培养基，2% 琼脂，作底层平板用）。

（5）含 20mL 灭菌琼脂糖培养基锥形瓶一个（0.7% 琼脂糖，作顶层培养基用）。

（6）灭菌小试管 5 支，灭菌 1mL 吸管若干，50℃ 水浴箱，超净工作台等。

【操作过程】

1. 稀释噬菌体

（1）将 4 管含 0.9mL 液体培养基的 Eppendof 管分别标写 10^{-3}、10^{-4}、10^{-5} 和 10^{-6}。

（2）用 1mL 无菌吸管吸 0.1mL 10^{-2} 大肠杆菌噬菌体，注入 10^{-3} 的试管中，旋摇混匀。

（3）用另一支无菌吸管从 10^{-3} 管中吸 0.1mL 加入 10^{-4} 管中，混匀，其余类推，稀释至 10^{-6} 管。

2. 噬菌体与菌液混合

（1）将 5 支灭菌空试管分别标写 10^{-4}、10^{-5}、10^{-6}、10^{-7} 和对照。

（2）用吸管从 10^{-3} 噬菌体稀释管吸 0.1mL 加入 10^{-4} 的空试管内，用另一支吸管从 10^{-4} 稀释管内吸 0.1mL 加入 10^{-5} 空试管内，直至 10^{-7} 管。

（3）将大肠杆菌培养液摇匀，用吸管取菌液 0.9mL 加入对照试管内，再吸 0.9mL 加入

10^{-7}试管，如此从最后一管加起，直至10^{-4}管，各管均加 0.9mL 大肠杆菌培养液。

（4）将以上试管旋摇混匀。

3. 顶层培养基加入混合液内

（1）将顶层培养基熔化，冷却至约 50℃，并放入 50℃水浴箱内保温。

（2）分别向 4 管混合液和对照管对号加入 3mL 顶层培养基。每一管加入顶层培养基后，立即振摇混匀。

4. 接种的顶层培养基倒入底层平板

（1）将旋摇均匀的顶层培养基迅速对号倒入底层平板，放在台面上轻摆摇匀，使顶层培养基铺满平板（如不能铺满，培养基凝固后不要继续摇动）。

（2）凝固后，倒置 37℃培养，记录培养时间。

5. 结果记录与计算

观察平板中的噬菌斑，将每一稀释度的噬菌斑数目记录于实验报告表格内，并选取30～300 个噬菌斑的平板计算每毫升未稀释的原液的噬菌体数（效价）。

$$噬菌体效价＝噬菌斑数×稀释倍数×10$$

【实训记录】

1. 自行设计表格，记录平板中每一稀释度的噬菌斑数，并记录培养时间。

2. 噬菌体效价是多少？

【问题与讨论】

1. 什么因素决定噬菌斑的大小？

2. 测定噬菌体效价，为测定准确，注意事项有哪些？

3. 噬菌体与菌液混合后保温时间越长其吸附率越高的说法对吗？

4. 为什么选用双层琼脂平板法测定噬菌体效价？

 课后目标检测

一、名词解释

病毒、包涵体、干扰素、噬菌体、复制周期

二、简答题

1. 病毒有何主要特点？

2. 病毒结构由哪几部分组成？各部分的主要功能是什么？

3. 病毒复制周期包括哪几个阶段？

4. 病毒感染常用的血清学诊断方法有哪些？

5. 简述干扰素抗病毒的作用特点。

第四章

微生物的营养

📖 知识目标

1. 掌握微生物的营养要素及其生理功能，掌握物质进出细胞的方式。
2. 熟悉常用培养基的配制方法，研究微生物培养基优化的基本方法。
3. 了解营养的概念及微生物的营养类型与营养要求。
4. 了解培养基的配制原则、分类及应用。

📖 能力目标

1. 学会配制基础培养基，并能设计出培养基的优化方法。
2. 初步掌握微生物的培养技术。

营养是指生物体从外界环境中摄取其生命活动必需的能量和物质，以满足其正常生长和繁殖需要的一种最基本的生理过程。营养为一切生命活动提供了必需的物质基础，它是一切生命活动的起点。有了营养，才可以进一步进行代谢、生长和繁殖，并有可能为人类提供种种有益的代谢产物和特殊的服务。

营养物则是指具有营养功能的物质，在微生物学中，常常还包括光能这种非物质形式的能源在内。微生物的营养物可以为它们正常的生命活动提供结构物质、能量、代谢调节物质以及良好的生理环境。

第一节 微生物的营养要求

一、微生物细胞的化学组成

1. 化学元素

根据微生物对各类化学元素需要量的大小，可将化学元素分为：

主要元素：C、H、O、N、P、S、K、Ca、Mg、Na、Fe 等，其中前六种主要元素可占微生物细胞干重的 97%。

微量元素：Zn、Cu、Mn、Co、Mo 等。

由主要元素和微量元素共同组成微生物体内的各种有机物与无机物。各类化学元素的比含量常因微生物的种类、菌龄及其培养条件的不同而在一定的范围内变化。

2. 化学成分分析

各类化学元素主要以有机物、无机物和水的形式存在于细胞中。微生物细胞内绝大部分元素都组成细胞的各种有机物质，包括细胞的结构物质、细胞中的营养物质与储藏物质。主要的有机物是蛋白质、糖类、脂质及核酸等，此外还有维生素、色素、抗生素或毒素等。其中蛋白质占 $50\%\sim80\%$，糖类占 $10\%\sim30\%$，脂质占 $1\%\sim7\%$，这些成分有的相互结合在一起，如脂多糖、脂蛋白等。微生物的组成成分中除核酸相对稳定外，其他成分的含量常因菌种、菌龄的不同以及环境条件的改变而有所不同。无机物是指单独存在于细胞中或与有机物相结合的无机盐等物质。水是细胞维持正常生命活动所必不可少的物质，一般可占菌体鲜重的 $70\%\sim90\%$。

除去水分的干物质中，碳、氢、氧、氮四种元素占全部干重的 $90\%\sim97\%$，其余的 $3\%\sim10\%$ 为矿物质元素，也叫无机元素。各种微生物细胞干物质的含碳量较稳定，约占干重的 $50\%\pm5\%$。氮素含量差别较大，约为 $5\%\sim13\%$。在矿物质元素中以磷的含量为最高，约占全部矿物质含量的 50%，占细胞干物质总量的 $3\%\sim5\%$，其次为钾、镁、钙、硫、铁及钠等。

微生物矿物质元素的含量，可随微生物生理活性的不同而有很大变化。如硫细菌细胞中可积存大量的硫，铁细菌的鞘中含有大量的铁，海洋微生物中氯化钠的含量较高。同一种微生物在生长的不同时期及不同的环境条件下，其细胞内各元素的含量也会有所改变。

二、微生物的营养要素及其生理功能

微生物从周围环境中吸收代谢活动所必需的有机或无机化合物作为营养物质。一种物质可否作为微生物的营养物质，取决于两个因素：

① 该物质能否经一定的方式进入细胞；

② 微生物是否具有相应的酶，使进入细胞的物质用于微生物的新陈代谢。

微生物的营养物质有两方面的作用：

① 用于组成微生物细胞的各种成分；

② 供给微生物新陈代谢中所需的能量。

根据微生物细胞的化学组成得知，微生物生长繁殖所需要的营养物质包括碳源、氮源、无机盐、生长因子、水和能源等。

1. 碳源

碳是微生物细胞需要量最大的元素。一切能满足微生物生长繁殖所需碳元素的营养物，称之为碳源。能被微生物用作碳源的物质种类极其广泛。

（1）功能　构成细胞组分，同时也作为微生物代谢的主要能量来源（对于为数众多的化能异养微生物来说，碳源同时又兼有能源功能，因此，这种碳源又称双功能营养物）。

（2）微生物可利用的碳源物质　自然界中可被微生物利用的碳源物质十分广泛，包括简单的无机含碳化合物，如 CO_2、碳酸盐等；复杂的天然有机含碳化合物，如糖类及糖类衍生物、脂质、醇类、有机酸、烃类、芳香族化合物以及其他各种含碳化合物；另外，有些有毒的含碳物质（如氰化物、酚等）也能被某些微生物分解利用。

实验室中常用到的碳源是葡萄糖、果糖、蔗糖、麦芽糖、淀粉，其次是有机酸、醇类、脂质等。

微生物工业发酵中利用的碳源主要是单糖、饴糖、糖蜜、淀粉、麸皮、米糠等。

自养微生物只能利用 CO_2 或碳酸盐为唯一碳源。

2. 氮源

氮是构成重要生命物质蛋白质和核酸等的主要元素，微生物细胞的需要量仅次于碳。能提供微生物所需氮素的营养物质称为氮源。能被微生物用作氮源的物质种类也很广泛。

（1）功能　合成微生物细胞质及其他结构成分。一般不能作为能源。但化能自养菌中的亚硝化细菌和硝化细菌能从 NH_3 和 NO_2^- 等还原态无机含氮化合物的氧化过程中获得其生命活动所需的能量。所以，对于硝化细菌来说，NH_3 和 NO_2^- 是兼有氮源与能源功能的双功能营养物质。

（2）微生物可利用的氮源物质　从分子态氮到复杂的含氮化合物都可被不同的微生物利用，包括无机含氮化合物。如分子态氮、氨、铵盐和硝酸盐等；有机氮化合物，如尿素、氨基酸、嘌呤和嘧啶、脲、胺、酰胺等。

实验室中常用的氮源是牛肉膏、蛋白胨、富氮的胰酪蛋白和酵母膏等。

生产上常用的氮源是玉米浆、鱼粉、饼粉（黄豆饼粉和花生饼粉）、蚕蛹粉等。

3. 无机盐

无机盐或矿物质元素是微生物生长不可或缺的营养物质。

（1）功能　①构成微生物细胞的成分；②调节并维持细胞的渗透压平衡；③酶的活性中心组成部分或作为某些辅酶组分；④某些元素与微生物的生长繁殖及致病作用密切相关，如细菌中白喉杆菌产毒株其毒素产量明显受培养基中铁含量的影响。

（2）微生物所需要的无机盐　钾、钠、钙、镁、硫、磷、铁、锰、锌、钴、铜、钼等是细菌生长代谢中所需的无机盐成分。凡生长所需浓度在 $10^{-3} \sim 10^{-4}\,mol/L$ 范围内的元素，可称为大量元素，如磷、钾、钠、镁、硫、铁等。除磷、钾、钠、镁、硫、铁需要量较多外，其他只需微量的元素，称微量元素。这些微量元素在微生物生长过程中起重要作用，而机体对这些元素的需要量通常在 $10^{-6} \sim 10^{-8}\,mol/L$，微量元素一般参与酶的组成或使酶活化。如果微生物在生长过程中缺乏微量元素，会导致细胞生理活性降低甚至停止生长。由于不同微生物对营养物质的需求不同，微量元素的概念也是相对的。

在配制微生物培养基时，对大量元素来说，只要加入相应的化学试剂即可，但其中首选的应是 K_2HPO_4 和 $MgSO_4$，因为它们可以同时提供 4 种需要量最大的元素。对于其他需要量较少的微量元素而言，通常混杂在天然有机营养物、无机化学试剂、自来水、蒸馏水、普通玻璃器皿中，如果没有特殊原因，在配制培养基时没有必要另外加入微量元素。

4. 生长因子

生长因子是一类微生物生长所必需且需要量很小，但微生物自身不能合成或合成量不足以满足机体生长需要的有机化合物。

（1）功能　作为微生物细胞重要化学物质（蛋白质、核酸和脂质）、辅因子（辅酶和辅基）的组分并参与代谢。

（2）微生物所需要的生长因子　根据生长因子的化学结构和它们在机体中的生理功能的不同，可将生长因子分为维生素、氨基酸与嘌呤及嘧啶三大类。

广义的生长因子除了维生素外，还包括碱基、卟啉及其衍生物、固醇、胺类、$C_4 \sim C_6$ 的分支或直链脂肪酸，有时还包括氨基酸营养缺陷突变株所需的氨基酸在内；而狭义的生长因子一般仅指维生素。

① 维生素　最早发现的生长因子，在机体中主要作为酶的辅基或辅酶参与新陈代谢。

② 氨基酸　不同的微生物合成氨基酸的能力差异很大。有些必须在它们生长的培养基里补充一些氨基酸或补充这些氨基酸的小肽物质，机体才能生长。在某些情况下，由于小肽

物质较易被微生物吸收利用，因而生长好。另外，在某些情况下，培养基中的一种氨基酸含量过高，也会抑制其他氨基酸的吸收（氨基酸不平衡）。

③ 嘧啶、嘌呤   作为酶的辅酶或辅基以及用来合成核苷、核苷酸和核酸等。

在配制培养基时，一般可用生长因子含量丰富的天然物质作原料，以保证微生物对它们的需要。能提供生长因子的天然物质有酵母膏、蛋白胨、麦芽汁、玉米浆、动植物组织或细胞浸液以及微生物生长环境的提取液等。

5. 水

水是微生物营养和生长中必不可少的一种物质，微生物代谢过程中所有的化学反应、营养物的吸收和渗透、分泌、排泄均需有水才能进行。除蓝细菌等少数微生物能利用水中的氢来还原二氧化碳以合成糖类外，其他微生物并非真正能把水当作营养物。即使如此，由于水在微生物代谢活动中的不可缺少性，故仍应作为营养要素来考虑。

① 参与细胞内一系列化学反应；

② 起到溶剂与运输介质的作用，营养物质的吸收与代谢产物的分泌必须以水为介质才能完成；

③ 保持充足的水分是细胞维持自身正常形态的重要因素；

④ 因为水的比热高，是热的良好导体，能有效地吸收代谢过程中产生的热并及时地将热散发出体外，从而有效地控制细胞内温度的变化；

⑤ 维持蛋白质、核酸等生物大分子稳定的天然构象；

⑥ 微生物通过水合作用与脱水作用控制由多亚基组成的结构，如酶、微管、鞭毛及病毒颗粒的组装与解离。

微生物细胞的含水量很高，细菌、酵母菌和霉菌的营养体分别含 80%、75% 和 85% 左右，霉菌孢子约含 39% 的水，而细菌芽孢核心部分的含水量则低于 30%。

6. 能源

能为微生物的生命活动提供最初能量来源的营养物或辐射能，称为能源。

由于各种异养微生物的能源就是碳源，因此，它们的能源谱就显得十分简单。

$$微生物能源谱 \begin{cases} 化学物质（化能营养型） \begin{cases} 有机物：化能异养微生物的能源（同碳源） \\ 无机物：化能自养微生物的能源（不同于碳源） \end{cases} \\ 辐射能（光能营养型）：光能自养和光能异养微生物的能源 \end{cases}$$

化能自养微生物的能源十分独特，它们都是一些还原态的无机物质，例如，NH_4^+、NO_2^-、S、H_2S、H_2 和 Fe^{2+} 等。能利用这种能源的微生物都是一些原核生物，包括亚硝酸细菌、硝酸细菌、硫化细菌、氢细菌和铁细菌等。

由此可见，某一具体营养物可同时兼有几种营养要素的功能。如，光辐射能是单功能营养物（能源），还原态的无机物 NH_4^+ 是双功能营养物（能源、氮源），而氨基酸类则是三功能营养物（碳源、氮源、能源）。

三、微生物的营养类型

营养类型是指根据微生物生长所需要的主要营养要素（即能源和碳源）以及电子供体的不同而划分的微生物类型。微生物按营养类型可分为化能自养型微生物、化能异养型微生物、光能自养型微生物、光能异养型微生物。

1. 化能自养型微生物

这类微生物利用无机化合物氧化过程中释放出的能量，并以 CO_2 为碳源生长。主要类群有硫化细菌、硝化细菌、铁细菌、氢细菌等，它们能在完全无机的环境中生长。

2. 化能异养型微生物

大多数微生物属于这种营养类型，所有致病菌都属于此种类型。它们以有机碳化合物作为能源，碳源和氢供体也是有机碳化合物。所以对于化能异养型微生物来说，有机碳化合物是兼有能源与碳源功能的双重营养物。其中主要是淀粉、蛋白质等大分子物质以及单糖、二糖、有机酸和氨基酸等简单有机物。

3. 光能自养型微生物

这类微生物利用光作为能源，以 CO_2 为基本碳源，还原 CO_2 的氢供体是还原态无机化合物（H_2O、H_2S 或 $Na_2S_2O_3$ 等）。它们都含一种或几种光合色素（叶绿素或菌绿素）。蓝细菌含叶绿素 a，紫硫细菌含菌绿素 a 或 b，绿硫细菌含菌绿素 c、d 或 e 和少量菌绿素 a。其特征：含有光合色素，能进行光合作用，能在完全无机的环境中生长。

4. 光能异养型微生物

这一营养类型的微生物以光为能源，以有机碳化合物（甲酸、乙酸、丁酸、甲醇、异丙醇、丙酮酸和乳酸等）作为碳源与氢供体营光合生长，在只有无机物的环境中不能生长，所以有别于利用 CO_2 作为唯一碳源的自养型微生物。

根据营养是来自死亡或腐烂的生物物质还是来自活的有机体，可将微生物分为：

腐生型：利用无生命的有机物（如动植物尸体和残体）作为碳源。

寄生型：寄生在活的寄主机体内吸收营养物质，离开寄主就不能生存。

在腐生型和寄生型之间还存在一些中间类型，如兼性腐生型和兼性寄生型。

第二节 营养物质进入细胞的方式

除原生动物外，其他各大类有细胞的微生物在新陈代谢过程中，所需的营养物质都是通过细胞膜的渗透和选择吸收作用而进入细胞的。营养物质通过细胞膜进入细胞的方式有四种，即：单纯扩散、促进扩散、主动运输和膜泡运输。

一、单纯扩散

单纯扩散又称被动运输，这是物质进出细胞最简单的一种方法，但不是细胞获取营养物质的主要方式。

单纯扩散是物质非特异地从浓度较高的一侧被动或自由地透过膜向浓度较低的一侧扩散的过程，其驱动力是细胞膜两侧物质的浓度差，即浓度梯度，不需要由外界提供任何形式的能量，一般情况下，扩散量与膜两侧溶质浓度差成正比。一旦细胞膜两侧的物质浓度梯度消失（即细胞膜两侧的物质浓度相等），单纯扩散就停止。但是由于进入细胞的营养物质不断被消耗，使胞内始终保持较低的浓度，故胞外物质能源源不断地通过单纯扩散进入细胞。这是一个纯粹的物理过程，被扩散的分子不发生化学反应，其构象也没有变化。单纯扩散的物质主要是一些气体（如 CO_2、O_2）、水、一些水溶性小分子和某些离子（如 Na^+）等。此过程无特异性或选择性，扩散的速率很慢，因此不是物质进出细胞的主要方式。

二、促进扩散

有些物质（主要为单糖和氨基酸等）借助于细胞膜上的一些与它们进行特异性结合的载

体蛋白，由膜的高浓度一侧向低浓度一侧转运，不能逆浓度运输，不消耗能量，运输速率与膜内外物质的浓度差成正比，这种扩散叫促进扩散。

载体蛋白有许多类似于酶的特点：

① 有特异性，一种载体只能转运某种特定结构的物质，这同载体蛋白与它所转运的物质之间具有高度特异性有关，即具有选择性。如葡萄糖载体蛋白只转运葡萄糖；但许多载体蛋白转运一类分子，如转运芳香族氨基酸的载体蛋白不转运其他氨基酸。

② 载体蛋白本身在运输前后并不发生改变。

③ 被运送物质的类似物对载体蛋白的促进扩散有抑制作用。

促进扩散通常在微生物处于高营养物质的浓度情况下发生。与单纯扩散一样，促进扩散的驱动力也是浓度梯度，因此也不需要能量。但这是有特异性或选择性的扩散，见于许多真核微生物中，如葡萄糖通过促进扩散进入酵母菌细胞；在原核微生物中比较少见。

促进扩散进入细胞的营养物质主要有氨基酸、单糖、维生素及无机盐等。

三、主动运输

主动运输是一类需提供能量并通过细胞膜上特异性载体蛋白构象的变化，而使膜外环境中的低浓度的溶质运入膜内的一种运送方式，是微生物营养物质进入细胞的一种主要方式。物质运输的过程中需要消耗能量，且是逆浓度梯度运输。主动运输的原动力来源于细胞代谢产生的能量，若能量代谢中断，则主动运输受阻。主动运输也同样需要载体蛋白，载体蛋白对被运输物质具有高度的立体专一性，特异性强，载体蛋白在运输过程中构象发生改变且需要消耗能量。

主动运输转运的物质有：许多无机离子（K^+、SO_4^{2-}、PO_4^{3-}）、有机离子、一些糖类（乳糖、葡萄糖、麦芽糖或蜜二糖）、氨基酸和有机酸等。

由于这种运输方式可以逆浓度梯度，故对许多生存于低浓度营养环境中的贫养菌（或称寡养菌）的生存极为重要。

四、膜泡运输

大分子和颗粒物质（如蛋白质、核糖、多糖等）被运输时并不直接穿过细胞膜，都是由膜包围形成膜泡，通过一系列膜囊泡的形成和融合来完成转运的过程，故称为膜泡运输。转运过程中不需要载体蛋白的协助，但是需要消耗细胞代谢能（ATP）。根据转运方向可以分为胞吞和胞吐两种方式。膜泡运输利用了细胞膜具有一定的流动性的特点。

1. 胞吞作用

胞吞作用（又称内吞作用）是通过细胞膜内陷，将细胞外的大分子或是颗粒物质包裹成膜泡运进细胞的过程。根据入胞物质的大小及入胞机制的不同，胞吞作用分为胞饮作用和吞噬作用。

（1）胞饮作用 细胞摄取液体或是微小颗粒物质的过程称为胞饮作用。液体或直径小于150nm的颗粒吸附在细胞表面，该部位膜下微丝收缩，质膜逐渐内陷，将液体或是颗粒物质包裹成胞饮体或是胞饮泡，之后与初级溶酶体融合，内容物被溶酶体酶降解成小分子物质被细胞利用。

（2）吞噬作用 大分子或团块物质进入细胞内的过程称为吞噬作用。被吞噬的物质与质膜表面接触，随之接触部位的质膜向内凹陷或形成伪足，将颗粒包裹逐渐形成吞噬体或吞噬泡，之后与初级溶酶体结合，溶酶体酶将其降解。

2. 胞吐作用

细胞需要外排的大分子，先在细胞内形成囊泡，囊泡移到细胞膜处，与细胞膜融合，将大分子排出细胞，该过程称为胞吐作用。胞吐除了转运方向与胞吞相反外，其过程类似于胞吞。

第三节　培　养　基

培养基是指由人工配制的、适合微生物生长繁殖或产生代谢产物的混合营养料。绝大多数微生物都可在人工培养基上生长，只有少数称作难养菌的寄生或共生微生物（如类支原体、类立克次体和少数寄生真菌等），至今还不能在人工培养基上生长。

一、配制培养基的原则

1. 目的明确

培养不同的微生物必须采用不同的培养条件，培养目的不同，原料的选择和配比不同。要明确：拟培养何菌；获何产物；是用于实验室研究还是大生产用；是进行一般研究还是做精密的生理、生化或遗传学研究；是用作"种子"培养基还是发酵培养基。应根据不同的工作目的，运用丰富的生物化学及微生物学知识，设计有针对性的、最佳的培养基方案。

例如枯草芽孢杆菌培养基方案选择：

一般培养：肉汤培养基或 LB 培养基；

自然转化：基础培养基；

观察芽孢：生孢子培养基；

产蛋白酶：以玉米粉、黄豆饼粉为主的产酶培养基。

微生物的种类不同，所要求的培养基亦不同。细菌、放线菌、酵母菌与霉菌的培养基要求是不一样的。病毒、立克次体、衣原体和有些螺旋体等专性寄生微生物不能在人工制备的一般培养基上生长，而需用鸡胚培养和动物培养等方法培养。

例如：牛肉膏蛋白胨培养基——细菌；

高氏Ⅰ号合成培养基——放线菌；

麦芽汁培养基——酵母菌；

查氏合成培养基——霉菌。

自养微生物有较强的生物合成能力，因此，其培养基不含有机物，完全由无机盐组成。异养微生物的生物合成能力较弱，所以，培养基至少要有一种有机物，一般通常是葡萄糖。

2. 营养协调

营养协调，即要注意营养成分的浓度和比例，就是培养基中维持微生物最适生长的各种营养物质的浓度与配比要合适。培养基中营养物质的浓度合适时微生物才能生长良好，营养物质浓度过低时不能满足微生物正常生长所需，浓度过高时则可能对微生物生长起抑制作用，例如高浓度糖类物质、无机盐、重金属离子等不仅不能维持和促进微生物的生长，反而起到抑菌或杀菌作用。微生物所需的各种营养要素的比例大体是：水＞碳源＞氮源＞P、S＞K、Mg＞生长因子。

（1）C/N　是指培养基所含碳源中的碳原子物质的量与氮源中的氮原子物质的量之比。但也有用还原糖与粗蛋白含量相比的。不同微生物要求不同的 C/N。

通常，真菌需 C/N 较高的培养基（似动物的素食），细菌尤其是动物病原菌需 C/N 较低的培养基（似动物的荤食）。

一般情况下，碳源需要量大，碳源不足，菌体易衰老。氮源多时，菌体生长过旺，不积累代谢产物；氮源不足，菌体生长过慢。

（2）防止单盐毒害作用 使用无机盐时，必须注意各种离子间的适当配比，要避免单盐离子产生的毒害作用。

（3）避免氨基酸的不平衡现象 某种氨基酸的含量过高，将会影响或抑制其他氨基酸的吸收。

3. 条件控制

（1）pH 培养基的 pH 必须控制在一定的范围内，以满足不同类型微生物的生长繁殖或产生代谢产物。各类微生物生长繁殖或产生代谢产物的最适 pH 条件各不相同，如细菌为 pH 7.0～8.0，放线菌为 pH 7.5～8.5，酵母菌为 pH 3.8～6.0，霉菌为 pH 4.0～5.8，藻类为 pH 6.0～7.0，原生动物为 pH 6.0～8.0。

在微生物生长繁殖和代谢过程中，由于营养物质被分解利用和代谢产物的形成和积累，会导致培养基 pH 发生变化，若不对培养基 pH 条件进行控制，往往导致微生物生长速率的下降或代谢产物产量的下降。因此，为了维持培养基 pH 的相对恒定，通常在培养基中加入 pH 缓冲液，常用的缓冲剂是一氢磷酸盐和二氢磷酸盐（如 K_2HPO_4 和 KH_2PO_4）组成的混合物。K_2HPO_4 溶液呈碱性，KH_2PO_4 溶液呈酸性，两种物质的等量混合溶液的 pH 为 6.8。当培养基中酸性物质积累导致 H^+ 浓度增加时，H^+ 与弱碱性盐结合形成弱酸性化合物，培养基 pH 不会过度降低；如果培养基中 OH^- 浓度增加，OH^- 则与弱酸性盐结合形成弱碱性化合物，培养基 pH 也不会过度升高。另外，一些天然的缓冲系统，如蛋白胨、氨基酸、牛肉膏等，它们都属于两性电解质，也可起到缓冲作用。大量生产时直接加酸或碱，以保持 pH 值。

（2）渗透压 是水溶液中一个可用压力来量度的物化指标，它表示两种不同浓度的溶液间若被一个半透性薄膜隔开时，稀溶液中的水分子会因水势的推动而透过隔膜流向浓溶液，直至浓溶液所产生的机械压力足以使两边水分子的进出达到平衡，这时由浓溶液中的溶质所产生的机械压力，即为它的渗透压值。绝大多数微生物适宜于在与其细胞渗透压相等的等渗溶液中生长，高渗溶液会使细胞发生质壁分离，而低渗溶液则会使细胞吸水膨胀，形成很高的膨压（如大肠杆菌细胞的膨压可达 2 个大气压或与汽车的胎压相当），这对细胞壁脆弱或丧失的各种缺壁细胞（如原生质体、球状体或支原体）来说是致命的。

一般培养基的渗透压都是适宜的。但培养嗜盐微生物（嗜盐细菌）和嗜渗透微生物（高渗酵母）时，应提高培养基的渗透压。培养嗜盐微生物常加适量的 NaCl，海洋微生物的最适生长盐度约 3.5%。培养嗜渗透微生物时要加接近饱和量的蔗糖。

（3）调节 O_2 和 CO_2 的浓度 自养微生物需以 CO_2 为碳源，但空气中 0.03% 的 CO_2 含量难以满足其生长需要。因此必须外加 CO_2，直接向培养基中供应 CO_2 会改变培养基的 pH 值，因此必须采取缓冲的措施。方法是：在培养厌氧菌时，培养基中加入 $NaHCO_3$；培养好氧菌时，培养基中加入 $CaCO_3$。

4. 经济节约

在配制培养基时应尽量利用廉价且易于获得的原料作为培养基成分，特别是在发酵工业中，培养基用量很大，利用低成本的原料更体现出其经济价值。

在设计大生产用的培养基时，经济节约的原则是十分重要的。在保证微生物生长与积累代谢产物需要的前提下，可遵循以下原则：

（1）以粗代精 以粗制的培养基原料代替精制的原料，如以糖蜜取代蔗糖等。

（2）以废代好 将生产中营养丰富的废弃物作为培养基，如造纸厂的亚硫酸废液（含戊糖）可培养酵母菌等。

（3）以"野"代"家" 以野生植物原料代替栽培植物原料，如以粗木薯粉代替优质淀粉等。

（4）以简代繁 生产上改进培养基成分时，一般存在越改进，其成分越来越丰富和复杂的趋向，故有时应转换一下思维方式，尝试一下"减法"。

（5）以纤代糖 在微生物的碳源中，在可能的条件下，尽量以纤维素代替淀粉或其他糖类原料，设法降低生产成本。

（6）以氮代朊 尽量利用自养微生物的生物合成能力，以廉价的大气氮、铵盐、硝酸盐或尿素等来代替氨基酸或蛋白质，作为配制培养基的原料。

（7）以烃代粮 以石油或天然气作碳源培养某些石油微生物，从而节约宝贵的粮食原料。

（8）以"国"代"进" 以国产原料代替进口原料，这实为"以粗代精"原则的另一特殊形式。

二、培养基的分类及应用

1. 依据培养基组成划分

按配制培养基的营养物质的来源可将培养基分成天然培养基、合成培养基与半合成培养基。

（1）天然培养基 培养基的主要成分是动植物或微生物产品或其提取物，如牛肉膏、马铃薯、黄豆粉等。营养肉汤培养基、麦芽培养基等属之，这种培养基成分既丰富又复杂，适用于配制实验室用的各种基础培养基及工业生产中用的种子培养基和发酵培养基。

（2）合成培养基 是由多种化学试剂配制的，各种成分和用量都明确的培养基，如硫乙醇酸盐流体培养基、高氏Ⅰ号培养基、改良马丁培养基等。一般用于营养、代谢、生理、生化、遗传、育种、菌种鉴定、生物测定、药物的作用机制等对定量要求较高的研究工作中。

（3）半合成培养基 一类主要以化学试剂配制，同时还加有某种或某些天然成分的培养基，如 PDA 培养基等。

严格地说，凡含有未经特殊处理的琼脂的任何组合培养基，因其中含有一些未知的天然成分，故实际上也只能看作是一种半合成培养基。其优点是成分精确、重演性高，缺点是价格较贵、配制麻烦，且微生物生长比较一般。

2. 依据物理状态划分

按培养基的物理状态可将培养基分为液体培养基、固体培养基和半固体培养基。

（1）液体培养基 呈液体状态的培养基，培养基中未加任何凝固剂。在用液体培养基培养微生物时，通过振荡或搅拌可以增加培养基的通气量，同时使营养物质分布均匀。在各种微生物学研究和大规模的工业生产中，主要用于增菌和积累代谢产物及生理代谢等基本理论的研究。

（2）固体培养基　在液体培养基中加入适量的凝固剂而成，如加 1.5％～2％的琼脂或 5％～12％的明胶，液体培养基就变成加热可熔化、冷却可凝固的固体培养基。除在液体培养基中加入凝固剂制备固体培养基外，一些由天然固体基质制成的培养基也属于固体培养基，如由马铃薯块、胡萝卜条、小米、麸皮及米糠等制成的固体状态的培养基就属于此类，又如生产酒的酒曲、生产食用菌的棉籽壳培养基也属于此类。

在实验室中，固体培养基一般制成平板或试管斜面，其广泛用于微生物的分离纯化、培养、保存、鉴定等工作。

理想凝固剂应具备的条件：①不被所培养的微生物分解利用。②在微生物生长的温度范围内保持固体状态，在培养嗜热细菌时，由于高温容易引起培养基液化，通常在培养基中适当增加凝固剂来解决这一问题。③凝固剂的凝固点温度不能太低，否则将不利于微生物的生长。④凝固剂在灭菌过程中不会被破坏。⑤凝固剂对所培养的微生物无毒害作用。⑥透明度好，黏着力强。⑦配制方便且价格低廉。

琼脂：由石花菜（红藻）提炼，熔点 96℃，凝点 40℃，多数微生物不水解琼脂。

（3）半固体培养基　指在液体培养基中加入少量的凝固剂而配制成的半固体状态的培养基，其在小型容器倒置时不会流出，但在剧烈振荡后则呈破散状态。琼脂加量为 0.2％～0.5％，用于细菌的动力观察，趋化性研究，厌氧菌的培养、分离、计数，以及细菌和酵母菌的菌种保藏等，若用于双层平板法中，还可测定噬菌体的效价。

3. 依据功能与用途划分

按照培养基的功能与用途可将培养基分为基础培养基、选择培养基、富集培养基和鉴别培养基。

（1）基础培养基　是指含有一般微生物生长繁殖所需的基本营养物质的培养基。其可作为一些特殊培养基的基础成分，再根据某种微生物的特殊营养需求，在基础培养基中加入所需营养物质。如牛肉膏蛋白胨培养基就属于基础培养基。

（2）选择培养基　依据某一种或某一类微生物的特殊营养需求或对某化学、物理因素的敏感性不同，在培养基中加入特定物质或去除某些营养物质，使所欲分离的微生物在其中生长繁殖，而其他微生物则受到抑制。具有使混合菌样中的劣势菌变成优势菌的功能（抑制选择），广泛用于菌种的筛选等领域。利用这种培养基可以将某种或某类微生物从混杂的微生物群体中分离出来，一般用于菌种分离。如分离放线菌时，可在培养基中加入 10％的酚数滴以抑制细菌和霉菌的生长；欲从脓液中分离葡萄球菌，可在培养基中加入 7.5％ NaCl，因该浓度能抑制大多数其他细菌的生长。

（3）富集培养基　富集培养基是指在基础培养基中加入了人血、血清、鸡蛋、动物组织提取液、植物组织提取液或一些特殊的碳源、氮源，可以满足具特殊营养需求的微生物生长的培养基。从某种意义上来说，富集培养基类似选择培养基（加富选择），两者的区别在于：富集培养基是用来增加所要分离的微生物的数量，使所需要的微生物增殖，从而达到分离的目的。

（4）鉴别培养基　在基本培养基中加入某种试剂或化学药品，某种微生物在这种培养基中生长后，可产生某种代谢产物，这种代谢产物可与培养基中特定试剂或化学药物起反应，产生某种特征性变化，根据其变化可将此种微生物与他种微生物相区别。如：伊红-亚甲蓝培养基用于区别大肠杆菌和产气杆菌。

4. 根据工业用途划分

（1）种子培养基 种子培养基供孢子发芽、生长和大量繁殖菌体，并使菌体长得粗壮，成为活力强的"种子"。所以种子培养基的营养成分要求比较丰富和完全，氮源和维生素的含量也要高些，但总浓度以略稀薄为好，这样可使溶解氧含量较高，供大量菌体生长繁殖。种子培养基的成分要考虑在微生物代谢过程中能维持稳定的 pH，其组成还要根据不同菌种的生理特征而定。一般种子培养基都用营养丰富而完全的天然有机氮源，因为有些氨基酸能刺激孢子发芽。但无机氮源容易利用，有利于菌体迅速生长，所以在种子培养基中常包括有机及无机氮源。最后一级的种子培养基的成分最好能较接近发酵培养基，这样可使种子进入发酵培养基后能迅速适应，快速生长。

（2）发酵培养基 发酵培养基供菌种生长、繁殖和合成产物之用。它既要使种子接种后能迅速生长，达到一定的菌丝浓度，又要使长好的菌体能迅速合成所需产物。因此，要求发酵培养基的组成应丰富、完全，碳源、氮源要注意速效和迟效的互相搭配，少用速效营养，多加迟效营养；还要考虑适当的碳氮比，加缓冲剂稳定 pH；并且还要有菌体生长所需的生长因子和产物合成所需的元素、前体和促进剂等。除有菌体生长所必需的元素和化合物外，还要有产物所需的特定元素、前体和促进剂等。但若因生长和生物合成产物需要的总的碳源、氮源、磷源等的浓度太高，或生长和合成两阶段各需的最佳条件要求不同时，则可考虑培养基用分批补料来加以满足。

（3）菌种保藏培养基 菌种保藏培养基是指能够提高菌种存活率，减少菌种的变异，保持原来优良的生产性能，根据菌种的生理、生化特点，使菌种代谢活动处于不活泼状态，生长繁殖处于休眠状态的培养基。在发酵工业中，具有良好性状的生产菌种的获得十分不容易，如何利用优良的微生物菌种保藏技术，使菌种经长期保藏后不但存活健在，而且保证高产突变株不改变表型和基因型，特别是不改变初级代谢产物和次级代谢产物生产的高产能力，即很少发生突变，这对于菌种极为重要。

菌种保藏是运用物理、生物手段让菌种处于完全休眠状态，使在长时间储存后仍能保持菌种原有生物特性和生命力的菌种储存的措施。微生物菌种保藏技术很多，但原理基本一致，即采用低温、干燥、缺氧、缺乏营养、添加保护剂或酸度中和剂等方法，挑选优良纯种，最好是它们的休眠体，使微生物生长在代谢不活泼、生长受抑制的环境中。具体常用的方法有：蒸馏水悬浮或斜面传代保藏；干燥-载体保藏或冷冻干燥保藏；超低温或在液氮中冷冻保藏等方法。

实训 牛肉膏蛋白胨培养基的配制

【实训目标】

1. 明确培养基的配制原理。
2. 通过对基础培养基的配制，掌握配制培养基的一般方法和步骤。

【基本知识】

牛肉膏蛋白胨培养基是一种应用最广泛和最普通的细菌基础培养基，有时又称为普通培养基。由于这种培养基中含有一般细菌生长繁殖所需要的最基本的营养物质，所以可供微生物生长繁殖之用。基础培养基含有牛肉膏、蛋白胨和 NaCl。其中牛肉膏为微生物提供碳源、能源、磷酸盐和维生素，蛋白胨主要提供氮源和维生素，而 NaCl 提供无机盐。在配制固体培养基时还要加入一定量的琼脂作凝固剂，琼脂在常用浓度下 96℃ 时熔化，实际应用时，一般在沸水浴中或下面垫以石棉网煮沸熔化，以免琼脂烧焦。琼脂在 40℃ 时凝固，通常不被微生物分解利用。固体培养基中琼脂的含量根据琼脂的质量和气温的不同而有所不同。

由于这种培养基多用于培养细菌，因此要用稀酸或稀碱将其 pH 调至中性或微碱性，以利于细菌的生长繁殖。

牛肉膏蛋白胨培养基配方如下：

牛肉膏	3.0g	蛋白胨	10.0g
NaCl	5.0g	琼脂	15.0～20.0g
水	1000mL	pH	7.4～7.6

【材料仪器】

（1）溶液或试剂　牛肉膏、蛋白胨、NaCl、琼脂、1mol/L NaOH、1mol/L HCl。

（2）器材　锥形瓶、量筒、试管、烧杯、试管架、玻璃棒、分装架、棉花、牛皮纸、纱布、记号笔、称量纸、超净工作台、剪刀、麻绳、天平、牛角匙、高压灭菌锅、广泛 pH 试纸等。

【操作过程】

1. 称药品

按实际用量计算后，按配方称取各种药品放入大烧杯中。牛肉膏常用玻璃棒挑取，放在小烧杯或表面皿中称量，用热水溶解后倒入大烧杯；也可放在称量纸上称量，随后放入热水中，牛肉膏便与称量纸分离，立即取出纸片即可。蛋白胨极易吸潮，故称量时要迅速。

2. 加热溶解

在烧杯中加入少于所需要的水，然后放在石棉网上，小火加热，加入药品并用玻璃棒搅拌，待药品完全溶解后再补充水分至所需量。若配制固体培养基，则将称好的琼脂放入已溶解的药品中，再加热熔化，此过程中需不断搅拌，以防琼脂糊底或溢出，最后补足所失的水分。

3. 调 pH

检测培养基的 pH，若 pH 偏酸，可滴加 1mol/L NaOH，边加边搅拌，并随时用 pH 试纸检测，直至达到所需 pH 范围。若偏碱，则用 1mol/L HCl 进行调节。pH 的调节通常放在加琼脂之前。应注意 pH 不要调过头，以免回调而影响培养基内各离子的浓度。

4. 过滤

液体培养基可用滤纸过滤，固体培养基可用 4 层纱布趁热过滤，以利于培养的观察。但是供一般使用的培养基，这步可省略。

5. 分装

按实验要求，可将配制的培养基分装入试管或锥形瓶内。分装时可用漏斗，以免使培养基沾在管口或瓶口上而造成污染。分装通常使用大漏斗，漏斗下口连有一段胶皮软管，胶皮管下面再接一根玻璃滴管，胶皮管上夹一弹簧夹，如图 4-1 所示。

（1）**液体分装** 将配制的培养基分装入试管或锥形瓶内。试管的装量不超过管高的 1/4；锥形瓶的装量以不超过锥形瓶容积的一半为限。

（2）**固体分装** 分装入试管时，分装量约为试管容量的 1/5，灭菌后需趁热放置成斜面。分装入锥形瓶时，以不超过其容积的一半为宜。分装平板培养基，可将加热熔化后的培养基冷至 50℃左右，以无菌操作倾入灭菌培养皿内，内径 9cm 的培养皿倾注培养基约 13～15mL，轻摇培养皿底，使培养基平铺于培养皿底部，待凝固后即成。倾注培养基时，切勿将皿盖全部开启，以免空气中的尘埃及细菌落入。新制成的平板培养基（简称平板），表面水分较多，不利于细菌的分离，通常应将平板倒扣搁置于 37℃ 培养箱内约 30min，待平板平面干燥后使用。

（3）**半固体分装** 试管的装量一般以试管高度的 1/3 为宜，灭菌后垂直待凝。

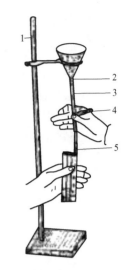

图 4-1 培养基分装装置
1—铁架；2—漏斗；3—乳胶管；
4—弹簧夹；5—玻璃滴管

6. 加棉塞

试管口和锥形瓶口塞上用普通棉花（非脱脂棉）制作的棉塞。棉塞的形状、大小和松紧度要合适，四周紧贴管壁，不留缝隙，才能起到防止杂菌侵入和有利于通气的作用。要使棉塞总长约 2/3 塞入试管口或瓶口内，以防棉塞脱落。有些微生物需要更好的通气，则可用 8 层纱布制成通气塞。有时也可用试管帽或塑料塞代替棉塞。

7. 包扎

加塞后，将锥形瓶的棉塞外包一层牛皮纸或双层报纸，以防灭菌时冷凝水沾湿棉塞。若培养基分装于试管中，则应以 5 支或 7 支在一起，再于棉塞外包一层牛皮纸，用绳扎好。然后用记号笔注明培养基名称、组别、日期。

8. 灭菌

将上述培养基于 121℃ 高压蒸汽灭菌 20min。如因特殊情况不能及时灭菌，则应放入冰箱内暂存。

9. 摆斜面

灭菌后，如制斜面，则需趁热将试管口端搁在一根长木条上，并调整斜度，使斜面的长度不超过试管总长的 1/2。见图 4-2。

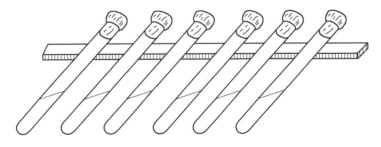

图 4-2 摆斜面

10. 无菌检查

将灭菌的培养基放入 37℃ 温箱中培养 24～48h，无菌生长即可使用，或储存于冰箱或清洁的橱内，备用。

【操作要点】

1. 制备和装培养基的容器必须洁净。

2. 熔化琼脂时要充分搅拌，以防糊底。

3. 蛋白胨易吸潮，称取时动作要迅速。

4. pH 尽量不要调过头，以免回调而影响培养基内各离子的浓度。

5. 经高压蒸汽灭菌后，培养液 pH 略有降低，故在调整培养液 pH 时，一般比最终的 pH 要高出 0.2～0.4。

6. 分装培养基的时候，玻璃滴管口不要触及试管口的壁，以免培养基沾到试管口的壁而造成污染。

7. 淀粉等要调成糊状后加入沸水中，否则会结块。

8. 葡萄糖等糖类要在琼脂完全熔化后加入，以减少多次加热造成的破坏。

9. 若培养基成分中有微量元素，微量元素需要量少，不易称量，可先配成高浓度的溶液，按比例换算后取一定体积的溶液加入。

10. 对一些特殊的培养基，配制有特殊的要求，要按具体说明配制。

11. 配制好的培养基要做无菌检查，将灭菌的培养基抽样置 37℃ 温箱（或培养箱）内，培养 24～48h，证明无菌生长后才可使用。

12. 制备好的培养基应保存在 2～25℃、避光的环境。培养基若保存于非密闭容器中，一般在 3 周内使用；若保存于密闭容器中，一般可在 1 年内使用。

【实训记录】

记录本实验配制培养基的名称、数量，并图解说明其配制过程，指明要点。

【问题与讨论】

1. 配制培养基有哪几个步骤？在操作过程中应注意些什么问题？为什么？

2. 培养基配制完成后，为什么必须立即灭菌？若不能及时灭菌应如何处理？已灭菌的培养基如何进行无菌检查？

3. 细菌能在高氏Ⅰ号培养基上生长吗？为了分离放线菌，你认为应该采取什么措施？

4. 什么是选择性培养基？它在微生物学工作中有何重要性？

 课后目标检测

一、名词解释

营养类型、单纯扩散、选择培养基、富集培养基

二、简答题

1. 物质进出细胞的方式有哪些？

2. 简述微生物的营养类型，以及微生物的营养要素。

3. 培养基配制的原则有哪些？

4. 用于培养细菌的培养基按其用途和物理性状可分别分为哪些种类？

5. 细菌在培养基中的生长现象有哪些？

第五章

微生物的代谢

知识目标

1. 理解并掌握微生物细胞内产生的代谢产物的种类和功能。
2. 理解并能运用微生物的代谢调节方式，掌握生产实践中控制微生物代谢的途径。
3. 理解发酵的种类和概念。

能力目标

1. 学会在生产实践中如何人工控制微生物的代谢活动。
2. 通过实例分析解决实际生产中的问题。

代谢或者称为新陈代谢，是推动生物一切生命活动的动力源，通常泛指发生在活细胞中的各种分解代谢和合成代谢的总和。分解代谢又称异化作用，是指复杂的有机分子通过分解代谢酶系的催化产生简单分子、能量（一般以腺苷三磷酸即 ATP 形式存在）和还原力（或称还原当量，一般以［H］来表示）的作用；合成代谢又称同化作用，它与分解代谢正好相反，是指在合成酶系的催化下，由简单小分子、ATP 形式的能量和［H］形式的还原力一起，共同合成复杂的生物大分子的过程。

细胞在生长的过程中，从外部环境中吸收营养物质，经过体内的新陈代谢构建细胞自身的组分，并将废物排泄到体外。对细胞而言，要合成自身的组分，则必须在消耗生物能的前提下，利用还原力，通过体内的合成代谢酶系催化，先将简单的小分子合成细胞组分的大分子前体物质，进而合成大分子组分。因而从细胞的角度上看，生物能、还原力和小分子物质是代谢体系中的三大要素，对化能异养型微生物而言，这三要素的获得基本上都是通过分解代谢过程而来的。因此，新陈代谢中所包含的这两种代谢过程在细胞中不是单独分别进行的，而是相互贯通、相互依赖、密切相关、偶联进行的。

认识微生物的代谢及其能量转换规律，可以更好地理解和控制微生物的生长繁殖，有助于引导微生物合成对人类有用的代谢产物。相比于其他生物，微生物在代谢上表现出惊人的多样性。如在物质的利用上存在多样性，可分解众多储量丰富的初级有机物（纤维素、石油、天然气、木质素）；在物质合成上的多样性表现为合成各种复杂的有机物，如次级代谢产物；在能量产生方式上也存在多样性，例如，各种厌氧途径、自养菌的化能合成作用、细菌的光合作用、嗜盐菌紫膜的光合作用等。

第一节　微生物的产能代谢

由于一切生命活动都是耗能反应，因此，能量代谢就成了新陈代谢中的核心问题。研究能量代谢的根本目的，是要追踪生物体如何把外界环境中多种形式的最初能源转换成对一切生命活动都能利用的通用能源——ATP 的。对微生物而言，它们可利用的能源不外乎是有机物、日光辐射能和还原态无机物三大类，因此，研究其能量代谢机制，实质上就是追踪这三大类最初能源是如何一步步地转化并释放出 ATP 的具体生化反应过程。

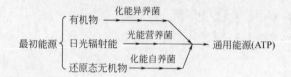

一、化能异养微生物的生物氧化与产能代谢

生物氧化就是发生在活细胞内的一系列产能性氧化反应的总称。生物氧化与有机物的非生物氧化（即燃烧）有着若干相同点和不同点，相同点是两者的总效应都是通过底物的氧化反应而释放其中的化学潜能，不同点很多，见表 5-1。

表 5-1　以葡萄糖为代表的有机物的生物氧化与燃烧的比较

比较项目	燃烧	生物氧化
反应方式	$C_6H_{12}O_6 \xrightarrow{3O_2} 6H_2O$ $\Big\downarrow 3O_2$ $6CO_2$	$C_6H_{12}O_6 \xrightarrow[\text{(电子流)}]{3O_2} 6H_2O$ $\text{(碳流)}\Big\downarrow 3O_2$ $6CO_2$
步骤	一步式快速反应	多步式梯级反应
条件	激烈	温和
催化剂	无	酶（酶在细胞内有一定位置）
产能形式	热、光	大部分为 ATP
能量利用率	低	高

概括地说，生物氧化的形式包括某物质与氧结合、脱氢和失去电子 3 种；生物氧化的过程可分脱氢（或电子）、递氢（或电子）和受氢（或电子）3 个阶段；生物氧化的功能有产能（ATP）、产还原力 [H] 和产小分子中间代谢物 3 种；而生物氧化则包括了有氧呼吸、无氧呼吸和发酵 3 种类型。

1. 底物脱氢

在各种微生物中，葡萄糖作为生物氧化的典型底物主要经过 EMP、HMP、ED 和 TCA 循环等途径完成底物的脱氢，并伴随还原力 [H] 和能量的产生。若在兼用代谢途径的协助下，这 4 条代谢途径还有小分子中间代谢物的产生。

（1）EMP 途径　又称糖酵解途径或己糖二磷酸途径，是绝大多数生物所共有的一条主流代谢途径。它以 1 分子葡萄糖为底物，约经 10 步反应，产生 2 分子丙酮酸、2 分子 NADH＋H$^+$ 和 2 分子 ATP。EMP 途径见图 5-1。

因此，EMP 途径可概括为两个阶段（耗能和产能）、3 种产物和 10 个反应（图 5-2）。

EMP 途径的总反应式为：

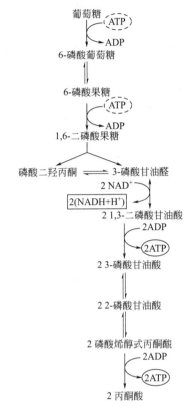

图 5-1　EMP 途径

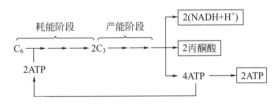

图 5-2　EMP 途径的简图

C_6 为葡萄糖，C_3 为 3-磷酸甘油醛，打方框者为终产物

$$C_6H_{12}O_6 + 2NAD^+ + 2ADP + 2Pi \longrightarrow 2CH_3COCOOH + 2NADH + 2H^+ + 2ATP + 2H_2O$$

在其终产物中，$2NADH + H^+$ 在有氧条件下可经呼吸链的氧化磷酸化反应产生 6ATP，而在无氧条件下，则可把丙酮酸还原成乳酸，或把丙酮酸的脱羧产物——乙醛还原成乙醇。

不同的微生物实现第一步反应葡萄糖磷酸化的方式不同。酵母菌、假单胞菌等好氧菌中，在细胞内通过己糖激酶（需要 Mg^{2+} 和 ATP）完成这步不可逆反应；而在大肠杆菌和链球菌等兼性厌氧菌中，则借助于 PEP-PTS（磷酸烯醇式丙酮酸-磷酸转移酶系统）在葡萄糖进入细胞内时即完成磷酸化。到第五步后的代谢反应在所有能代谢葡萄糖的微生物中都没有什么不同。

EMP 途径是多种微生物所具有的代谢途径，其产能效率虽低，但生理功能极其重要：①供应 ATP 形式的能量和 $NADH + H^+$ 形式的还原力；②是连接其他几个重要代谢途径的桥梁，包括三羧酸循环（TCA 循环）、HMP 途径和 ED 途径等；③为生物合成提供多种中间代谢物；④通过逆向反应可进行多糖合成。若从 EMP 途径与人类生产实践的关系来看，则它与乙醇、乳酸、甘油、丙酮和丁醇等的发酵生产关系密切。

（2）HMP 途径　又称己糖磷酸途径、己糖磷酸支路、戊糖磷酸途径、磷酸葡萄糖酸途径或 WD 途径。其特点是葡萄糖不经 EMP 途径和 TCA 循环而得到彻底氧化，并能产生大量 NADPH＋H$^+$ 形式的还原力以及多种重要的中间代谢产物。其总反应可简要地用图 5-3 表示。

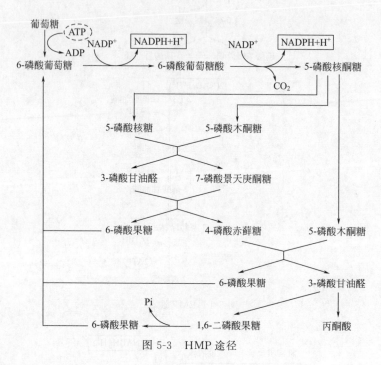

图 5-3　HMP 途径

HMP 途径的总反应式为：

$$6\ 6\text{-磷酸葡萄糖}＋12NADP^+＋6H_2O \longrightarrow 5\ 6\text{-磷酸葡萄糖}＋12NADPH＋12H^+＋6CO_2＋Pi$$

HMP 途径可概括为 3 个阶段：①葡萄糖分子通过几步氧化反应产生 5-磷酸核酮糖和 CO_2；②5-磷酸核酮糖发生结构变化形成 5-磷酸核糖和 5-磷酸木酮糖；③几种戊糖磷酸在无氧参与的条件下发生碳架重排，产生了己糖磷酸和丙糖磷酸，后者既可通过 EMP 途径转化成丙酮酸而进入 TCA 循环进行彻底氧化，也可通过果糖二磷酸醛缩酶和果糖二磷酸酶的作用而转化为己糖磷酸。

HMP 途径在微生物生命活动中意义重大，主要有：①供应合成原料。为核酸、核苷酸、NAD（P）$^+$、FAD（FMN）和 CoA 等的生物合成提供戊糖磷酸；途径中的 4-磷酸赤藓糖是合成芳香族、杂环族氨基酸（苯丙氨酸、酪氨酸、色氨酸和组氨酸）的原料。②产还原力。产生大量 NADPH＋H$^+$ 形式的还原力，不仅可供脂肪酸、固醇等生物合成之需，还可供通过呼吸链产生大量能量之需。③作为固定 CO_2 的中介。是光能自养微生物和化能自养微生物固定 CO_2 的重要中介（HMP 途径中的 5-磷酸核酮糖在羧化酶的催化下可固定 CO_2 并形成 1,5-二磷酸核酮糖）。④增加碳源的利用范围。为微生物利用 $C_3 \sim C_7$ 多种碳源提供了必要的代谢途径。⑤连接 EMP 途径。通过与 EMP 途径的连接（在 1,6-二磷酸果糖和 3-磷酸甘油醛处），可为生物合成提供更多的戊糖。若从人类的生产实践来看，通过 HMP 途径可提供许多重要的发酵产物，如核苷酸、氨基酸、辅酶和乳酸（通过异型乳酸发酵）等。

多数好氧菌和兼性厌氧菌中都存在 HMP 途径，而且通常还与 EMP 途径同时存在。只有 HMP 途径而无 EMP 途径的微生物很少，例如弱氧化醋杆菌、氧化葡糖杆菌和氧化醋单胞菌。

(3) ED 途径 又称 2-酮-3-脱氧-6-磷酸葡糖酸（KDPG）途径。因最初由 N. Entner 和 M. Doudoroff 两人（1952 年）在嗜糖假单胞菌中发现，故名 ED 途径。这是存在于某些缺乏完整 EMP 途径的微生物中的一种替代途径，为微生物所特有。特点是葡萄糖只经过 4 步反应即可快速获得 EMP 途径需经 10 步反应才能形成的丙酮酸，见图 5-4。

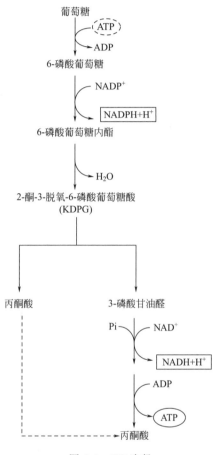

图 5-4　ED 途径

ED 途径的总反应式为：

$$C_6H_{12}O_6 + ADP + Pi + NADP^+ + NAD^+ \longrightarrow$$
$$2CH_3COCOOH + ATP + NADPH + NADH + 2H^+$$

ED 途径中的关键反应步骤及其概貌可见图 5-5、图 5-6。

ED 途径的特点是：①具有一个特征性反应——KDPG 裂解为丙酮酸和 3-磷酸甘油醛；②存在一个特征性酶——KDPG 醛缩酶；③其终产物 2 分子丙酮酸的来历不同，一个由 KDPG 直接裂解形成，另一个则由 3-磷酸甘油醛经 EMP 途径转化而来；④产能效率低（1mol 葡萄糖产 1mol ATP）。

ED 途径是少数 EMP 途径不完整的细菌所特有的利用葡萄糖的替代途径。由于它可与 EMP 途径、HMP 途径和 TCA 循环等代谢途径相连，故可相互协调，满足微生物对能量、

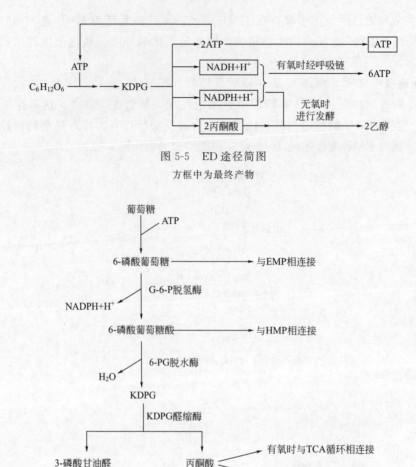

图 5-5　ED 途径简图

方框中为最终产物

图 5-6　ED 途径概貌

G-6-P 为 6-磷酸葡萄糖，6-PG 为 6-磷酸葡糖酸

还原力和不同中间代谢产物的需要。此外，本途径中所产生的丙酮酸对运动发酵单胞菌这类微好氧菌来说，可脱羧成乙醛，乙醛又可进一步被 NADH＋H⁺ 还原为乙醇。这种经 ED 途径发酵生产乙醇的方法称为细菌乙醇发酵，它与酵母菌通过 EMP 途径形成乙醇的机制不同。近年来，细菌乙醇发酵已可用于工业生产，并比传统的酵母乙醇发酵有较多的优点，包括代谢速率高，产物转化率高，菌体生成少，代谢副产物少，发酵温度较高，以及不必定期供氧等。其缺点则是生长 pH 较高（细菌生长 pH 约为 5，酵母菌 pH 约为 3），较易染杂菌，并且对乙醇的耐受力较酵母菌低（细菌耐约 7％乙醇，酵母菌为 8％～10％）。具有 ED 途径的细菌有嗜糖假单胞菌、铜绿假单胞菌、荧光假单胞菌、林氏假单胞菌、真养产碱菌等。

（4）TCA 循环　即三羧酸循环，又称 Krebs 循环或柠檬酸循环，由诺贝尔奖（1953 年）获得者、德国学者 H. A. Krebs 于 1937 年提出。TCA 循环是指由丙酮酸经过一系列循环式反应而彻底氧化、脱羧，形成 CO_2、H_2O 和 NADH＋H⁺ 的过程。这是一个广泛存在于各种生物体中的重要生物化学反应，在各种好氧微生物中普遍存在。在真核微生物中，TCA

循环的反应在线粒体内进行，其中的大多数酶定位于线粒体的基质中；在原核生物中，大多数的酶位于细胞质内。只有琥珀酸脱氢酶属于例外，它在线粒体或原核细胞中都是结合在膜上的。

如图 5-7 所示，丙酮酸氧化脱羧形成乙酰 CoA 进入 TCA 循环，经过两次加水脱氢，两次碳链裂解而氧化脱羧，一次底物水平磷酸化，将乙酰基完全降解。每分子丙酮酸通过 TCA 循环降解总共产生 4 分子 NADH（在细菌中产生 3 分子 NADH 和 1 分子 NADPH）、1 分子 $FADH_2$ 和 1 分子 ATP（或 1 分子 GTP），放出 3 分子 CO_2。

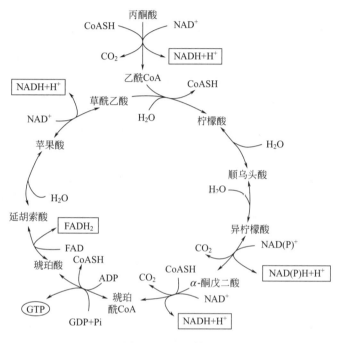

图 5-7　TCA 循环

经过 TCA 循环形成的大量的还原力 NADH 经过电子传递链形成大量的 ATP，因而 TCA 循环在绝大多数异养微生物的呼吸代谢中起关键作用，此外，在物质代谢中该循环起到中枢作用，如许多有机酸、氨基酸的合成与之关联。真核和原核微生物的 TCA 循环见表 5-2。

表 5-2　真核和原核微生物的 TCA 循环

TCA 循环	细胞中反应发生的位置	TCA 循环中的酶系位置		形成的还原力	底物水平磷酸化
		琥珀酸脱氢酶	其他酶		
原核微生物	细胞质	细胞膜	细胞质	3NADH 1NADPH 1FADH$_2$	1GTP
真核微生物	线粒体	线粒体膜	线粒体的基质	4NADH 1FADH$_2$	1ATP

2. 递氢和受氢

储存在生物体内葡萄糖等有机物中的化学潜能，经上述 4 条途径脱氢后，通过呼吸链（或称电子传递链）等方式传递，最终可与氧、无机物或有机氧化物等氢受体相结合而释放出其中的能量。根据递氢的特点，尤其是受氢体性质的不同，可把生物氧化区分为有氧呼吸、无氧呼吸和发酵3种类型（图5-8），现分别加以说明。

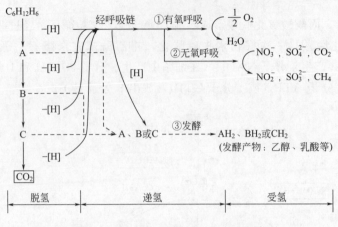

图 5-8   有氧呼吸、无氧呼吸和发酵示意图

（1）有氧呼吸   又称好氧呼吸，是一种最普遍又最重要的生物氧化或产能方式，其特点是底物按常规方式脱氢后，脱下的氢（常以还原力［H］形式存在）经完整的呼吸链（RC）传递，最终被外源分子氧接受，产生了水并释放出 ATP 形式的能量。这是一种递氢和受氢都必须在有氧条件下完成的生物氧化作用，是一种高效产能方式。呼吸链是指位于原核生物细胞膜上或真核生物线粒体膜上的、由一系列氧化还原势呈梯度差的、链状排列的氢（或电子）传递体，其功能是把氢（或电子）从低氧化还原势的化合物处逐级传递到高氧化还原势的分子氧或其他无机、有机氧化物，并使它们还原。在氢或电子的传递过程中，通过与氧化磷酸化反应相偶联，造成一个跨膜质子动势，进而推动了 ATP 的合成。

组成呼吸链中传递氢或电子载体的物质，除醌类是非蛋白质类和铁硫蛋白不是酶外，其余都是一些含有辅酶或辅基的酶，其中的辅酶如 NAD^+ 或 $NADP^+$，辅基如 FAD、FMN 和血红素等。

不论是在真核生物还是原核生物中，呼吸链的主要组分都是类似的，氢或电子的传递顺序一般为：NAD（P）→FP（黄素蛋白）→Fe·S（铁硫蛋白）→CoQ（辅酶 Q）→Cyt b→Cyt c→Cyt a→Cyt a_3。氧化磷酸化又称电子传递链磷酸化，是指呼吸链的递氢（或电子）和受氢的过程与磷酸化反应相偶联并产生 ATP 的作用。递氢、受氢（即氧化过程）造成了跨膜的质子梯度差，即质子动势，进而质子动势再推动 ATP 酶合成 ATP。氧化磷酸化形成 ATP 的机制目前已研究得较清楚了，其中成就最大并获得学术界普遍认同的是化学渗透学说，它由英国学者 P. Mitchell（1978 年诺贝尔奖获得者）于 1961 年提出。该学说认为，在氧化磷酸化过程中，通过呼吸链有关酶系的作用，可将底物分子上的质子从膜的内侧传递到膜的外侧，从而造成了膜两侧质子分布不均匀，此即质子动势（质子动力，pH 梯度）H^+ 的由来，也是合成 ATP 的能量来源。通过 ATP 酶的逆反应可把质子从膜的外侧重新输回到膜的内侧，于是在消除质子动势的同时合成了 ATP。

因此，可以把质子梯度差理解为一个高水位的水源，而把 ATP 酶比喻为一台水轮发电机，由此产生的电流被立即储存于蓄电池中，这种充足电的蓄电池就是 ATP。上述比喻在近年来已得到分子水平上的证明。在 20 世纪 70 年代，学者们已发现 ATP 合成酶由基部（埋于线粒体内膜）、头部（伸向膜内）和颈部（头部与基部相连处）3 部分组成。头部为

ATP 合成酶的催化中心，它有 3 个催化亚基（β 亚基）。3 个 β 亚基存在 3 种构象变化：第一种有利于 ADP 与 Pi 结合，第二种使结合的 ADP 与 Pi 合成 ATP，第三种则可使 ATP 释放。这 3 种亚基在跨膜质子梯度（即 H^+ 流）的推动下，通过转动、构象交替变化，不断合成 ATP。因此，ATP 合成酶就是一架精巧的分子水轮机，其 3 个 β 亚基即为 3 个水轮叶片。这就是美国学者 Boyer 提出的有关 ATP 合成酶合成 ATP 的构象假说或旋转催化假说的基本内容。上述假说已获英国学者 Walker 等的有力支持（1994 年），他们对 ATP 合成酶晶体进行 X 光衍射试验，获得了高分辨率的 β 亚基三维结构的不同构象。因此，Boyer 和 Walker 已于 1997 年获得了诺贝尔化学奖。

从图 5-9 中可以看出，在典型的呼吸链中，只有 3 处能提供合成 ATP 所需的足够能量。因此，在 2［H］从 NADH＋H^+ 传递至 O_2 的过程中，只有 3 处能与磷酸化反应（ADP＋Pi ⟶ ATP）发生偶联，亦即只有 3 分子磷酸（Pi）参与 ATP 合成。

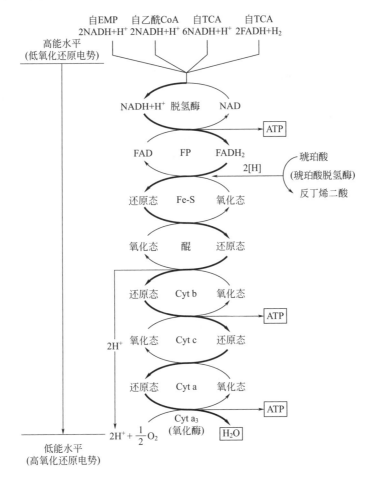

图 5-9　典型的呼吸链

粗线表示氢或电子通路；注意在琥珀酸脱氢酶催化琥珀酸为反丁烯二酸的过程中，
由于该酶的辅基是 FAD，故可直接越过 FP 进入呼吸链氧化

呼吸链氧化磷酸化效率的高低可用 P/O（即每消耗 1mol 氧原子所产生的 ATP 的物质的量）来作定量表示。例如，以异柠檬酸或苹果酸为底物时，动物线粒体能由 2［H］产生 3ATP，故 P/O＝3；而以琥珀酸为底物时，由于琥珀酸脱氢酶的辅基是黄素蛋白（FP），因

此只能从 FP 水平进入呼吸链，故 2［H］只能获得 2ATP，其 P/O＝2。原核生物呼吸链的 P/O 一般较真核细胞线粒体的低。

在真核细胞中，EMP 途径的反应在胞质中进行，而电子传递链位于线粒体内膜上。在胞质中产生的 NADH 不能穿过线粒体膜，必须借助于"穿梭机制"将线粒体外的 NADH＋H^+ 变成线粒体内的 $FADH_2$，再通过电子传递链进行氧化，如图 5-10 所示，每次穿梭损失了一个 ATP。

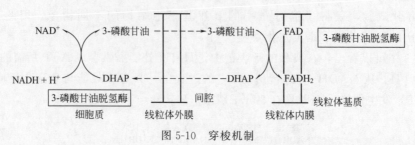

图 5-10　穿梭机制

因此，在真核生物中（电子传递链均完整），每摩尔葡萄糖通过 EMP 途径和 TCA 循环彻底氧化的时候，总共只形成 36mol ATP。而在原核生物中，因为电子传递链组分在细胞膜上，每摩尔葡萄糖形成 38mol ATP。由此可以看出，有氧呼吸的产能效率最高。

(2) 无氧呼吸　又称厌氧呼吸，指一类呼吸链末端的氢受体为外源无机氧化物（少数为有机氧化物）的生物氧化。这是一类在无氧条件下进行的、产能效率较低的特殊呼吸。其特点是底物按常规途径脱氢后，经部分呼吸链递氢，最终由氧化态的无机物或有机物受氢，并完成氧化磷酸化产能反应。根据呼吸链末端氢受体的不同，可把无氧呼吸分成以下多种类型：

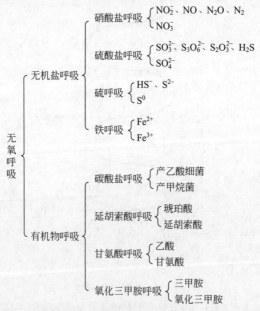

① 硝酸盐呼吸　又称反硝化作用。硝酸盐在微生物生命活动中具有两种功能：一种是在有氧或无氧条件下，某些微生物利用硝酸盐作为氮源营养物，该过程称为同化性硝酸盐还原作用；另一种是在无氧条件下，某些兼性厌氧微生物利用硝酸盐作为呼吸链的最终氢受体，把它还原成亚硝酸、NO、N_2O 直至 N_2，该过程称为异化性硝酸盐还原作用，又称硝酸盐呼吸或反硝化作用。这两个还原过程的共同特点是硝酸盐都要通过一种含钼的硝酸盐还

原酶将其还原为亚硝酸盐。

能进行硝酸盐呼吸的都是一些兼性厌氧微生物——反硝化细菌，例如地衣芽孢杆菌、脱氮副球菌、铜绿假单胞菌和脱氮硫杆菌等。在通气不良的土壤中，反硝化作用会造成氮肥的损失，其中间产物 NO 和 N_2O 还会污染环境，故应设法防止。

② 硫酸盐呼吸　是一类称作硫酸盐还原细菌（或反硫化细菌）的严格厌氧菌在无氧条件下获取能量的方式，其特点是底物脱氢后，经呼吸链递氢，最终由末端氢受体硫酸盐受氢，在递氢过程中与氧化磷酸化作用相偶联而获得 ATP。硫酸盐呼吸的最终还原产物是 H_2S。能进行硫酸盐呼吸的严格厌氧菌有脱硫脱硫弧菌、巨大脱硫弧菌和致黑脱硫肠状菌等。在浸水或通气不良的土壤中，厌氧微生物的硫酸盐呼吸及其有害产物对植物根系生长十分不利（例如引起水稻秧苗的烂根等），故应设法防止。

③ 硫呼吸　是指以无机硫作为呼吸链的最终氢受体并产生 H_2S 的生物氧化作用。能进行硫呼吸的都是一些兼性或专性厌氧菌，例如氧化乙酸脱硫单胞菌。

④ 铁呼吸　在某些专性厌氧菌和兼性厌氧菌（包括化能异养细菌、化能自养细菌和某些真菌）中发现，其呼吸链末端的氢受体是 Fe^{3+}。

⑤ 碳酸盐呼吸　是一类以 CO_2 或重碳酸盐作为呼吸链末端氢受体的无氧呼吸。根据其还原产物的不同而分为两类：其一是产甲烷菌产生甲烷的碳酸盐呼吸，其二是产乙酸细菌产生乙酸的碳酸盐呼吸。能进行碳酸盐呼吸的都是一些专性厌氧菌。

⑥ 延胡索酸呼吸　以往都把琥珀酸看作是微生物所产生的一般中间代谢物，可是在延胡索酸呼吸中，琥珀酸却是末端氢受体延胡索酸的还原产物。能进行延胡索酸呼吸的微生物包括一些兼性厌氧菌，如埃希菌属、变形杆菌属、沙门菌属和克氏杆菌属等肠杆菌；一些厌氧菌（如拟杆菌属细菌、丙酸杆菌属细菌和产琥珀酸弧菌等）也能进行延胡索酸呼吸。

(3) 发酵　"发酵"有两个含义：广义的发酵，最早是从会不断冒泡并产生有益产品的一些自然现象开始的；目前已泛指任何利用好氧性或厌氧性微生物来生产有用代谢产物或食品、饮料的一类生产方式。

发酵过程中电子载体没有经过传递，而是直接将电子交给了最终电子受体——高氧化还原电位的中间代谢产物使其还原，实现氧化还原的平衡。即在生物氧化的后两个阶段，无能量的再释放，因而在发酵过程中，脱氢过程中的底物水平磷酸化是产生能量的唯一方式。发酵的整体过程是个内部平衡的氧化还原过程，即来自外部相同的有机物的碳，部分被氧化，部分被还原（图 5-11）。

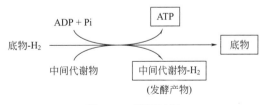

图 5-11　发酵过程

发酵可以按照发酵底物或者产物进行分类，大量的发酵过程是根据发酵底物来分类的。发酵过程具有极其丰富的多样性，许多特殊的发酵仅仅局限在一些厌氧微生物和一些已知的独一无二的杆菌中，这些细菌在代谢上具有专一性。

发酵的类型很多，以下拟从与 EMP 途径、HMP 途径、ED 途径有关的和称为 Stickland 反应的 4 类重要发酵来加以说明。

① 由 EMP 途径中丙酮酸出发的发酵   葡萄糖经过各种脱氢途径形成的重要阶段产物——丙酮酸（PYR），由于微生物胞内不同酶系和所处环境不同，使接受电子的最终受体各种各样，形成不同的发酵途径。例如由酿酒酵母进行的酵母菌同型酒精发酵；由德氏乳杆菌、嗜酸乳杆菌、植物乳杆菌和干酪乳杆菌进行的同型乳酸发酵；由谢氏丙酸杆菌等进行的丙酸发酵；由大肠杆菌进行的混合酸发酵；由产气肠杆菌等进行的 2,3-丁二醇发酵；以及由多种厌氧梭菌（例如丁酸梭菌、丁醇梭菌和丙酮丁醇梭菌等）所进行的丁酸型发酵等。通过这些发酵，微生物可获取其生命活动所需的能量，而对人类实践来说，就可通过工业发酵手段大规模生产这些代谢产物。此外，发酵中的某些独特的代谢产物还是鉴定相应菌种时的重要生化指标。例如，V-P 试验就是利用上述产气肠杆菌能产生 3-羟基丁酮（乙酰甲基甲醇）的原理，因为它在碱性条件下可被氧化成二乙酰，若用有胍基的精氨酸与二乙酰反应，就可产生特征性的红色反应（即 V-P 阳性），而与产气肠杆菌近缘的大肠杆菌呈 V-P 阴性，故极易区别两菌。现把从 EMP 途径中关键中间产物丙酮酸出发的 6 条发酵途径概貌及其相互联系总结在图 5-12 中。

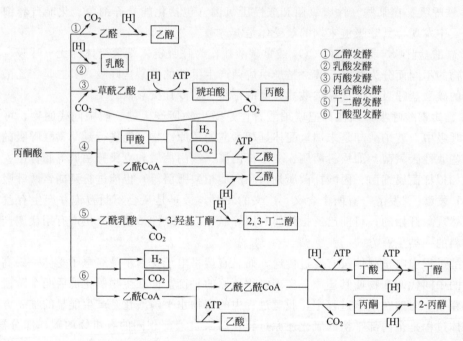

图 5-12   自丙酮酸开始的各种发酵类型

② 通过 HMP 途径的发酵——异型乳酸发酵   凡葡萄糖经发酵后除主要产生乳酸外，还产生乙醇、乙酸和 CO_2 等多种产物的发酵，称异型乳酸发酵；与此相对应的是同型乳酸发酵，因它通过 EMP 途径，并且只单纯产生 2 分子乳酸。有些乳酸菌因缺乏 EMP 途径所需的醛缩酶和异构酶等若干重要酶，故其葡萄糖降解须完全依赖 HMP 途径。能进行异型乳酸发酵的乳酸菌有肠膜明串珠菌、乳脂明串珠菌、短乳杆菌、发酵乳杆菌和两歧双歧杆菌等，它们虽都进行异型乳酸发酵，但其途径和产物仍稍有差异，因此又被细分为两条发酵途径。

a. 异型乳酸发酵的"经典"途径。常以肠膜明串珠菌为代表，它在利用葡萄糖时，发酵产物为乳酸、乙醇和 CO_2，并产生 1 分子 H_2O 和 1 个 ATP；利用核糖时的产物为乳酸、乙酸、2 分子 H_2O 和 2 个 ATP；而利用果糖时则为乳酸、乙酸、CO_2 和甘露醇（3 果糖——→ 乳酸＋乙酸＋CO_2＋2 甘露醇）。具体反应可见图 5-13。

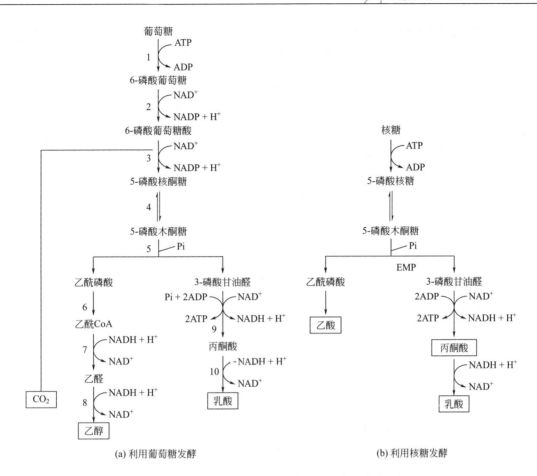

(a) 利用葡萄糖发酵　　　　　　　　　　　(b) 利用核糖发酵

图 5-13　肠膜明串珠菌的"经典"异型乳酸发酵途径

图中由 3-磷酸甘油醛至丙酮酸的 5 步反应仍沿 EMP 途径。

1—己糖激酶；2—6-磷酸葡萄糖脱氢酶；3—6-磷酸葡萄糖酸脱氢酶；

4—核酮糖-5-磷酸-3-表异构酶；5—磷酸转酮酶；6—磷酸转乙酰酶；

7—乙醛脱氢酶；8—乙醇脱氢酶；9—同 EMP 途径相应酶；10—乳酸脱氢酶

在异型乳酸发酵途径中，由 5-磷酸木酮糖经磷酸转酮酶产生乙酰磷酸和 3-磷酸甘油醛后，再分别产生乙醇和乳酸。其反应细节见图 5-14。

图 5-14　异型乳酸发酵途径中的部分反应细节

1—磷酸转酮酶；2—磷酸转乙酰酶；3—乙醛脱氢酶；4—乙醇脱氢酶；5—乳酸脱氢酶

b. 异型乳酸发酵的双歧杆菌途径。这是一条在 20 世纪 60 年代中后期才发现的双歧杆菌通过 HMP 发酵葡萄糖的新途径。特点是 2 分子葡萄糖可产 3 分子乙酸、2 分子乳酸和 5 分子 ATP。由上可知，每分子葡萄糖产 ATP 数在不同乳酸发酵途径中是不同的（表 5-3）。

表 5-3   同型乳酸发酵与两种异型乳酸发酵的比较

类型	途径	产物/1 葡萄糖	产能/1 葡萄糖	菌种代表
同型	EMP	2 乳酸	2ATP	德氏乳杆菌 粪链球菌
异型	HMP	1 乳酸、1 乙醇、1CO$_2$	1ATP	肠膜明串珠菌
		1 乳酸、1 乙醇、1CO$_2$	2ATP	短乳杆菌
		1 乳酸、1.5 乙酸	2.5ATP	两歧双歧杆菌

有关异型乳酸发酵的双歧杆菌途径的细节见图 5-15。

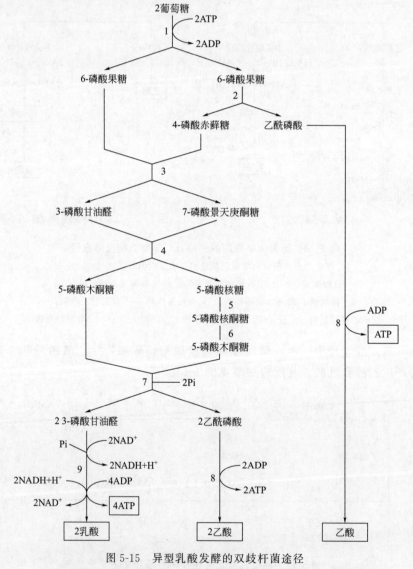

图 5-15   异型乳酸发酵的双歧杆菌途径

1—己糖激酶和 6-磷酸葡萄糖异构酶；2—6-磷酸果糖转酮酶；3—转醛醇酶；
4—转羟乙醛酶（转醛醇酶）；5—5-磷酸核糖异构酶；6—5-磷酸核酮糖-3-表异构酶；
7—5-磷酸木酮糖磷酸转酮酶；8—乙酸激酶；9—同 EMP 途径相应酶

二、化能自养微生物的生物氧化与产能代谢

自养微生物按其最初能源的不同，可分为两大类：一类是能对无机物进行氧化获得能量的微生物，称作化能自养微生物；另一类是能利用日光辐射能的微生物，称作光能自养微生物。这两类自养微生物与前述的异养微生物在生物化学合成能力上有一个根本的区别：前者生物合成的起始点是建立在对氧化程度极高的 CO_2 进行还原（即 CO_2 的固定）的基础上，而后者的起始点则建立在对氧化还原水平适中的有机碳源直接利用的基础上。为此，化能自养微生物必须从氧化磷酸化所获得的能量中，花费一大部分 ATP 以逆呼吸链传递的方式把无机氢（$H^+ + e^-$）转变成还原力〔H〕；在光能自养微生物中，ATP 是通过循环光合磷酸化、非循环光合磷酸化或紫膜光合磷酸化产生的，而还原力〔H〕则是直接或间接利用这些途径产生的（图 5-16）。

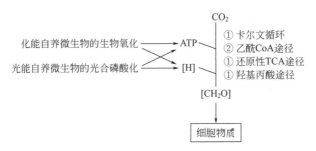

图 5-16　两类自养微生物固定 CO_2 的条件和途径
①—光能自养微生物固定 CO_2 的方式；②—化能自养微生物固定 CO_2 的方式

化能自养微生物还原 CO_2 所需要的 ATP 和〔H〕是通过氧化无机底物，例如 NH_4^+、NO_2^-、H_2S、H_2 和 Fe^{2+} 等而获得的。其产能的途径主要也是借助于经过呼吸链的氧化磷酸化反应，因此，化能自养菌一般都是好氧菌。上述几类无机底物不仅可作为最初能源产生 ATP，而且其中有些底物（如 NH_4^+、H_2S 和 H_2）还可作为无机氢供体。这些无机氢在充分提供 ATP 能量的条件下，可通过逆呼吸链传递的方式形成还原 CO_2 用的还原力〔H〕（图 5-17）。这种情况可以理解成用抽水机把低水位的水重新回灌到高水位蓄水库时，要耗费大量电能来解释。

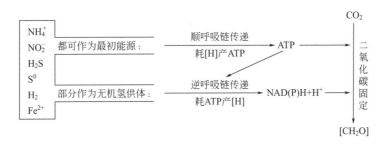

图 5-17　化能自养微生物还原 CO_2 时 ATP 和〔H〕的来源

在所有还原态的无机物中，除了 H_2 的氧化还原电位比 $NAD^+/NADH$ 对稍低些外，其余都明显高于它，因此，在各种无机底物进行氧化时，都必须按其相应的氧化还原势的位置进入呼吸链（图 5-18），由此必然造成化能自养微生物呼吸链只具有很低的氧化磷酸化效率（P/O）。

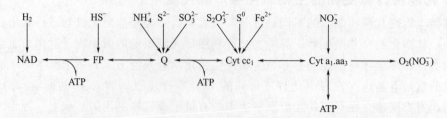

图 5-18　无机底物脱氢后，氢或电子进入呼吸链的部位
正向传递产 ATP，逆向传递则耗 ATP 并产还原力〔H〕

由于化能自养微生物的产能机制效率低，以及固定 CO_2 要大量耗能等原因，因此它们的产能效率、生长速率和生长得率都很低，这就增加了对它们研究的难度。与异养微生物相比，化能自养微生物的能量代谢主要有 3 个特点：①无机底物的氧化直接与呼吸链发生联系，即由脱氢酶或氧化还原酶催化的无机底物脱氢或脱电子后，可直接进入呼吸链传递，这与异养微生物对葡萄糖等有机底物的氧化要经过多条途径逐级脱氢明显不同；②呼吸链的组分更为多样化，氢或电子可以从任一组分直接进入呼吸链；③产能效率（即 P/O）一般要低于化能异养微生物。

1. 氢细菌

氢细菌是能够利用分子态氢和氧之间的反应所产生的能量，并以碳酸作唯一碳源而生长的细菌，若给予有机物又能作为异养生物而生长，因而它是兼性化能自养细菌。以往曾把它归于氢单胞菌属，现今已被记载为假单胞菌属（敏捷假单胞菌、嗜糖假单胞菌）、产碱菌属（真养产碱菌、争论产碱菌）中的若干种，以及副球菌属（脱氮微球菌）和放线菌中的若干种。

2. 硝化细菌

硝化细菌是广泛分布于各种土壤和水体中的化能自养微生物。从生理类型来看，硝化细菌分为两类：一类称亚硝化细菌或氨氧化细菌，可把 NH_3 氧化成 NO_2^-，包括亚硝化单胞菌属；另一类则称硝化细菌或亚硝酸氧化细菌，可把 NO_2^- 氧化为 NO_3^-，包括硝化杆菌属。

由亚硝化细菌引起的反应为：

$$NH_3 + O_2 + 2H^+ + 2e^- \xrightarrow[\text{（在细胞膜上）}]{\text{氨单加氧酶}} NH_2OH + H_2O$$

$$NH_2OH + H_2O \xrightarrow[\text{（在周质上）}]{\text{羟氨氧环酶}} HNO_2 + 4H^+ + 4e^-$$

由硝化细菌引起的反应为：

$$NO_2^- + H_2O \xrightarrow[\text{（在细胞膜上）}]{\text{亚硝酸氧化酶}} NO_3^- + 2H^+ + 2e^-$$

亚硝化细菌在氧化氨时的质子、电子流向和 ATP 合成见图 5-19。硝化细菌把亚硝酸氧化成硝酸时的质子、电子流向和 ATP 合成见图 5-20。

3. 铁细菌

铁细菌是一类生活在含有高浓度二价铁离子的池塘、湖泊、温泉等水域中，能将二价铁盐氧化成三价铁化合物，并能利用此氧化过程中产生的能量来同化二氧化碳进行生长的细菌的总称。

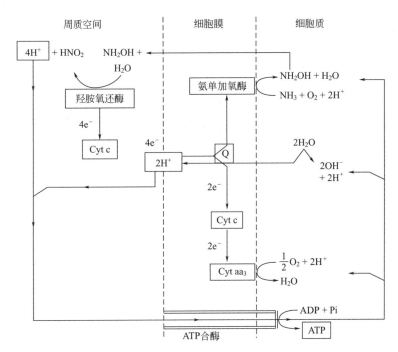

图 5-19　亚硝化细菌在氧化氨时的质子、电子流向和 ATP 合成

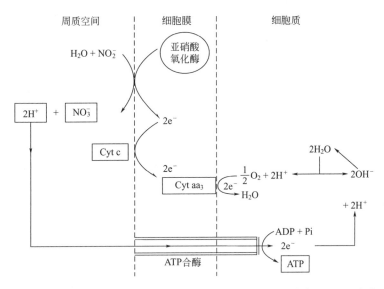

图 5-20　硝化细菌把亚硝酸氧化成硝酸时的质子、电子流向和 ATP 合成

　　这些微生物分别属于不同类群，有的是兼性自养型，如纤发菌、泉发菌，为成串的杆状细胞互相连成丝状，外面包有共同的鞘套，在细胞内或鞘套上常有铁等金属积累。有的是严格化能自养型，并只能在强酸性条件下生活，如氧化亚铁硫杆菌，通常生活在 pH4 以下的环境中，这类菌在细菌浸矿中具有重要作用。

　　铁细菌在含铁的淡水中分布广泛，好气。由于它能氧化溶解于水中的氢氧化亚铁，使其形成高铁沉积下来，起到浓缩和积累环境中铁的作用，可能是天然褐铁矿形成的参与者。另外，这类菌也能在给水管道、工厂循环冷却装置、地下水泵、水电站压力吸水管内生长繁殖，使形成锈层或锈瘤，不仅污染水质，而且增加水流的阻力，堵塞管道，甚至促使产生氧浓差电池腐蚀，导致管子局部穿孔，造成经济上的损失。

4. 硫细菌

硫细菌是指在生长过程中能利用可溶或溶解的硫化合物，从中获得能量，且能把低价硫化物氧化为硫，并再将硫氧化为硫酸盐的细菌。

硫细菌是能氧化硫化合物的细菌，按其取得能量的途径可分为光能营养菌和化能营养菌两种。光能营养菌产生细菌叶绿素和类胡萝卜素，呈粉红、紫红、橙、褐、绿等色，都是厌氧光合菌，多栖息于含硫化氢的厌氧水域中。化能营养菌都是不产色素的好氧菌，栖息于含硫化物和氧的水中，能将还原性硫化物氧化成硫酸。已获得纯培养的硫细菌有硫杆菌属、硫微螺菌属和硫化叶菌属3属。硫化叶菌属是硫细菌中较特殊的一类，它不仅嗜酸（最适生长pH范围为2~3），而且还嗜热（最适生长温度为70~75℃）。

硫细菌分布于土壤、淡水、咸水、温泉和硫矿中。硫细菌的类型多样，有的呈丝状，如贝氏硫细菌、发硫菌；有的是单细胞，如一些无色硫细菌。有的靠鞭毛运动，如硫小杆菌、硫化叶菌；有的无鞭毛，靠滑动进行运动，如某些贝氏硫细菌。有的是严格化能自养型；有的是兼性自养型。有的菌虽能氧化硫化物成硫酸，但在体内不积累硫黄粒，如硫杆菌中的许多种属此，习惯上称这类菌为硫化细菌。而有的菌能在体内积累硫黄粒，当环境中缺少硫化氢等物时，体内硫黄进一步氧化成硫酸，这类菌习惯上称为硫黄细菌。硫化细菌与部分硫黄细菌为化能自养型微生物。除此之外还有光能自养型微生物，其菌体内含有光合色素，如紫硫细菌和绿硫细菌，它们在厌氧条件下，在利用光合色素进行不产氧的光合作用过程中，氧化硫化氢成硫酸，并能在细胞内或细胞外形成硫黄粒，故亦称为硫黄细菌。此类菌通常在光线充足并含有硫化氢的厌氧环境中生长良好。土壤硫细菌的活动，能提高土壤各种矿物质的溶解性，并能同时抑制某些对酸敏感的病原菌的生长。某些土壤中施用硫黄，可通过促进硫细菌的活动提高土壤酸度，从而改良碱性土壤。硫细菌还可用于细菌浸矿。

硫细菌能将自然界的还原性硫化物氧化成硫黄或硫酸，是自然界硫元素循环中不可缺少的。由于含硫矿石和海底淤泥中富含硫化物，因而硫细菌的氧化作用会造成矿井内和海港等处的金属构筑物的腐蚀。另外也可利用硫杆菌属内的一些种对硫化物的氧化作用提取铜、铀等金属和改良碱性土壤。

三、光能微生物的产能代谢

在自然界中，能进行光能营养的生物：

$$光能营养型生物\begin{cases}产氧\begin{cases}真核生物：藻类及其他绿色植物\\原核生物：蓝细菌\end{cases}\\不产氧\begin{cases}真细菌：光合细菌（厌氧菌）\\古生菌：嗜盐菌\end{cases}\end{cases}$$

在光合作用细胞中，位于光合膜中的叶绿素或菌绿素吸收光量子，释放出一个激发电子。电子首先从叶绿素跃迁到一系列电子载体的第一个载体上，在沿着电子传递系统传递过程中，质子被泵过膜，利用化学渗透作用，使ADP转变为ATP，存储在电子传递中释放出的能量，这种产生ATP等高能分子的方式叫作光合磷酸化。

光合磷酸化反应只发生在能进行光合作用的细胞中，分为循环式和非循环式两种。

1. 循环式光合磷酸化

在循环式光合磷酸化中，电子最终返回菌绿素，即电子仅在一个封闭的系统中传递，没有电子的净输入或消耗。循环式光合磷酸化类似于呼吸作用的电子跨膜传递，也建立在质子动力的基础上，这一磷酸化反应的产物只有 ATP。循环式光合磷酸化见图 5-21。

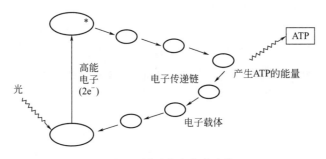

图 5-21　循环式光合磷酸化

　　循环式光合磷酸化是一种存在于光合细菌中的原始光合作用机制，因可在光能驱动下通过电子的循环式传递而完成磷酸化产能反应，故名。其特点是：①电子传递途径属循环方式，即在光能驱动下，电子从菌绿素分子上逐出，通过类似呼吸链的循环，又回到菌绿素，其间产生了 ATP；②产能（ATP）与产还原力［H］分别进行；③还原力来自 H_2S 等无机氢供体；④不产生氧。其具体反应途径见图 5-22。菌绿素受日光照射后形成激发态（电位从 +0.5V 变为 -0.7V），由它逐出的电子通过类似呼吸链的传递，即经脱镁菌绿素（Bph）、辅酶 Q、细胞色素 bc_1、铁硫蛋白和细胞色素 c_2 的循环式传递，重新被菌绿素接受，其间建立了质子动势和产生了 1 个 ATP。此循环还有另一功能，即在供应 ATP 条件下，能使外源氢供体（H_2S、H_2、有机物）逆电子流产还原力，并由此使光合磷酸化与固定 CO_2 的卡尔文循环（Calvin 循环）相连接。

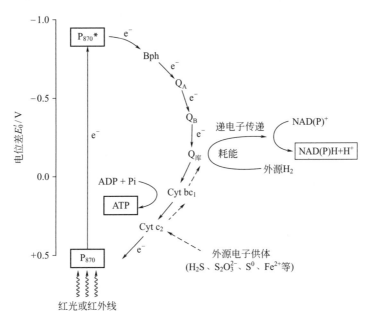

图 5-22　光合细菌的不产氧光合作用——循环式光合磷酸化反应

P_{870} * 表示激发态菌绿素，虚线表示外源氢或电子通过耗能的

逆电子传递产生还原力［H］

具有循环式光合磷酸化的生物，都是属于原核生物真细菌中的光合细菌。它们都是厌氧菌，分类上被放在红螺菌目中。特点是进行不产氧光合作用，即不能利用 H_2O 作为还原 CO_2 时的氢供体，而能利用还原态无机物（H_2S、H_2）或有机物作还原 CO_2 的氢供体。由于其细胞内所含的菌绿素和类胡萝卜素的量和比例不同，使菌体呈现出红、橙、蓝绿、紫红、紫或褐等不同颜色。这是一群典型的水生细菌，广泛分布于缺氧的深层淡水或海水中。由于光合细菌在厌氧条件下所进行的不产氧光合作用可利用有毒的 H_2S 或污水中的有机物（脂肪酸、醇类等）作还原 CO_2 时的氢供体，因此可用于污水净化，所产生的菌体还可作饵料、饲料或食品添加剂等。

红螺菌目的主要科属如下：

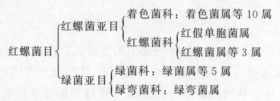

2. 非循环式光合磷酸化

非循环式光合磷酸化是各种绿色植物、藻类和蓝细菌所共有的利用光能产生 ATP 的磷酸化反应。在非循环式光合磷酸化中，电子从叶绿素中释放后不返回叶绿素，而是被整合进 NADPH。叶绿素中损失的电子可重新从水或其他可氧化的化合物（如 H_2S）中获得。图 5-23 所示的非循环式光合磷酸化反应的产物是 ATP、氧和 NADPH。

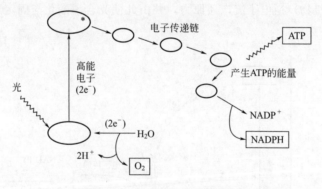

图 5-23　非循环式光合磷酸化

非循环式光合磷酸化的特点为：①电子的传递途径属非循环式的；②在有氧条件下进行；③有 PS I 和 PS II 两个光合系统，PS I 含叶绿素 a，反应中心的吸收光波为"P_{700}"，有利于红光吸收，PS II 含叶绿素 b，反应中心的吸收光波为"P_{680}"，有利于蓝光吸收；④反应中可同时产 ATP（产自 PS II）、还原力 [H]（产自 PS I）和 O_2（产自 PS II）；⑤还原力 NADPH＋H^+ 中的 [H] 来自 H_2O 的光解产物 H^+ 和电子。

非循环式光合磷酸化途径可见图 5-24。从图 5-24 可知，在产氧光合作用中，由 H_2O 经光解产生的 $1/2\ O_2$ 可及时释放，而电子则须经 PS II 和 PS I 两个系统接力传递，其中具体的传递体有 PS II 中的 Ph（褐藻素）、Q（醌）、Cyt bf、Pc（质体蓝素），在 Cyt bf 和 Pc 间产生 1 个 ATP；在 PS I 系统中，电子经 Fe-S（一种非血红素铁硫蛋白）和 Fd（铁氧还蛋白）的传递，最终由 $NADP^+$ 接受，于是产生了可用于还原 CO_2 的还原力——NADPH＋H^+。此外，如果系统中具有充足的还原力 NADPH 时，还可以由 PS I 系统让电子以循环

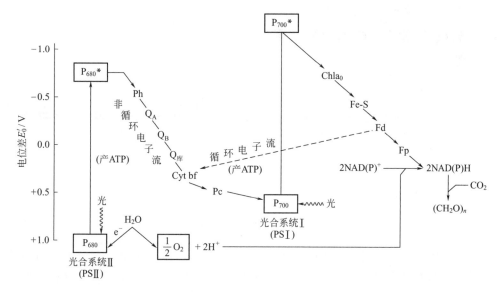

图 5-24　蓝细菌等产氧光合作用中的电子流（z 图式）

流方式（图中的虚线）产生质子动势或者 ATP。

3. 嗜盐菌紫膜的光介导 ATP 合成

嗜盐菌在无氧条件下，利用光能所造成的紫膜蛋白上视黄醛辅基构象的变化，可使质子不断驱至膜外，从而在膜两侧建立一个质子动势，再由它来推动 ATP 酶合成 ATP，此即光介导 ATP 合成。这是一种直至 20 世纪 70 年代才发现的、只在嗜盐菌中才有的无叶绿素或菌绿素参与的独特光合作用。嗜盐菌是一类必须在高盐（$3.5\sim5.0mol/L$ NaCl）环境中才能正常生长的古生菌，广泛分布在盐湖、晒盐场或盐腌海产品上，常见的咸鱼上的红紫斑块就是嗜盐菌的细胞堆。主要代表有盐生盐杆菌、盐沼盐杆菌和红皮盐杆菌等。盐生盐杆菌是一种能运动的杆菌，因细胞内富含类胡萝卜素而使其呈红色、橘黄色或黄色。从该菌细胞膜的制备物中可分离出红色与紫色两个组分：前者主要含红色类胡萝卜素、细胞色素和黄素蛋白等用于氧化磷酸化反应的呼吸链载体成分，一般称"红膜"；后者则在膜上呈斑片状独立分布，每斑直径约 $0.5\mu m$，其总面积约占细胞膜的 50%，这就是能进行独特光合作用的紫膜。紫膜由称作细菌视紫红质（或细菌紫膜质）的蛋白质（占 75%）和类脂（占 25%）组成，前者与人眼视网膜上柱状细胞中所含的一种功能相似的蛋白——视紫红质十分相似，两者都以紫色的视黄醛作辅基。

目前认为，细菌的视紫红质的功能与叶绿素相似，能吸收光能，并在光量子的驱动下起着质子泵作用。这时，它将反应中产生的质子一一逐出细胞膜外，从而使紫膜内外形成一个质子梯度差。根据化学渗透学说，这一梯度差（即质子动势）在驱使 H^+ 通过 ATP 酶的孔道进入膜内以达到质子平衡时，就会产生 ATP。当环境中 O_2 浓度很低时，嗜盐菌无法利用氧化磷酸化来满足其正常的能量需要，这时，若光照条件适宜，它就能合成紫膜，并利用紫膜的光介导 ATP 合成机制获得必要的能量。

嗜盐菌紫膜光合磷酸化的发现，使人们对光合作用类型的了解增添了新的内容，对光合作用机制的认识也进入了一个更深的层次。紫膜的光合磷酸化是迄今所知道的最简单的光合磷酸化反应，这是验证化学渗透学说的绝好实验模型。对其机制的深刻揭示，将是生命科学基础理论中的又一重大突破，并无疑将会对人类的生产实践（包括太阳能的高效利用和海水的淡化等事业）带来革命性的影响。

四、分解代谢和合成代谢的联系

分解代谢与合成代谢两者联系紧密，互不可分（图 5-25）。

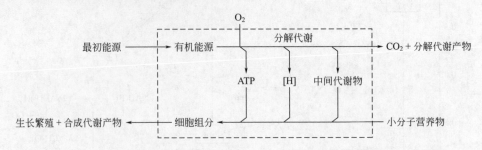

图 5-25　分解代谢和合成代谢的功能及其相互关系

连接分解代谢与合成代谢的中间代谢物有 12 种（图 5-26）。如果生物体中只进行能量代谢，则有机能源的最终结局只是被彻底氧化成 H_2O、CO_2 和产生 ATP，在这种情况下就没有任何中间代谢物累积，因而合成代谢根本无从进行，微生物也无从生长和繁殖。反之，如果要保证正常合成代谢的进行，又须抽掉大量为分解代谢正常进行所必需的中间代谢物，其结果也势必影响以循环方式进行的分解代谢的正常运转。微生物和其他生物在它们的长期进化过程中，通过两用代谢途径和代谢物回补顺序的方式，早已既巧妙又圆满地解决了这个矛盾。

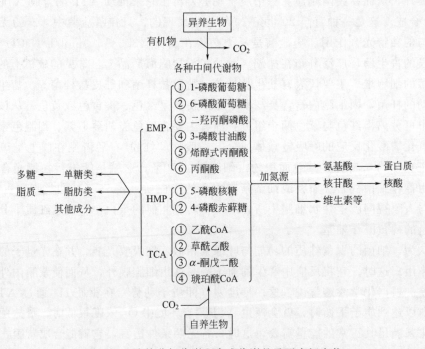

图 5-26　连接分解代谢和合成代谢的重要中间产物

1. 两用代谢途径

凡在分解代谢和合成代谢中均具有功能的代谢途径，称为两用代谢途径。EMP、HMP和 TCA 循环等都是重要的两用代谢途径。例如，葡萄糖通过 EMP 途径可分解为 2 个丙酮酸，反之，2 个丙酮酸也可通过 EMP 途径的逆转而合成 1 个葡萄糖，此即葡萄糖异生作用；又如，TCA 循环（图 5-7）不仅包含了丙酮酸和乙酰 CoA 的氧化，而且还包含了琥珀酰 CoA、草酰乙酸和 α-酮戊二酸等的产生，它们是合成氨基酸和卟啉等化合物的重要中间代谢物。必须指出：①在两用代谢途径中，合成途径并非分解途径的完全逆转，即某一反应的逆反应并不总是由同样的酶进行催化的，例如，在葡萄糖异生作用的合成代谢中，有两个酶与进行分解代谢时不同，即由果糖二磷酸酯酶（而不是磷酸果糖激酶）来催化 1,6-二磷酸果糖至 6-磷酸果糖的反应，以及由 6-磷酸葡萄糖酯酶（而不是己糖激酶）来催化 6-磷酸葡萄糖至葡萄糖的反应。②在分解代谢与合成代谢途径的相应代谢步骤中，往往还包含了完全不同的中间代谢物。③在真核生物中，分解代谢和合成代谢一般在不同的分隔区域内分别进行，即分解代谢一般在线粒体、微粒体或溶酶体中进行，而合成代谢一般在细胞质中进行，从而有利于两者可同时有条不紊地运转。原核生物因其细胞微小、结构的间隔程度低，故反应的控制大多在简单的酶分子水平上进行。

2. 代谢物回补顺序

微生物在正常情况下，为进行生长、繁殖的需要，必须从各分解代谢途径中抽取大量中间代谢物以满足其合成细胞基本物质——糖类、氨基酸、嘌呤、嘧啶、脂肪酸和维生素等的需要。这样一来，势必又造成了分解代谢不能正常运转并进而影响产能功能的严重后果，例如，在 TCA 循环中，若因合成谷氨酸的需要而抽走了 α-酮戊二酸，就会使 TCA 循环中断。为解决这一矛盾，生物在其长期进化过程中就发展了一套完善的中间代谢物的回补顺序。所谓代谢物回补顺序，又称代谢物补偿途径或添补途径，是指能补充两用代谢途径中因合成代谢而消耗的中间代谢物的那些反应。通过这种机制，一旦重要产能途径中的某种关键中间代谢物必须被大量用作生物合成原料而抽走时，仍可保证能量代谢的正常进行。在生物体中，这种情况是十分普遍的，例如，在 TCA 循环中，通常就约有一半的中间代谢物被抽作合成氨基酸和嘧啶的原料。不同的微生物种类或同种微生物在不同的碳源下，有不同的代谢物回补顺序。与 EMP 途径和 TCA 循环有关的回补顺序约有 10 条，它们都围绕着回补 EMP 途径中的磷酸烯醇式丙酮酸（PEP）和 TCA 循环中的草酰乙酸（OA）这两种关键性中间代谢物来进行。

这里仅以某些微生物所特有的乙醛酸循环为例来作一典型介绍。

乙醛酸循环又称乙醛酸支路，因循环中存在乙醛酸这一关键代谢物而得名。它是 TCA 循环的一条回补途径，可使 TCA 循环不仅具有高效产能功能，而且还兼有可为许多重要的生物合成反应提供有关中间代谢物的功能，例如，草酰乙酸可合成天冬氨酸，α-酮戊二酸可合成谷氨酸，琥珀酸可合成叶卟啉等。

在乙醛酸循环中有两个关键酶——异柠檬酸裂合酶（ICL）和苹果酸合酶（MS），它们可使丙酮酸和乙酸等化合物源源不断地合成 4C 二羧酸，以保证微生物正常生物合成的需要，同时对某些生长在以乙酸为唯一碳源的微生物来说，更有至关重要的作用。

乙醛酸循环的具体过程见图 5-27，从图中可知，在乙醛酸循环中，异柠檬酸可通过 ICL 分解为乙醛酸和琥珀酸；其中的乙醛酸又可通过 MS 的催化使之与乙酰 CoA 一起形成苹果酸。异柠檬酸跳过了 TCA 循环中的 3 步，直接形成了琥珀酸，且效率比 TCA 高（TCA 中 1 分子异柠檬酸只产生 1 分子 4C 化合物，而乙醛酸循环则可产生 1.5 分子 4C 化合物）。乙醛酸循环中的两个关键反应为：

具有乙醛酸循环的微生物，普遍是好氧菌，例如可用乙酸作唯一碳源生长的一些细菌，

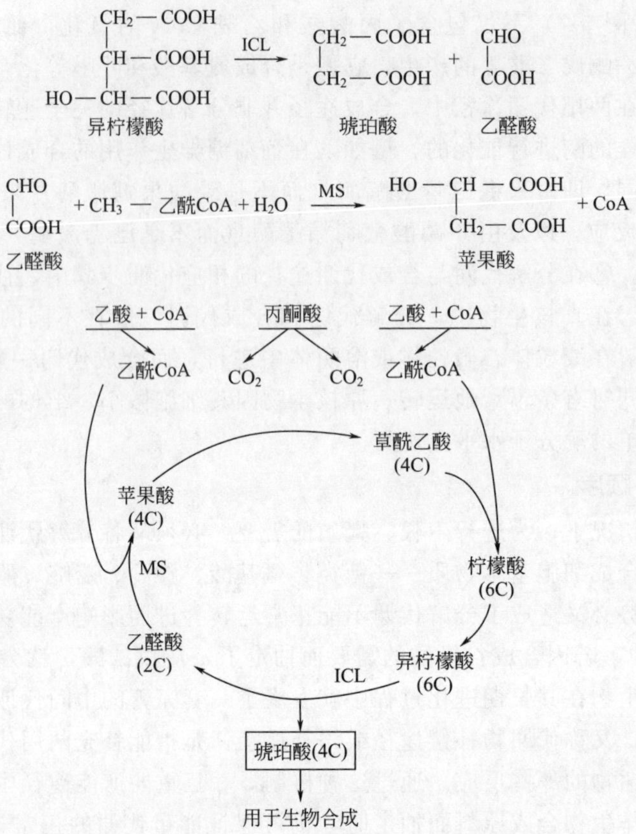

图 5-27　乙醛酸循环简图

MS 为苹果酸合酶；ICL 为异柠檬酸裂合酶；方框内为终产物

包括醋杆菌属、固氮菌属、大肠杆菌、产气肠杆菌、脱氮副球菌、荧光假单胞菌和红螺菌属等；真菌中有酵母属、青霉属和黑曲霉等。

第二节　微生物的耗能代谢

一、微生物对碳源的利用

对一切生物所共有的那些重要物质（糖类、蛋白质、核酸、脂类和维生素等）的合成代谢知识，是生物化学课程的重点内容，这里不作重复介绍。本节只选择介绍微生物所特有的、重要的和有代表性的合成代谢途径，包括自养微生物的 CO_2 固定以及生物固氮、细胞壁肽聚糖的合成和微生物次级代谢物的合成等。

1. CO_2 的固定

各种自养微生物在其生物氧化（包括氧化磷酸化、发酵和光合磷酸化）中获取的能量主要用于 CO_2 的固定。在微生物中，至今已了解的 CO_2 固定的途径有 4 条，即 Calvin 循环、厌氧乙酰 CoA 途径、逆向 TCA 循环途径和羟基丙酸途径。

（1）Calvin 循环　Calvin 循环又称 Calvin-Benson 循环、Calvin-Bassham 循环、核酮糖二磷酸途径或还原性戊糖磷酸循环。这一循环是光能自养生物和化能自养生物固定 CO_2 的主要途径。核酮糖二磷酸羧化酶（RuBis CO）和磷酸核酮糖激酶是本途径的两种特有的酶。利用 Calvin 循环进行 CO_2 固定的生物，除了绿色植物、蓝细菌和多数光合细菌外（在一切光能自养生物中，此反应不需光，可在黑暗条件下进行，故称暗反应），还包括硫细菌、铁细菌和硝化细菌等许多化能自养菌，因此十分重要。

本循环可分 3 个阶段：

① 羧化反应　3 个 1,5-二磷酸核酮糖（Ru-1,5-P）通过核酮糖二磷酸羧化酶将 3 分子 CO_2 固定，并形成 6 个 3-磷酸甘油酸（PGA）分子，即：

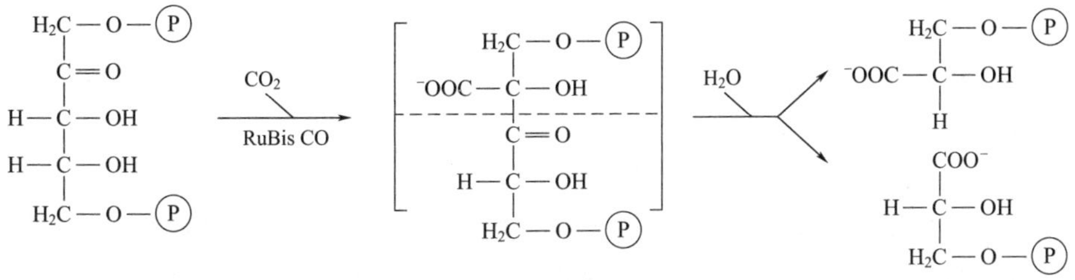

1,5-二磷酸核酮糖　　　　　不稳定中间代谢物　　　　　2个3-磷酸甘油酸

② 还原反应　紧接在羧化反应后，立即发生 3-磷酸甘油酸上的羟基还原成醛基的反应（通过逆 EMP 途径进行）。此两步反应需要消耗 ATP 和 ［H］。

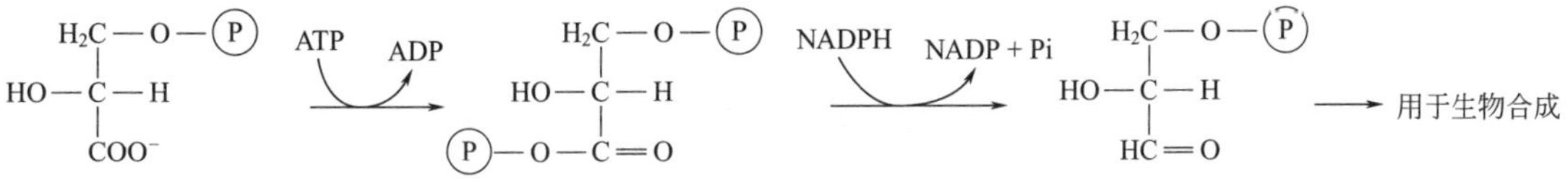

3-磷酸甘油酸　　　　　1,3-二磷酸甘油酸　　　　　3-磷酸甘油醛

③ CO_2 受体的再生　指 5-磷酸核酮糖在磷酸核酮糖激酶的催化下转变成 1,5-二磷酸核酮糖的生化反应，即：

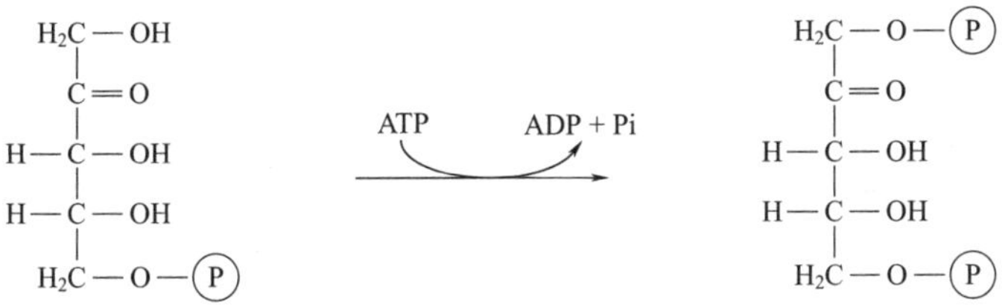

5-磷酸核酮糖　　　　　　　　　1,5-二磷酸核酮糖

如果以产生 1 个葡萄糖分子来计算，则 Calvin 循环的总反应式为：

$$6CO_2 + 12NADPH + 12H^+ + 18ATP + 12e^- \longrightarrow C_6H_{12}O_6 + 12NADP + 18ADP + 18Pi + 6H_2O$$

现把 Calvin 循环的简化过程列在图 5-28 中。

在图 5-28 的 Calvin 循环中，通过反应由 6 分子 CO_2 实际产生了 2 分子 3-磷酸甘油醛，然后可根据生物合成的需要进一步生成细胞的各种其他成分，即：

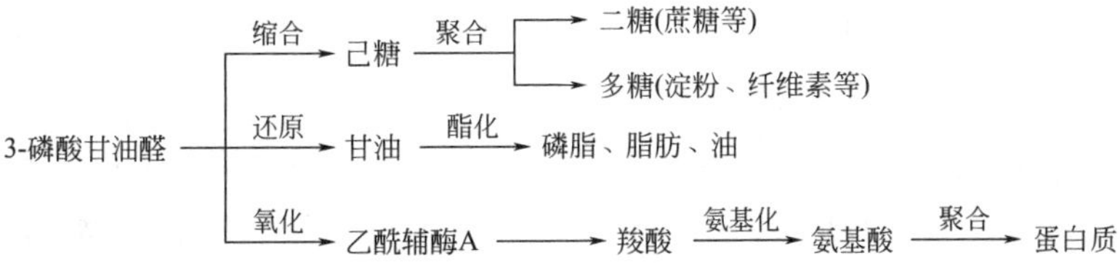

（2）厌氧乙酰 CoA 途径　厌氧乙酰 CoA 途径又称活性乙酸途径。这种非循环式的 CO_2

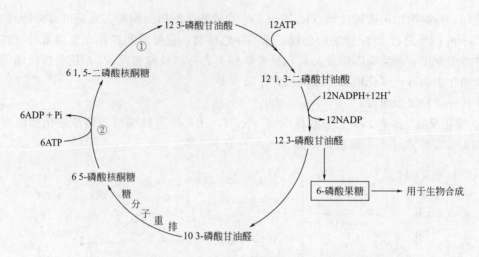

图 5-28　Calvin 循环由 6 分子 CO_2 还原成 1 分子 6-磷酸果糖的过程

① 核酮糖二磷酸羧化酶；② 磷酸核酮糖激酶；图中 18ATP 来自光反应或

氧化磷酸化，$12NADPH+12H^+$ 来自光反应或逆电子流传递

固定机制主要存在于一些产乙酸菌、硫酸盐还原菌和产甲烷菌等化能自养细菌中（图 5-29）。总反应式为：

$$4H_2 + 2CO_2 \longrightarrow CH_3COOH + 2H_2O$$

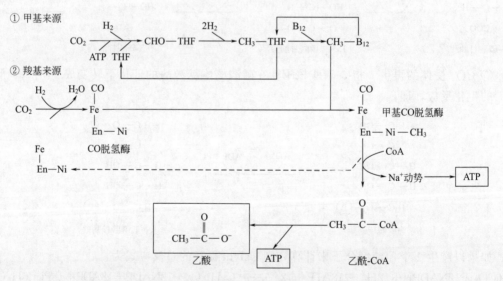

图 5-29　CO_2 固定的厌氧乙酰 CoA 途径

En—CO 脱氢酶的酶蛋白，其中的 Fe 原子可以与 CO 结合，Ni 原子可以与—CH_3 结合

从图 5-29 中可以看出，以 H_2 作电子供体，先分别把 CO_2 还原成乙酸的甲基和羧基。整个反应中的关键酶是 CO 脱氢酶，由它催化 CO_2 还原为 CO 的反应（$CO_2 + H_2CO + H_2O$）。在反应①中，CO_2 先被还原为 CHO—THF（甲酰四氢叶酸，THF 是一种转移一碳基的重要辅酶）、CH_3—THF（甲基四氢叶酸），再转变成 CH_3—B_{12}（甲基维生素 B_{12}）。反应②中，另一个 CO_2 在 CO 脱氢酶的催化下，形成 CO 与该酶的复合物 CO—X，然后与 CH_3—B_{12} 一起形成 CH_3—CO—X（乙酰 X），由它进一步转变成乙酰 CoA 后，既可产生乙

酸，也可在丙酮酸合成酶的催化下，与第三个 CO_2 分子结合，形成分解代谢和合成代谢中的关键中间代谢物——丙酮酸。

（3）逆向 TCA 循环　逆向 TCA 循环又称还原性 TCA 循环。在绿菌属的一些绿色硫细菌中，CO_2 固定是通过逆向 TCA 循环（图 5-30）进行的。总反应式为：

$$3CO_2 + 12[H] + 5ATP \longrightarrow 丙糖—ⓟ$$

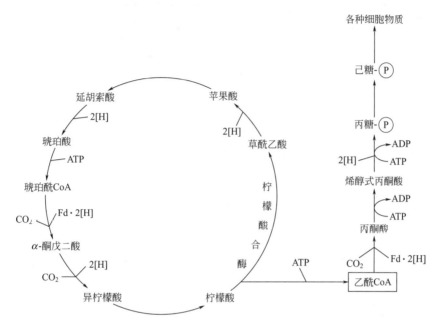

图 5-30　绿菌属的逆向 TCA 循环固定 CO_2 途径

Fd·2[H] 为还原态铁氧还蛋白，其功能是催化还原性 CO_2 固定以进入 TCA 循环

本循环起始于柠檬酸（6C 化合物）的裂解产物草酰乙酸（4C），以它作 CO_2 受体，每循环一周掺入 2 个 CO_2，并还原成可供各种生物合成用的乙酰 CoA(2C)，由它再固定 1 分子 CO_2 后，就可进一步形成丙酮酸、丙糖、己糖等一系列构成细胞所需要的重要合成原料。必须指出的是，在绿菌属中，逆向 TCA 循环中的多数酶与正向 TCA 循环时相同，只有依赖于 ATP 的柠檬酸裂合酶（它可把柠檬酸裂解为乙酰 CoA 和草酰乙酸）是个例外，因为在正向进行氧化性 TCA 循环时，由乙酰 CoA 和草酰乙酸合成柠檬酸是利用柠檬酸合酶。

（4）羟基丙酸途径　只是少数绿色硫细菌绿弯菌属在以 H_2 或 H_2S 作电子供体进行自养生活时所特有的一种 CO_2 固定机制。这类细菌既无 Calvin 循环途径，也无逆向 TCA 循环途径，而是采用羟基丙酸途径，把 2 个 CO_2 转变为草酰乙酸。

本途径的总反应式是：$2CO_2 + 4[H] + 3ATP \longrightarrow$ 草酰乙酸。其中关键步骤是羟基丙酸的产生（图 5-31）。

从图 5-31 可以看出，在 CO_2 固定的羟基丙酸途径中，从乙酰 CoA 开始先后经历 2 次羧化，先形成羟基丙酰 CoA，继而产生甲基丙二酰 CoA，再经分子重排变成苹果酰 CoA，最后裂解成乙酰 CoA 和乙醛酸。其中的乙酰 CoA 重新进入固定 CO_2 的反应循环，而乙醛酸则通过丝氨酸或甘氨酸中间代谢物形式为细胞合成提供必要的原料。

2. 肽聚糖的合成

微生物所特有的结构大分子种类很多，例如原核生物细胞壁中的肽聚糖、磷壁酸、脂多

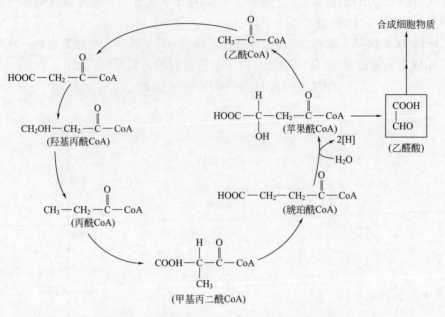

图 5-31　绿弯菌属自养固定 CO_2 的羟基丙酸途径

糖以及壁外的糖被等；古生菌细胞壁中的假肽聚糖等；以及真核微生物细胞壁中的葡聚糖、甘露聚糖、纤维素和几丁质等。这里仅以既有代表性、又有重要意义的肽聚糖为例，作比较详细的介绍。

　　肽聚糖是绝大多数原核生物细胞壁所含有的独特成分；它在真细菌的生命活动中有着重要的功能，尤其是许多重要抗生素（例如青霉素、头孢霉素、万古霉素、环丝氨酸和杆菌肽等）呈现其选择毒力的物质基础；加上它的合成机制复杂，并必须运送至细胞膜外进行最终装配等，因此是可以作为典型介绍的内容。整个肽聚糖的合成过程约有 20 步，研究对象主要是采用 G^+ 菌——金黄色葡萄球菌。这里根据它们反应部位的不同，可分成在细胞质中、细胞膜上和细胞膜外 3 个合成阶段。图 5-32 即为了解 3 个阶段各主要反应的"导游图"。

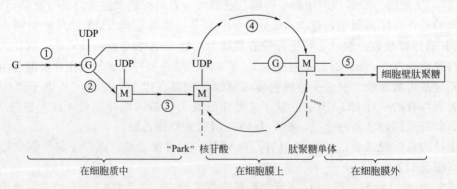

图 5-32　肽聚糖生物合成的 3 个阶段及其主要中间代谢物

G 为葡萄糖；Ⓖ 为 N-乙酰葡萄糖胺；▢M 为 N-乙酰胞壁酸；

"Pak"核苷酸即 UDP-N-乙酰胞壁酸五肽；UDP 为尿苷二磷酸

（1）在细胞质中的合成

① 由葡萄糖合成 N-乙酰葡萄糖胺和 N-乙酰胞壁酸：

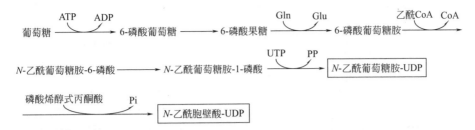

② 由 N-乙酰胞壁酸合成"Park"核苷酸。"Park"核苷酸即 UDP-N-乙酰胞壁酸五肽，它的合成过程共分 4 步，都需 UDP（尿嘧啶二磷酸）作糖载体；另外，还有合成 D-丙氨酰-D-丙氨酸的 2 步反应，且它们都可被环丝氨酸所抑制（图 5-33）。

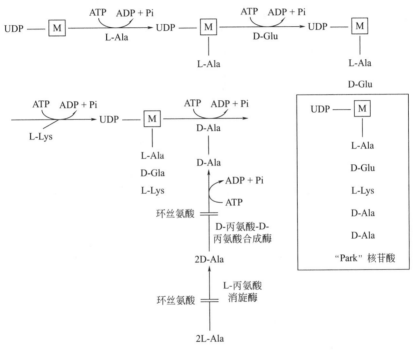

图 5-33　金黄色葡萄球菌由 N-乙酰胞壁酸合成"Park"核苷酸的过程

M 表示 N-乙酰胞壁酸；注意：在大肠杆菌中，则由 mDAP 取代 L-Lys

(2) 在细胞膜中的合成　由"Park"核苷酸合成肽聚糖单体是在细胞膜上进行的。因细胞膜属疏水性，故要把在细胞质中合成的亲水性分子——"Park"核苷酸掺入细胞膜并进一步接上 N-乙酰葡萄糖胺和甘氨酸五肽"桥"，最后把肽聚糖单体（二糖肽亚单位）插入细胞膜外的细胞壁生长点处，必须通过一种称作细菌萜醇的类脂载体的运送。

细菌萜醇是一种含 11 个异戊二烯单位的 C_{55} 类异戊二烯醇，它可通过 2 个磷酸基与 N-乙酰胞壁酸分子相接，使糖的中间代谢物呈现出很强的疏水性，从而使它能顺利通过疏水性很强的细胞膜而转移到膜外。

类脂载体除在细菌肽聚糖的合成中具有重要作用外，还可参与各类微生物多种胞外多糖和脂多糖的生物合成，包括细菌的磷壁酸、脂多糖，细菌和真菌的纤维素，以及真菌的几丁质和甘露聚糖等，故十分重要。在细胞膜中，由"Park"核苷酸合成肽聚糖单体可分 3 步进行，再加上有关步骤总计为 5 步，其细节见图 5-34。

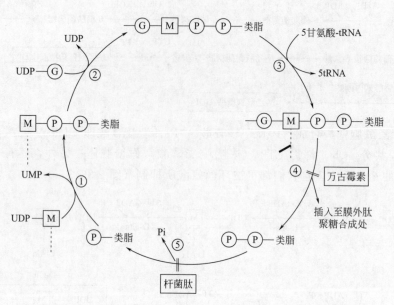

图 5-34　在细胞膜上进行的由 "Park" 核苷酸合成肽聚糖单体的反应
"类脂" 指类脂载体——细菌萜醇；反应④和⑤可分别被万古霉素和杆菌肽所抑制

（3）在细胞膜外的合成　就像装运到建筑工地上的一个个 "预制件"，被逐个安装到大厦上的适当部位，就可组装成一座雄伟壮丽的大厦那样，从焦磷酸类脂载体上卸下来的肽聚糖单体，会被运送到细胞膜外正在活跃合成肽聚糖的部位。在那里，一般都是因细胞分裂而促使一种称为自溶素的酶解开细胞壁上的肽聚糖网套，于是，原有的肽聚糖分子成了新合成分子的引物。接着，肽聚糖单体这一 "预制件" 与引物分子间先发生转糖基作用，使多糖链在横向上延伸一个二糖单位，然后再通过转肽酶的转肽作用，最终使前后 2 条多糖链间形成甘氨酸五肽 "桥" 而发生纵向交联。甲乙两肽尾间的五甘氨酸肽桥是这样形成的：通过转肽酶的作用，在甲肽尾五甘氨酸肽的游离氨基端与乙肽尾的第四个氨基酸——D-Ala 的游离羧基间形成一个肽键，于是两者交联。这时，乙肽尾从原有的五肽已变成正常肽聚糖分子中的四肽尾了。必须注意的是，以上反应细节都是通过以 G⁺ 菌金黄色葡萄球菌为模式菌种研究出来的，而在其他原核生物中还有别的肽桥类型或根本不存在肽桥。有关在细胞膜外进行的转糖基作用和转肽作用的反应可见图 5-35。

从图 5-35 可以看出，转肽作用可被青霉素所抑制。其作用机制是：青霉素是肽聚糖单体五肽尾末端的 D-丙氨酰-D-丙氨酸的结构类似物，即它们两者可相互竞争转肽酶的活力中心。转肽酶一旦被青霉素结合，前后 2 个肽聚糖单体间不能形成肽桥，因此，合成的肽聚糖是缺乏机械强度的 "次品"，由此产生了原生质体或球状体之类的细胞壁缺损细菌，当它们处于不利的环境下时，极易裂解死亡。因为青霉素的作用机制是抑制肽聚糖分子中肽桥的生物合成，因此对处于生长繁殖旺盛阶段的细菌具有明显的抑制作用，相反，对处于生长停滞状态的休止细胞却无抑制作用。

二、微生物对氮源的利用

1. 生物固氮

生物固氮是指大气中的分子氮通过微生物固氮酶的催化而还原成氨的过程，生物界中只

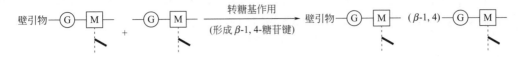

(a) 转糖基作用（横向连接）

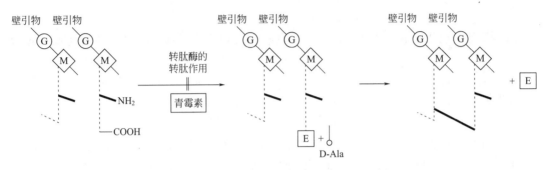

(b) 转肽作用（纵向连接）

图 5-35　在细胞膜外合成肽聚糖时的转糖基作用和转肽作用

E 指转肽酶

有原核生物才具有固氮能力。生物固氮反应是一种极其温和的生化反应，与人类发明的化学固氮相比，其有着无比的优越性，因后者需要特殊催化剂，并须在高温（约 300℃）、高压（约 300atm，1atm＝101325Pa）下进行。如果把光合作用看作是地球上最重要的生物化学反应，则生物固氮作用便是地球上仅次于光合作用的生物化学反应，因为它为整个生物圈中一切生物的生存和繁荣发展提供了不可或缺和可持续供应的还原态氮化物的源泉。

（1）固氮微生物　最早发现的固氮微生物是共生的根瘤菌属和自生的固氮菌属，它们分别于 1886 年和 1901 年由荷兰著名学者、微生物学中 Delft 学派的奠基人 M. Beijerinck 所分离。目前知道的所有固氮微生物即固氮菌都属原核生物和古生菌类，在分类地位上主要隶属于固氮菌科、根瘤菌科、红螺菌目、甲基球菌科、蓝细菌以及芽孢杆菌属和梭菌属中的部分菌种。自 1886 年首次分离共生固氮的根瘤菌起，至今已发现的固氮微生物已多达 80 余属（1992 年）。从其生态类型来分，固氮菌可分为以下 3 类：

① 自生固氮菌　指一类不依赖与它种生物共生而能独立进行固氮的微生物。

自生固氮菌
- 好氧
  - 化能异养：固氮菌属、拜叶林克菌属等
  - 化能自养：氧化亚铁硫杆菌、产碱菌属等
  - 光能自养：多种蓝蓝细菌，如念珠蓝细菌属、鱼腥蓝细菌属等
- 兼性厌氧
  - 化能异养：克雷伯菌属、多黏芽孢杆菌属等
  - 光能异养：细螺菌属、红假单胞菌属等
- 厌氧
  - 化学异养：巴氏梭菌、甲烷八叠球菌属等
  - 光能自养：着色菌属、假单胞菌属等

② 共生固氮菌　指必须与它种生物共生在一起时才能进行固氮的微生物。

共生固氮菌
- 根瘤
  - 豆科植物：根瘤菌属、固氮根瘤菌属、慢性根瘤菌属、中华根瘤菌属等
  - 非豆科植物：弗兰克菌属
- 植物
  - 地衣：念珠蓝细菌属、鱼腥蓝细菌属等
  - 满江红：满江红鱼腥蓝细菌

③ 联合固氮菌　指必须生活在植物根际、叶面或动物肠道等处才能进行固氮的微生物。联合固氮这一名词是由巴西 Dobereiner 实验室于 1976 年最先提出的。

$$联合固氮菌 \begin{cases} 根际 \begin{cases} 热带：生脂固氮螺菌、拜叶林克菌属等 \\ 温带：芽孢杆菌属、克雷伯菌属等 \end{cases} \\ 叶面：拜叶林克菌属、克雷伯菌属、固氮菌属等 \\ 动物肠道：肠杆菌属、克雷伯菌属等 \end{cases}$$

（2）固氮的生化机制　生物固氮是一个具有重大理论意义和实用价值的生化反应过程，因此历来受研究者的高度重视。可是，长期以来由于对固氮酶这一生物催化剂的高度氧敏感性未予认识，因此始终无法入门。直至 1960 年，J. E. Carnahan 等从巴氏梭菌这一厌氧固氮菌中提取到具有固氮活性的无细胞抽提液，并以此实现了分子氮还原为氨后，才开始有了实质性的突破。此后，L. Mortenson 等（1966 年）又从巴氏梭菌和维涅兰德固氮菌的细胞抽提液中，分离到两种半纯的固氮蛋白——钼铁蛋白和铁蛋白。1970 年，R. C. Burns 等终于获得了固氮钼铁蛋白的白色针状结晶。从此，固氮的生化和遗传机制的研究才得以蓬勃开展。

① 生物固氮反应的六要素

a. ATP 的供应。由于 $N \equiv N$ 分子中存在 3 个共价键，故要把这种极端稳固的分子打开就得花费巨大的能量。固氮过程中把 N_2 还原成 $2NH_3$ 时消耗的大量 ATP[N_2：ATP$=1$：$(18 \sim 24)$] 是由呼吸、厌氧呼吸、发酵或光合磷酸化作用提供的。

b. 还原力 [H] 及其传递载体。固氮反应中所需的大量还原力（N_2：[H]$=1$：8）必须以 $NAD(P)H + H^+$ 的形式提供。[H] 由低电位势的电子载体铁氧还蛋白（Fd，一种铁硫蛋白）或黄素氧还蛋白（Fld，一种黄素蛋白）传递至固氮酶上。

c. 固氮酶。固氮酶是一种复合蛋白，由固二氮酶和固二氮酶还原酶两种相互分离的蛋白质构成。固二氮酶是一种含铁和钼的蛋白质，铁和钼组成一个称为"FeMoCo"的辅因子，它是还原 N_2 的活性中心。而固二氮酶还原酶则是一种只含铁的蛋白质。某些固氮菌处于不同生长条件下时，还可合成其他不含钼的固氮酶，称作"替补固氮酶"，具有在极度缺钼环境下还能正常进行生物固氮的功能。有关固氮酶的两种组分的特点可见表 5-4。

表 5-4　固氮酶两个组分的比较

比较项目	固二氮酶(组分Ⅰ)	固二氮酶还原酶(组分Ⅱ)
蛋白亚基数	4(2大2小)	2(相同)
分子量	22 万左右	6 万左右
Fe 原子数	30(24～32)	4
不稳态 S 原子数	28(20～32)	4
Mo 原子数	2	0
Cys 的—SH	32～34	12
活性中心	铁钼辅因子(FeMoCo)	电子活化中心(Fe_4S_4)
功能	络合、活化和还原 N_2	传递电子到组分Ⅰ上
对 O_2 的敏感性	较敏感	极敏感

d. 还原底物——N_2。

e. 镁离子。

f. 严格的厌氧微环境。

② 测定固氮酶活力的乙炔还原法　测定固氮酶活力的经典方法曾有过粗放的微量克氏定氮法和烦琐的同位素法等。1966 年，M. J. Dilworth 和 R. Scholhorn 等分别发表了既灵敏又简便的测定固氮酶活性的乙炔还原法，大大推动了固氮生化的研究。

已知固氮酶除了能催化 $N_2 \longrightarrow NH_3$ 的反应外，还可催化许多反应，包括 $2H^+ + 2e^- \longrightarrow H_2$ 和 C_2H_2（乙炔）$\longrightarrow C_2H_4$（乙烯）等反应，在后一反应中，这两种气体量的微小变化也能用气相色谱仪检测出来。由于乙炔还原法的灵敏度高、设备较简单、成本低廉和操作方便，故很快成为研究固氮实验室中的常规方法。

③ 固氮的生化途径　目前所知道的生物固氮总反应式是：

$$N_2 + 8[H] + 16 \sim 24ATP \longrightarrow 2NH_3 + H_2 + 16 \sim 24ADP + 16 \sim 24Pi$$

固氮反应的具体细节可见图 5-36。

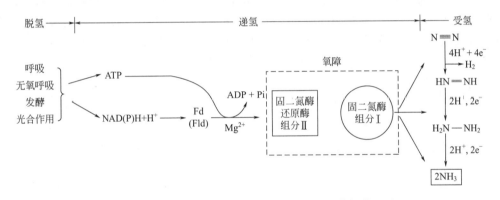

图 5-36　自生固氮菌固氮的生化途径（上）及其细节（下）

从图 5-36 可以看到，整个固氮过程主要经历以下几个环节：a. 由 Fd 或 Fld 向氧化型固二氮酶还原酶的铁原子提供 1 个电子，使其还原；b. 还原型的固二氮酶还原酶与 ATP-Mg 结合，改变了构象；c. 固二氮酶在 "FeMoCo" 的 Mo 位点上与分子氮结合，并与固二氮酶还原酶-Mg-ATP 复合物反应，形成一个 1∶1 复合物，即完整的固氮酶；d. 在固氮酶分子上，有 1 个电子从固二氮酶还原酶-Mg-ATP 复合物转移到固二氮酶的铁原子上，这时固二氮酶还原酶重新转变成氧化态，同时 ATP 也就水解成 ADP+Pi；e. 通过上述过程连续 6 次（用打点子的箭头表示）的运转，才可使固二氮酶释放出 2 个 NH_3 分子；f. 还原 1 个 N_2 分子，理论上仅需 6 个电子，而实际测定却需 8 个电子，其中 2 个消耗在产 H_2 上（有关原因尚待进一步研究）。必须强调指出的是，上述一切生化反应都必须受活细胞中各种 "氧障"的严密保护，以保证固氮酶免遭失活。N_2 分子经固氮酶的催化而还原成 NH_3 后，就可通过图 5-37 的生化反应途径与相应的酮酸结合，以形成各种氨基酸。

图 5-37 的总反应为：$NH_4^+ + \alpha$-酮酸$\longrightarrow$相应的氨基酸。例如，由丙酮酸形成丙氨酸，由 α-酮戊二酸形成谷氨酸，由草酰乙酸形成天冬氨酸等。有了各种氨基酸，就可进一步合成蛋白质和其他有关成分了。

④ 固氮酶的产氢反应　固氮酶除能催化 N_2 还原成 NH_3 外，还具有催化 $2H^+ + 2e^- \longrightarrow H_2$ 反应的氢化酶活性。当固氮菌在缺 N_2 环境下，其固氮酶可将 H^+ 全部还原为 H_2 释放；在有 N_2 的环境下，也只是把 75% 的还原力 [H] 去还原 N_2，而把另外 25% 的 [H] 以产

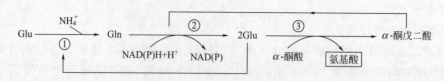

图 5-37   固氮初产物——氨的去路
Glu—谷氨酸；Gln—谷氨酰胺；①为 Gln 合成酶；②为 Glu 合成酶；③为转氨酶

H_2 的方式浪费掉（图 5-36 上）。然而，在大多数固氮菌中，还存在另一种经典的氢化酶（hydrogenase），它能将被固氮酶浪费了的分子氢重新激活，以回收一部分还原力〔H〕和 ATP。

2. 其他氮源的利用

固氮酶的两个蛋白组分对氧是极其敏感的，它们一旦遇氧就很快导致不可逆的失活，例如，固二氮酶还原酶一般在空气中暴露 45s 后即丧失一半活性；固二氮酶稍稳定些，但一般在空气中的活性半衰期也只有 10min。当然，来自不同微生物的固氮酶，其对氧的敏感性还是有较大差别的。已知的大多数固氮微生物都是好氧菌，其生命活动包括生物固氮所需的大量能量都是来自好氧呼吸和非循环式光合磷酸化。因此，在它们身上都存在着好氧生化反应（呼吸）和厌氧生化反应（固氮）这两种表面上似乎水火不相容的矛盾过程。事实上，好氧性固氮菌在长期进化过程中，早已进化出适合在不同条件下保护固氮酶免受氧害的机制了。

（1）好氧性自生固氮菌的抗氧保护机制

① 呼吸保护   指固氮菌科的菌种能以极强的呼吸作用迅速将周围环境中的氧消耗掉，使细胞周围微环境处于低氧状态，借此保护固氮酶。

② 构象保护   在高氧分压条件下，维涅兰德固氮菌和褐球固氮菌等的固氮酶能形成一个无固氮活性但能防止氧害的特殊构象，称为构象保护。目前知道，构象保护的原因是存在一种耐氧蛋白（即铁硫蛋白Ⅱ），它在高氧分压条件下可与固氮酶的两个组分形成耐氧的复合物。

（2）蓝细菌固氮酶的抗氧保护机制

蓝细菌是一类放氧性光合生物，在光照下，会因光合作用放出的氧而使细胞内的氧浓度急剧增高，对此，它们进化出若干固氮酶的特殊保护系统，主要有以下两类。

① 分化出特殊的还原性异形胞   在第一章第三节中，已初步介绍过蓝细菌异形胞的结构和功能。在具有异形胞分化的蓝细菌属中，固氮作用只局限在异形胞中进行。异形胞的体积较一般营养细胞大，细胞外有一层由糖脂组成的片层式的较厚的外膜，它具有阻止氧气进入细胞的屏障作用；异形胞内缺乏产氧光合系统Ⅱ，加上脱氢酶和氢化酶的活性高，使异形胞能维持很强的还原态；其中超氧化物歧化酶（SOD）的活性很高，有解除氧毒害的功能；此外，异形胞还有比邻近营养细胞高出 2 倍的呼吸强度，借此可消耗过多的氧并产生对固氮必需的 ATP。

② 非异形胞蓝细菌固氮酶的保护   它们一般缺乏独特的保护机制，但却有相应的弥补方法。如织线蓝细菌属能通过将固氮作用与光合作用进行时间上的分隔（白天光照下进行光合作用，夜晚黑暗下固氮）来达到目的；束毛蓝细菌属通过束状群体中央处于厌氧环境下的细胞失去能产氧的光合系统Ⅱ，以便于进行固氮反应；而黏球蓝细菌属则通过提高过氧化物酶和 SOD 的活性来除去有毒过氧化合物等。

(3) 豆科植物根瘤菌固氮酶的抗氧保护机制　根瘤菌在纯培养情况下一般不固氮,只有当严格控制在微好氧条件下时才能固氮。另外,当它们侵入根毛并形成侵入线再到达根部皮层后,会刺激内皮层细胞分裂繁殖,这时根瘤菌也在皮层细胞内迅速分裂繁殖,随后分化为膨大而形状各异(梨状、棒状、杆状、T状或Y状)、不能繁殖、但有很强固氮活性的类菌体。许多类菌体被包在一层类菌体周膜(pbm)中,维持着一个良好的氧、氮和营养环境。最重要的是此层膜的内外都存在着一种独特的豆血红蛋白。它是一种红色的含铁蛋白,在根瘤菌和豆科植物两者共生时,由双方诱导合成。血红素和球蛋白两种成分由根瘤菌和植物分别合成。豆血红蛋白通过氧化态(Fe^{3+})和还原态(Fe^{2+})间的变化可发挥"缓冲剂"作用,借以使游离 O_2 维持在低而恒定的水平上,使根瘤中的豆血红蛋白结合 O_2 与游离氧的比率一般维持在 10000∶1 的水平上。

第三节　微生物的代谢调控与发酵生产

　　微生物细胞有着一整套可塑性极强和极精确的代谢调控系统,以确保上千种酶能够准确无误、有条不紊和高度协调地进行极其复杂的新陈代谢反应。

　　从细胞水平上来看,微生物的代谢调控能力要明显超过结构上比其复杂的高等动、植物细胞。这是因为,微生物细胞的体积极小,而所处的环境条件却比高等生物的细胞更为多变,每个细胞要在这样复杂的环境条件下求得独立生存和发展,就必须具备一整套发达的代谢调控系统。有学者估计,在一个大肠杆菌细胞中,同时存在着多达 2500 种左右的蛋白质,其中有上千种是催化正常代谢反应的酶。如果细胞对这么多的蛋白质作平均使用,由于每个细菌细胞的容量只够装上约 10 万个蛋白质分子,所以每种酶平均还分摊不到 100 个分子,因而无法保证各种复杂、精巧的生命活动的正常运转。

　　事实上,在微生物的长期进化过程中,早已发展出一整套极其高效的代谢调控系统,巧妙地解决了上述矛盾。例如,在每种微生物的基因组上,虽然潜在着合成各种分解酶的能力,但是除了一部分是属于经常以较高浓度存在的"常规部队"(即组成酶)外,大量的都是属于只有当其分解底物或有关诱导物存在时才会合成的"机动部队"(即诱导酶)。据估计,诱导酶的总量约占细胞总蛋白质含量的 10%。通过代谢调控,微生物可最经济地利用其营养物,合成出能满足自己生长、繁殖所需要的一切中间代谢物,并做到既不缺乏、也不剩余或浪费任何代谢物的高效"经济核算"。

　　代谢调控的方式很多,例如可调控细胞膜对营养物的透性,通过酶的定位以限制它与相应底物的接触,以及调控代谢流等。其中以调控代谢流的方式最为重要,它包括"粗调"和"细调"两个方面,前者指调控酶合成量的诱导或阻遏机制,后者指调控现成酶催化活力的反馈抑制机制,通过上述两者的配合与协调,可达到最佳的代谢调控效果。

一、酶活性调节

　　酶活性调节是以酶分子结构为基础的,它是指细胞通过调控胞内已有酶分子的构象或分子结构来改变酶活性,从而调节所催化的代谢反应的速率。这种调节方式使微生物细胞对环境的变化作出迅速反应,具有作用直接、响应快、可逆等特点。

1. 调节方式

酶活性调节的方式主要有激活和抑制两种。

激活是指在分解代谢途径中，催化后面反应的酶的活性可被前面反应的中间产物所促进。

抑制指某一代谢途径的末端终产物过量产生后，它会直接作用于该途径中的第一个酶，使其活性受到抑制，从而促使整条途径的反应速率减慢或停止，避免末端产物的过多积累，属于反馈抑制。反馈抑制具有作用直接、效果快速以及当末端产物浓度降低时又可重新解除等优点。

2. 调节机制

在酶的活性调节中往往由效应物介入而引起。效应物通常是低分子量的化合物，可以来自环境，也可以是细胞代谢中间产物。能提高酶的催化活力的效应物称为激活剂，而降低酶的催化活力的效应物称为抑制剂。一般认为，细胞对酶活性的调节机制主要有两种，即变构调节和修饰调节。

(1) 变构调节   在代谢途径的某些重要的生化反应中，特殊的效应物与酶结合后，使酶的构象发生变化，导致酶活性的改变，这类酶称为调节酶（变构酶），调节酶在代谢调节中起重要的作用。例如，处于分支途径中的第一个酶，代谢途径的终端产物往往作为该酶的效应物，对其有专一性的抑制作用。调节酶往往由多亚基组成，其亚单位可以是相同或不同的多肽。调节酶中每个酶分子具有活性部位和调节部位（也称变构部位）两个独立的系统，在酶反应中，催化过程不限制调节过程，但调节系统却可以影响催化体系。底物与酶的活性部位相结合，而效应物则结合到酶的调节部位，从而引起活性部位构象的改变，增强或降低酶的催化活力。一般来说，效应物与酶的底物在结构上有差异，并且效应物与调节部位的非共价结合是可逆的。由于调节酶的活性变化发生在蛋白质水平，改变的仅仅是酶蛋白的三级或四级结构，因此，这是一种非常灵活、迅速和可逆的调节。

(2) 修饰调节   能被共价修饰的调节酶称为共价调节酶。在修饰酶的催化下，共价调节酶多肽链上的某些基团发生可逆共价修饰，使其处于有活性和无活性的互变状态，从而使酶发生激活或抑制的改变。共价调节酶可由非常小的触发信号启动或关闭，也就是说，细胞内某效应物浓度的相对小的变化就能诱发它所控制的共价调节酶充分激活或者完全失活。

3. 调节类型

(1) 激活   包括两个类型，前体激活和补偿性激活（图 5-38）。前体激活是在分解代谢途径和合成体系中，处于途径前面的代谢产物促进催化后面反应的酶活性。而在存在关联的分支合成途径中，若从 H 到 I 的反应需要 E 的参与，则 H 可激活催化合成 E 的途径中第一个酶的活性。

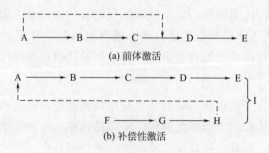

图 5-38　前体激活与补偿性激活

(2) 抑制   对于只形成单一终端产物的无分支途径而言，通过作用于途径中对抑制敏感的第一个酶的活性，实现对整个途径的控制。而对于形成多终端产物的分支途径而言，有关酶活性调节的类型较多。需要注意的是，在这种体系中，即便采用同一条途径，不同的微生物菌株也会存在不同的调节方式。表 5-5 列出了分支途径酶活反馈抑制的类型。

表 5-5　分支途径酶活反馈抑制的类型

反馈抑制的类型	调节作用针对的酶	单一末端产物过量	多个末端产物过量
协同/多价	共同途径的第一个酶	不能引起抑制作用	同时过量，发生抑制
合作/增效	共同途径的第一个酶	轻微作用	同时过量，作用大于各种之和，不能 100% 抑制
累积	共同途径的第一个酶	按一定百分率单独抑制，互不影响	共同过量时，抑制作用累积，可 100% 抑制
顺序	共同途径的第一个酶	无直接作用	通过分支点上的中间代谢物作用，逐步有顺序调节
同工酶	催化形成对应产物的酶	只抑制相应酶的活力，互不影响	分别抑制相应的酶

4. 酶活性的其他调节

发生在蛋白质水平上的酶活性的调节除了变构酶和共价调节酶的调节外，还有酶蛋白的降解及酶原的激活，通过辅酶水平的活性调节以及能荷调节。

(1) 酶蛋白的降解　在对数生长期以后，尤其是某种限制性的营养物质被消耗尽时，微生物细胞中已经存在的酶在非选择性蛋白酶的作用下，自动降解失活。这种降解失活作用可以防止无效的代谢或使代谢转向。而在处于生长阶段的细胞中，这类蛋白酶被密封在液泡中或者活性受到胞内蛋白酶抑制物的限制。

(2) 能荷调节　细胞能荷对酶活性的调节是一种全局调节。能荷是一个人为设定的参数，即 ATP、ADP、AMP 体系中高能键负荷的度量，用来表示细胞的能量状态，能荷数值在 0～1 之间。

$$能荷 = [ATP] + 1/2[ADP]/[ATP] + [ADP] + [AMP]$$

能荷对形成 ATP 的分解代谢途径以及利用 ATP 的合成途径中酶的活性都有调节作用。例如，异柠檬酸脱氢酶（IDH）和磷酸果糖激酶（PFK）等分解代谢途径中的酶受高能荷抑制，而丙酮酸羧化酶（PC）、草酰乙酸羧化酶（OAC）和天冬氨酸激酶（AK）在同样的高能荷下被激活。微生物依赖能荷对生成和消耗 ATP 反应的调节，维持恒定的能量状态。生长中的大肠杆菌细胞能荷为 0.8 左右，当能荷值小于 0.5 时，细胞死亡。巴斯德效应就是细胞通过能荷调节实现自身调控的典型例子。

二、酶合成调节

酶合成的调节是通过调控酶的合成量来调节代谢速率的一种机制，从本质上看是发生在基因水平上的代谢调节。能否合成某种酶，取决于微生物有无合成该酶的基因以及环境条件。与酶活性的调节相比，这类调节是一类间接、缓慢的调节方法，但具有节约生物合成的原料和能量的优点。

1. 调节方式

酶合成调节的方式主要有诱导和阻遏两种。凡能促进酶生物合成的现象，称为诱导；而阻止酶生物合成的现象，则称为阻遏。酶的合成调节也是由效应物介入而引起的，能促使酶产生的效应物称为诱导物，它可以是该酶的底物，也可以是难以代谢的底物类似物或者底物的前体物质。例如，β-半乳糖苷酶的底物乳糖及不被利用的异丙基-β-D-硫代半乳糖苷都是该酶的良好诱导物。而阻止酶合成的效应物称为辅阻遏物，它可以是合成代谢途径的末端产物或分解代谢途径的中间产物。

(1) 诱导　根据酶的合成对代谢环境所作出的反应，可以把微生物的酶划分成组成酶和诱导酶两类。组成酶是细胞固有的酶类，其合成是在相应的基因控制下进行的。它对环境不敏感，不因效应物的存在与否而受影响。例如 EMP 途径的有关酶类。诱导酶对环境敏感，受效应物（外来底物或其结构类似物）存在与否的影响而合成或中止，它是细胞为适应环境而临时合成的一类酶。组成酶和诱导酶的遗传基因都存在于细胞染色体上，但两者在表达上不同，后者的表达依赖于环境中诱导物的存在，而前者不需要。

(2) 阻遏　在微生物的代谢过程中，细胞内有过量效应物（合成代谢的末端产物或分解代谢的中间产物）存在时，通过阻止代谢途径中所有酶的生物合成，彻底地关闭代谢途径，停止产物的继续合成。阻遏作用也是一种反馈调节，并且相比于酶活性调节中通过降低途径中关键酶活性的反馈抑制而言，阻遏作用有利于生物体节省有限的养料和能量。

2. 调节类型

(1) 酶的诱导　酶的诱导合成可分为两种类型，即同时诱导和顺序诱导。

① 同时诱导　指加入一种诱导物能同时（或几乎同时）诱导与其代谢有关的几种酶的合成，主要存在于短代谢途径中。例如，在大肠杆菌培养基中加入乳糖，可同时诱导 β-半乳糖苷透性酶、β-半乳糖苷酶和半乳糖苷转乙酰酶的合成。

② 顺序诱导　是加入诱导物后，会产生一系列酶，先合成能分解底物的酶，再依次合成代谢途径中多个中间代谢物的酶。微生物通过顺序诱导来实现复杂代谢途径的分段调节。

(2) 酶的阻遏　酶合成的阻遏调节主要有末端代谢产物阻遏和分解代谢产物阻遏两种类型。

① 末端代谢产物阻遏　指在生物合成途径中，由于效应物（代谢途径的末端产物）过量累积而阻遏该途径中所有酶的生物合成，属于反馈控制。末端产物阻遏保证细胞内各种物质维持在适当的浓度，例如，与嘌呤、嘧啶和氨基酸生物合成有关的酶类就受到末端产物阻遏的调节。因而在正常的生理条件下，微生物不会过量合成细胞物质。在合成途径中，末端产物往往不止一个，即存在直线式反应途径和分支代谢途径之分，其中分支代谢途径的情况较为复杂。对单一产物的直线式反应途径，例如，甲硫氨酸的生物合成途径，末端产物阻遏比较简单，即过量的末端产物作用于途径中的各个酶，使其合成受阻遏。对分支代谢途径而言，每种末端产物的单一过量仅专一性地阻遏合成它的那条分支途径的酶。只有当所有分支途径的末端产物都过量时，途径分支点前的"公共酶"才被阻遏，这就是多价阻遏作用。

芳香族氨基酸、天冬氨酸族氨基酸和丙酮酸族氨基酸的生物合成中的反馈阻遏就是最典型的例子。末端产物的反馈阻遏之所以能同时作用于相关的几个酶，是由于一条合成途径中的几个酶的结构基因往往成串地分布在同一个操纵子上，或者是受同一个调节蛋白控制的不同的操纵子上，因而有协同作用，反馈阻遏可以节约细胞内的原料和能量。

② 分解代谢产物阻遏　指分解代谢反应中，由于某些代谢物（中间或末端代谢物）的过量积累而阻遏其他代谢途径中一些酶合成的现象。当同时存在有两种可分解的底物（碳源或氮源）时，能被细胞快速利用的底物甲会阻遏与缓慢利用的底物乙分解有关的酶的合成。在这一阻遏作用中，效应物并非底物本身，而是其分解过程中所产生的中间代谢物。二次生长现象就是这种调节类型的典型例子。

3. 调节机制

虽然酶的合成诱导和阻遏是两个截然相反的现象，但在调控机制上非常相似，主要是发生在基因水平的调节（转录起始和终止调节、核糖体 rRNA 水平）。对酶合成的诱导和阻遏现象的解释普遍采用操纵子假说，这一假说很好地解释了对转录起始的调节。

（1）操纵子假说　操纵子假说中涉及操纵子、调节蛋白和效应物。操纵子是一组功能相关的基因，由启动基因、操纵基因和结构基因三部分组成，各部分的性质和功能见表 5-6。

表 5-6　操纵子各部分的性质和功能

名称	性质	功能
启动基因	能被 RNA 聚合酶（依赖于 DNA）识别的碱基序列	RNA 聚合酶的结合部位，转录的起始点
操纵基因	能与调节蛋白相结合的碱基序列	决定结构基因的转录是否能进行
结构基因	编码一个或多个酶的基因	被转录成对应的 mRNA，翻译出相应的酶

调节蛋白是一类组成型的变构蛋白，由位于相应操纵子附近的调节基因编码。调节蛋白具有两个特殊的结合位点，既可与操纵基因结合，也可与效应物相结合。与效应物结合后，调节蛋白发生变构作用，提高或降低自身与操纵基因的结合能力。

在诱导现象中，调节基因编码的调节蛋白称为阻遏物；而在阻遏现象中，调节蛋白称为阻遏物蛋白或原阻遏物。效应物作为一类胞内或外加的低分子量的信号物质（如糖类及其衍生物、氨基酸和核苷酸等），能与调节蛋白结合，并改变调节蛋白与操纵基因的结合能力，从而调控转录的起始。

（2）酶合成的诱导和阻遏　具体内容参见表 5-7。

表 5-7　酶合成现象的操纵子学说

酶合成的效应	调节蛋白的名称	无效应物		效应物名称	存在效应物	
诱导	阻遏物	调节蛋白与操纵基因结合	使结构基因不表达	诱导物	调节蛋白与操纵基因的结合能力降低	使结构基因表达
阻遏	阻遏物蛋白	调节蛋白不与操纵基因结合	使结构基因表达	辅阻遏物	调节蛋白与操纵基因的结合能力提高	使结构基因不表达

（3）弱化作用　微生物细胞生物合成的量必须与需求量相协调，有些单体还可以从环境中获得，因此，必须调节合成代谢的酶水平，避免过量合成。细胞有多种调节机制来保证自身的经济性，除了上述反馈阻遏的开关式调节，在转录水平上还存在一种分级响应，即弱化机制。

在研究大肠杆菌色氨酸操纵子的调节时发现，色氨酸生物合成途径的酶在转录水平上的调节包括反馈阻遏和弱化作用两个层次。合成途径中的酶受末端产物色氨酸本身的反馈阻遏，即色氨酸作为辅阻遏物干扰转录的发动。此外，合成途径中的酶还受到色氨酰 tRNA 的调节。当存在过量的色氨酰 tRNA 时，已被引发的转录，在操纵子上第一个结构基因被转录之前终止，也就是说，弱化作用是对已被引发的转录实现转录终止的控制。

到目前为止，已在大肠杆菌、鼠伤寒沙门菌中发现包括 Thr、Ile、Val、Trp、Leu、Phe、His 等 7 种氨基酸的合成过程中都存在这种控制机制，这类弱化机制可能存在于细菌的所有氨基酸操纵子中。具有弱化控制机制的操纵子，在第一个结构基因与启动子 P、操纵基因 O 之间存在一段核苷酸序列，称为前导 DNA。操纵子的转录必须经过前导区才能进入结构基因区，由 RNA 聚合酶转录形成的前导 mRNA 分子，其二级结构的形成方式在弱化机制中起决定性的作用。当终产物氨基酸过量，即对应的氨基酰 tRNA 过量时，一种类型的 mRNA 碱基配对发生，形成终止结构，转录在第一个结构基因前终止。相反，终产物氨基酸不足时，另一种类型的 mRNA 碱基配对发生，形成非终止结构，使 RNA 聚合酶进入结构基因区，开始结构基因的转录。也就是说，弱化作用是在转录水平上，对产物水平轻微改变的分级响应，调控的是转录的终止。

（4）基于核糖体 RNA 水平的调节　在迅速生长的细胞中，能量主要用于核糖体合成。当细胞在氨基酸和能量受限制时会采取某种响应措施提高自身的存活能力。因此，在氨基酸饥饿条件下，阻碍核糖体的合成是保存能量的主要方式。当缺乏任一氨基酸时，对应的空载 tRNA 浓度上升，它与核糖体结合，会触发结合在核糖体上的焦磷酸转移酶催化 GTP 和 ATP 生成鸟核苷-$5'$-二磷酸-$3'$-二磷酸（ppGpp）。研究发现，在离体条件下，这一罕见的核苷酸 ppGpp 会遏制蛋白质合成的起始阶段。胞内任何氨基酸的缺乏均可能导致 ppGpp 的产生，这一胞内效应物会对细胞活动重新定向，以补偿氨基酸的不足。ppGpp 在转录水平上具有两方面的效应，一方面减小 RNA 聚合酶对 rRNA 启动基因的亲和力，使得合成核糖体的 RNA 总量降低，进而影响核糖体蛋白的合成。另一方面，ppGpp 能促进氨基酸合成，抑制 tRNA、脂肪酸、脂肪、核苷酸、肽聚糖及其他糖类和多胺等的合成，并且激活蛋白酶产生氨基酸。

也就是说，当胞内氨基酸浓度较高时，氨基酸合成受阻，rRNA 合成水平正常，翻译可以正常进行。而当氨基酸缺乏时，rRNA 合成受阻，核糖体水平降低，翻译受影响。这种自动调节是生物体节约能量的措施之一。

4. 微生物代谢自动调节的典型效应

在微生物细胞正常的代谢调节中，通常是酶活性调节和酶合成调节两者同时存在，且密切配合、协调进行，满足细胞在生长繁殖的各个阶段和不同的环境变动中的需求，求得生存和发展。下面介绍两个典型的微生物代谢自动调节现象。

（1）二次生长现象（葡萄糖效应）　将大肠杆菌培养在含乳糖和葡萄糖的培养基上，发现该菌优先利用葡萄糖，在葡萄糖耗尽后才开始利用乳糖。因而产生了在两个对数生长期之间隔着一个生长延滞期的"二次生长现象"。研究其原因发现葡萄糖的存在阻遏了分解乳糖酶系的合成，所以这一现象又称葡萄糖效应。

在葡萄糖效应中，阻遏分解乳糖酶系合成的效应物并不是葡萄糖本身，而是其分解代谢过程中形成的中间代谢物 $3',5'$-单磷酸腺苷酸（cAMP）。因为在乳糖操纵子中，RNA 聚合酶不能自发地和启动子结合，只有在 cAMP 与它的受体蛋白 CRP 结合形成 cAMP-CRP 复合物去激活启动子时，RNA 聚合酶才能与启动子结合，操纵子才被转录，乳糖诱导酶被合成。

显而易见，细胞具有的这种分解代谢物阻遏调节机制，可使微生物利用胞内固有的酶系降解最易利用的生长底物，在必要时才去合成降解另一种生长底物的酶系，这也是细胞经济的一个方面。

在二次生长现象中，用山梨醇或乙酸代替乳糖也有类似的结果。并且这类分解代谢物阻遏效应在其他代谢中也普遍存在，如铵离子的存在可阻遏微生物对精氨酸的利用。

（2）巴斯德效应　巴斯德在研究酵母的酒精发酵时发现，在通氧的情况下，由于进行呼吸作用，酒精产量大大下降，糖的消耗速度也减慢，这种有氧呼吸抑制发酵的作用被称为巴斯德效应。

巴斯德效应的本质是能荷调节。EMP 途径和 TCA 循环均为生成 ATP 的途径。通氧进行呼吸作用，使酵母细胞线粒体中 ATP 上升，线粒体中的异柠檬酸脱氢酶（IDH）活性受 ATP 的抑制，导致柠檬酸（CTA）等中间产物在线粒体累积，线粒体中的 ATP 和 CTA 经载体进入细胞质，就会抑制磷酸果糖激酶（PFK）的活力，造成细胞质中 6-磷酸葡萄糖（G-6-P）的浓度上升，由于 G-6-P 对己糖激酶（HK）有反馈抑制作用，从而间接地造成葡萄糖输入细胞的速率下降，葡萄糖的消耗速率也就下降了。另外，ADP 对 PFK 和 HK 有激活作用，当供氧充足时，细胞质中的 ADP 经载体进入线粒体用于合成 ATP，因而降低了它对 PFK 和 HK 的激活作用，其后果同样是使葡萄糖的消耗速率下降（表 5-8）。

表 5-8　巴斯德效应中酶活性的能荷调节

通氧	调节机制		动态变化	
	酶	所受调节	酶活性变化	累积的中间产物
ATP 上升	异柠檬酸脱氢酶(IDH)	受 ATP 抑制	降低	柠檬酸(CTA)
	磷酸果糖激酶(PFK)	受 CTA 抑制,受 ADP 激活	降低	6-磷酸葡萄糖(G-6-P)
ADP 下降	己糖激酶(HK)	受 G-6-P 反馈抑制,受 ADP 激活	降低	葡萄糖输入速率下降

由于氧的存在，使 PFK 活性降低，从而影响细胞对糖的分解利用和发酵产物乙醇的生成，最终导致所谓有氧呼吸抑制发酵的结果。

第四节　微生物的初级代谢与次级代谢

微生物在生长发育和繁殖过程中，需要不断地从外界环境中摄取营养物质，在体内经过一系列的生化反应，转变成能量和构成细胞的物质，并排出不需要的产物，这一系列的生化过程称为新陈代谢。根据微生物在新陈代谢过程中产生的代谢产物对微生物所产生的作用不同，可将代谢分成初级代谢和次级代谢两种代谢类型。

一、初级代谢

初级代谢是指微生物从外界吸收各种营养物质，通过分解代谢和合成代谢，生成维持生命活动所需要的物质和能量的过程。该过程是一类普遍存在于各类微生物中的一种基本代谢类型。因此，初级代谢的代谢系统、代谢途径和代谢产物在各类生物中都基本相同。并且自始至终存在于生活的菌体中，同菌体的生长过程呈平行关系，促使营养物质转化为结构物质、具生理活性的物质或为生长提供能量。同时还会产生一些代谢产物，称为初级代谢产物，如单糖、氨基酸、脂肪酸、核苷酸以及由这些化合物聚合而成的高分子化合物（如多糖、蛋白质、脂类和核酸等）。只要在这些物质合成过程的某个环节上发生障碍，轻则引起生长停止，重则导致机体发生突变或死亡，因为这些物质都是微生物生命活动必不可少的。

糖类一方面被微生物分解提供能量；另一方面，微生物会不断地将简单化合物合成糖类，以构成细胞生长所需的单糖、多糖等。单糖在微生物中很少以游离形式存在，一般多以多糖或多聚体的形式存在（如肽聚糖、脂多糖、透明质酸），或是以少量的糖磷酸酯或糖核苷酸的形式存在，是微生物相关结构的重要组成物质，因此，单糖和多糖对微生物的生命活动十分重要。

氨基酸是构成蛋白质的基本单位，而蛋白质是微生物各种生命活动必不可少的生物大分子。

脂肪酸是中性脂肪、磷脂和糖脂的主要成分，而脂类是细胞膜的主要构成物质。

核苷酸是核糖核酸及脱氧核糖核酸的基本组成单位，是体内合成核酸的前体。核苷酸随着核酸分布于生物体内各器官、组织、细胞的核及胞质中，并作为核酸的组成成分参与生物的遗传、发育、生长等基本生命活动。

二、次级代谢

次级代谢产物的概念最初产生于植物学领域中（1958 年，Kohland），1960 年，Bu'Lock 把它引入微生物学中。微生物的次级代谢产物，是指某些微生物生长到稳定期前后，以结构简单、代谢途径明确、产量较大的初级代谢产物作前体，通过复杂的次级代谢途径所合成的各种结构复杂的化学物。与初级代谢产物不同的是，次级代谢产物往往具有分子结构复杂、代谢途径独特、在生长后期合成、产量较低、生理功能不很明确（尤其是抗生素）以及其合成一般受质粒控制等特点。一般地说，形态构造和生活史越复杂的微生物（如放线菌和丝状真菌），其次级代谢产物的种类也就越多。次级代谢产物的种类极多，与人类的医药生产和保健工作关系密切，如抗生素、色素、毒素、生物碱、信息素、动植物生长促进剂以及生物药物素（指一些非抗生素类的、有治疗作用的生理活性物质）等。

次级代谢产物的种类繁多、化学结构复杂，分属多种类型，如内酯、大环内酯、多烯类、多炔类、多肽类、四环类和氨基糖类等，其合成途径也十分复杂，但各种初级代谢途径，如糖代谢、TCA 循环、脂肪代谢、氨基酸代谢以及萜烯、甾体化合物代谢等仍是次级代谢途径的基础。现把次级代谢途径与初级代谢途径的联系列在图 5-39 中。

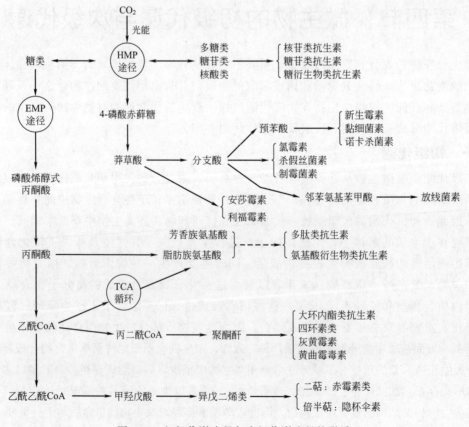

图 5-39　初级代谢途径与次级代谢途径的联系

从图 5-39 可知，微生物次级代谢产物合成途径主要有 4 条：①糖代谢延伸途径，由糖类转化、聚合产生的多糖类、糖苷类和核酸类化合物进一步转化而形成核苷类、糖苷类和糖衍生物类抗生素。②莽草酸延伸途径，由莽草酸分支途径产生氯霉素等。③氨基酸延伸途径，由各种氨基酸衍生、聚合形成多种含氨基酸的抗生素，如多肽类抗生素、β-内酰胺类抗生素、D-环丝氨酸和杀腺癌菌素等。④乙酸延伸途径，又可分为两条支路，一条支路是乙酸经缩合后形成聚酮酐，进而合成大环内酯类、四环素类、灰黄霉素类抗生素和黄曲霉毒素；另一条支路是经过甲羟戊酸合成异戊二烯类，进一步合成重要的植物生长激素，如赤霉素或者真菌毒素——隐杯伞素等。

1. 次级代谢产物的类型

次级代谢产物种类繁多，如何区分类型尚无统一标准。有的研究者按照次级代谢产物的产生菌不同来区分；有的根据次级代谢产物的结构或作用来区分；有的则根据次级代谢产物的合成途径来区分。现简介如下：

(1) 根据产物合成途径区分

① 与糖代谢有关的类型　以糖或糖代谢产物为前体合成次级代谢产物有三种情况：

a. 直接由葡萄糖合成次级代谢产物。例如，曲霉属产生的曲酸，蛤蟆菌产生的蕈毒碱，放线菌产生的链霉素以及大环内酯抗生素中的糖苷等。

曲酸

b. 由预苯酸合成芳香族次级代谢产物，例如放线菌产生的氯霉素、新霉素等。

c. 由磷酸戊糖合成的次级代谢产物较多。磷酸戊糖首先合成重要的初级代谢产物核苷类物质，再进一步合成次级代谢产物，如狭霉素、嘌呤霉素、抗溃疡间型霉素、杀稻瘟菌素 S 以及多氧霉素等。

② 与脂肪酸代谢有关的类型　此类型有两种情况：

a. 以脂肪酸为前体，经过几次脱氢、β-氧化之后，生成比原来脂肪酸碳数少的聚乙炔脂肪酸。这种次级代谢产物多在高等植物中存在，担子菌中也能见到。

b. 次级代谢产物不经过脂肪酸，而是从丙酮酸开始生成乙酰 CoA，再在羧化酶催化下生成丙二酰 CoA。在初级代谢中由此进一步合成脂肪酸，而在次级代谢中所生成的丙二酰 CoA 等链中的羰基不被还原，而生成聚酮或 β-多酮次甲基链，由此进一步生成不同的次级代谢产物，例如四环素抗生素类。红霉素内酯是由聚丙酸型聚酮生成的，即在丙酸上加上一个经脱羧的甲基丙二酸的 C_3 单位，最后由七酮形成内酯环，再与红霉糖、脱氧氨基己糖以糖苷的形式结合而成为红霉素。

③ 与萜烯和甾体化合物有关的类型　与萜烯和甾体化合物有关的次级代谢产物，主要是由霉菌产生的，例如烟曲霉素（三个异戊烯单位聚合而成）、赤霉素（四个异戊烯单位聚合而成）、梭链孢酸（六个异戊烯单位聚合而成）及 β-胡萝卜素（八个异戊二烯单位聚合而成）等。

④ 与 TCA 循环有关的类型　与 TCA 循环相连的次级代谢产物也可以分为两类：

一类是从 TCA 循环得到的中间产物进一步合成次级产物，例如由 α-酮戊二酸还原生成戊烯酸，由乌头酸脱羧生成衣康酸。

另一类是由乙酸得到的有机酸与 TCA 循环上的中间产物缩合生成次级产物，例如，脂肪酸 α-亚甲基与草酰乙酸或 α-酮戊二酸羧基或羰基缩合。担子菌产生的松蕈三酸（α-十六烷基柠檬酸）就是由十八烷酸（$C_{17}H_{33}COOH$）的 α-亚甲基与草酰乙酸的羰基缩合而成的。

⑤ 与氨基酸代谢有关的类型　与氨基酸代谢有关的次级代谢产物，可以分为三类：

a. 由一个氨基酸形成的次级代谢产物。如放线菌产生的环丝氨酸、氮丝氨酸；担子菌由色氨酸合成的口蘑氨酸、鹅膏氨酸、二甲基-4-羟色胺磷酸以及靛蓝等。

b. 由两个氨基酸形成的曲霉酸、支霉黏毒，是由两个氨基酸先以肽键结合，闭环生成二酮吡嗪进一步形成的。半胱氨酸和缬氨酸以另外的缩合方式形成 6-氨基青霉素烷酸。

c. 由三个以上氨基酸缩合而成的次级代谢产物，氨基酸之间多以肽键结合成直链状，例如镰刀菌产生的恩镰孢菌素。放线菌产生的很多次级代谢产物属于此类型。例如短杆菌 A、放线菌素、短杆菌酪素、多黏菌素、杆菌肽及紫霉素等。此外，还有由两个以上氨基酸经过复杂缩合后形成含氮芳香环，如麦角生物碱。

（2）根据产物的作用区分　根据次级代谢产物的作用可将其分为抗生素、激素、生物碱、毒素、色素及维生素等类型。

① 抗生素　这是微生物所产生的，具有特异抗菌作用的一类次级产物。目前发现的抗生素已有 2500～3000 种，青霉素、链霉素、四环素类、红霉素、新生霉素、新霉素、多黏菌素、利福霉素、放线菌素（更生霉素）、博来霉素（争光霉素）等几十种抗生素已进行工业生产。

② 激素　是指微生物产生的一些可以刺激动、植物生长或性器官发育的一类次级物质。例如赤霉菌产生的赤霉素。

③ 生物碱　大部分生物碱是由植物产生的。麦角菌可以产生麦角生物碱。

④ 毒素　大部分细菌产生的毒素是蛋白质类的物质。如破伤风梭菌产生的破伤风毒素，白喉杆菌产生的白喉毒素，肉毒梭菌产生的肉毒素及苏云金杆菌产生的伴孢晶体等。放线菌、真菌也产生毒素。例如黄曲霉产生的黄曲霉毒素，担子菌产生的各种蘑菇毒素等。

⑤ 色素　不少微生物在代谢过程中产生各种有色的产物。例如由黏质赛氏杆菌产生的灵菌红素，在细胞内积累，使菌落呈红色。有的微生物将产生的色素分泌到细胞外，使培养基呈现颜色。

⑥ 维生素　作为次级代谢产物，是指在特定条件下，微生物产生的远远超过自身需要量的那些维生素，例如丙酸细菌产生的维生素 B_{12}，分枝杆菌产生的吡哆素和烟酰胺，假单胞菌产生的生物素，以及霉菌产生的核黄素和 β-胡萝卜素等。

2. 次级代谢产物的生物合成

次级代谢产物的合成过程可以概括为如下模式：

营养物质（C、N、S、P 等）
↓ 初级代谢
前体
↓ 聚合、结构修饰、装配
次级代谢产物

次级代谢产物的合成以初级代谢产物为前体，进入次级代谢产物合成途径后，大约经过三个步骤，合成次级代谢产物。

第一步，前体聚合。前体单元在合成酶的催化下进行聚合。例如四环素合成中，在多酮链合成酶的催化下，由丙二酰 CoA 等形成多酮链，进而合成四环素及大环内酯类抗生素。多肽类抗生素由合成酶催化，由氨基酸生成多肽链。

第二步，结构修饰。聚合后的产物需经过修饰反应（如环化、氧化、甲基化、氯化等）。

氧化作用是在加氧酶催化下进行的。次级代谢中的加氧酶多是单加氧酶，它把氧分子中的一个氧原子添加到底物上，另一个氧原子还原成水，并常伴有 NADPH 的氧化。

$$RH + O_2 + NADPH + H^+ \longrightarrow ROH + H_2O + NADP$$

次级代谢中的氯化反应，可以看作是特征性的反应，在氯过氧化物酶的催化下进行。此酶是糖蛋白，含有高铁原卟啉。在金霉素、氯霉素合成中都有此反应，简示如下：

$$RH + H_2O_2 + Cl^- + H^+ \longrightarrow RCl + 2H_2O$$

第三步，不同组分的装配。如新生霉素的几个组分，4-甲氧基-$5'$,$5'$-二甲基-L-来苏糖（noviose）、香豆素和对羟基苯甲酸等形成后，再经装配成新生霉素，如图 5-40 所示。

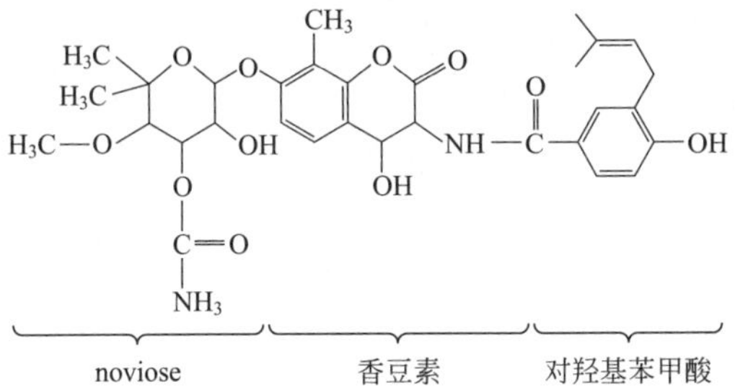

图 5-40　新生霉素的装配

诺卡霉素 A 分子的装配如图 5-41 所示。

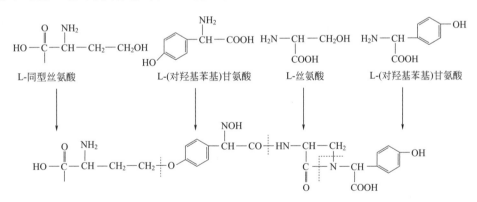

图 5-41　诺卡霉素 A 分子的装配

3. 次级代谢的特点

① 次级代谢以初级代谢产物为前体，并受初级代谢调节。次级代谢与初级代谢关系密切。初级代谢的关键性中间产物，多半是次级代谢的前体。例如糖降解产生的乙酰 CoA 是合成四环素、红霉素及 β-胡萝卜素的前体；缬氨酸、半胱氨酸是合成青霉素、头孢霉素的前体；色氨酸是合成麦角碱的前体等。

由于初级代谢为次级代谢提供前体，所以产生前体物质的初级代谢过程受到控制时，也必然影响次级代谢的进行，因此，初级代谢还具有调节次级代谢的作用。例如三羧酸循环可以调节四环素的合成，赖氨酸的反馈调节控制着青霉素的合成，色氨酸调节麦角碱的合成等，具体调节过程见代谢调控相关部分内容。

② 次级代谢产物一般在菌体生长后期合成。初级代谢贯穿于生命活动始终，与菌体生长平行进行。而次级代谢一般只是在菌体对数生长后期或稳定生长期进行。因此，此类微生物的生长和次级代谢过程可以区分为两个阶段，即菌体生长阶段和代谢产物合成阶段。例如，链霉素、青霉素、金霉素、红霉素、杆菌肽等，都是在合成阶段形成的。但是，次级代谢产物的合成时期，可以因培养条件的改变而改变。例如氯霉素在天然培养基中是菌体繁殖期合成；而在合成培养基中，它的合成与生长平行。又如麦角菌的营养缺陷型菌株，在含葡萄糖及酵母膏的天然培养基中，先长菌体，繁殖期合成生物碱；而在合成培养基中，菌体生长缓慢，同时合成生物碱。

在生长阶段菌体生长迅速，中间产物很少积累，当容易利用的糖、氮、磷消耗到一定量之后，菌体生长速率减慢，菌体内某些中间产物积累，原有酶活力下降或消失，导致生理阶段的转变，即由菌体生长阶段转为次级代谢物质合成阶段。此时原来被阻遏的次级代谢的酶被激活或开始合成。例如，青霉素合成中的酰基转移酶、链霉素合成中的脒基转移酶等次级代谢中的关键酶都在合成阶段被合成。若在菌体生长阶段接近终了或终了后立即加入蛋白质、核酸抑制剂，这些酶便不能合成，次级代谢过程将不能进行。

次级代谢中存在两个生理阶段，一般认为是由于碳分解产物产生阻遏作用的结果，阻遏解除后，合成阶段才能开始。

三、初级代谢和次级代谢的关系

初级代谢和次级代谢除了代谢产物不同外，代谢的调节方式也是不同的。

初级代谢主要通过酶活性调节和酶合成调节两种酶促调节方式来完成代谢调节。这两种调节方式往往同时存在于同一个代谢途径中，而使有机体能够迅速、准确和有效地控制代谢过程。酶活性调节与酶合成调节的相关内容见本章第三节。

从代谢产物的种类可以看出，次级代谢的代谢途径远比初级代谢复杂，因此，其代谢调节类型也不会像初级代谢那样简单。现已知抗生素等次级代谢产物的生物合成的调节类型包括酶合成的诱导调节、磷酸盐调节、反馈调节、碳分解产物调节、氮分解产物调节、生长速率调节等。

酶合成的诱导调节（诱导物可以是外加的或内源性的积累），是指在次级代谢途径中，某些酶是诱导酶，在底物或底物的结构类似物存在时才会产生。如，卡那霉素-乙酰转移酶在 6-氨基酸葡萄糖-2-脱氧链霉胺的诱导下才能合成。

磷酸盐调节是基于磷酸盐在微生物的生长和次级代谢产物合成中起着重要的作用，高浓度的磷酸盐对抗生素等次级代谢产物的合成表现出较强的抑制作用。

反馈调节在次级代谢产物的生物合成中有着重要的作用，包括次级代谢产物的自身反馈调节、分解代谢产物调节、前体的反馈调节以及初级代谢产物的反馈调节。

初级代谢和次级代谢不仅存在以上区别，同时也是有连续性的。在微生物的新陈代谢中，先产生初级代谢产物，后产生次级代谢产物。初级代谢是次级代谢的基础，它可以为次级代谢产物合成提供前体物和所需要的能量。初级代谢产物合成中的关键性中间体也是次级代谢产物合成中的重要中间体物质，比如糖降解过程中的乙酰辅酶 A 是合成四环素、红霉素的前体。在菌体生长阶段，被快速利用的碳源的分解物阻遏了次级代谢酶系的合成；因而只有在对数后期或稳定期，这些碳源被消耗完之后，解除阻遏作用，次级代谢产物才能得以合成。而次级代谢则是初级代谢在特定条件下的继续与发展，可避免初级代谢过程中某种（或某些）中间体或产物过量积累对机体产生的毒害作用。因此，初级代谢和次级代谢是没有明确界限的，当两种代谢同时存在时，能让微生物更好地生长繁殖。

第五节　微生物药物

一、抗生素

抗生素是微生物（包括细菌、真菌、放线菌）产生的一种具有抑制或杀灭其他微生物作用的代谢产物。天然抗生素是由微生物培养液中提取获得的；半合成的抗生素是通过对天然抗生素化学结构进行改造得到的产品；还有极少数全合成的产物。

1. β-内酰胺类抗生素

（1）天然青霉素

青霉素钠

青霉素钠为白色结晶性粉末；无臭或微有特异性臭；有吸湿性；遇酸、碱或氧化剂等即迅速失效。本品在水中极易溶解，在乙醇中溶解，在脂肪油或液体石蜡中不溶。化学名是$(2S,5R,6R)$-3,3-二甲基-6-(2-苯乙酰氨基)-7-氧代-4-硫杂-1-氮杂双环[3.2.0]庚烷-2-甲酸钠盐。

对青霉素等β-内酰胺类抗生素敏感的细菌的细胞壁主要由黏肽组成，黏肽需在菌体胞质膜外的转肽酶催化下合成。本类抗生素能抑制转肽酶，从而阻止黏肽的形成，造成细胞壁的缺损，使菌体失去保护性屏障，水分不断向高渗的胞质内渗透，导致菌体膨胀、裂解而死亡，呈现杀菌作用。另外，青霉素类还可以与细菌胞质膜上的青霉素结合蛋白（PBP）紧密结合，影响细菌伸长分裂及形态变化。革兰阴性杆菌的细胞壁主要由磷脂蛋白和脂多糖组成，且菌体内渗透压较低，故对青霉素不敏感。繁殖期细菌需要合成大量的细胞壁，故青霉素对繁殖期细菌的作用强。哺乳动物的细胞无细胞壁，故青霉素对宿主的毒性小。对真菌感染无效，因真菌无细胞壁。

（2）半合成青霉素类　青霉素G具有杀菌力强、毒性小等优点。但青霉素G的抗菌谱窄，不耐酸，易被青霉素酶破坏。自1959年以来，以青霉素G母核6-APA为原料，在R位连接不同侧链，先后合成了具有耐酸、耐酶、广谱等特点的多种半合成青霉素，但这些药物与青霉素有交叉过敏反应。半合成青霉素的作用特点比较见表5-9。

表5-9　半合成青霉素的作用特点比较

分类	药物	作用特点	应用	主要不良反应
不耐酶、不耐酸	青霉素G	对革兰阴性菌、革兰阳性球菌、螺旋体的作用强	敏感菌所致的感染	过敏反应、局部刺激等

续表

分类	药物	作用特点	应用	主要不良反应
耐酸	青霉素 V	同上,抗菌活性小于青霉素	轻度感染(现少用)	同上
耐酶、耐酸	苯唑西林	同上,但对产酶的金黄色葡萄球菌有杀灭作用	耐药金黄色葡萄球菌感染及其他敏感菌引起的感染	胃肠道反应、皮疹、药热等
	萘夫西林	同上	同上(现少用)	同上
	甲氧西林	同上,对酸不稳定	同上	同上
	氯唑西林	同上,对产酶的金黄色葡萄球菌的作用比苯唑西林强,不易通过血脑屏障	同上	同上
	氟氯西林	同上,对产酶的金黄色葡萄球菌的作用比氯唑西林强	同上	同上
	双氯西林	同上,对产酶的金黄色葡萄球菌在同类中的作用最强	同上	同上
广谱(耐酸)	氨苄西林(氨苄青霉素)	对革兰阳性菌和革兰阴性菌(包括厌氧菌)均有作用。对革兰阳性菌的作用比青霉素 G 弱,对肠球菌作用比青霉素 G 强	敏感菌引起的呼吸道、泌尿道、肠道及胆道感染、前列腺炎、脑膜炎、软组织感染、败血症及心内膜炎等	同上
	巴氨西林	氨苄西林的酶制剂,经口吸收好,血和尿中的药物浓度均较等剂量的氨苄西林高	同上	同上
	匹氨西林	同上	同上,还可用于伤寒	同上
	仑氨西林	同上	同上	同上
	酞氨西林	酞氨西林体内水解释放出氨苄西林,血药浓度高	同上	同上
	阿莫西林	同上,对肺炎链球菌及变形杆菌的作用强而快	同上	同上
抗铜绿假单胞菌(广谱)	羧苄西林	抗菌谱同氨苄西林,对铜绿假单胞菌、变形杆菌有效,对厌氧菌也有一定作用	铜绿假单胞菌感染及敏感菌所致的各种感染,如肠杆菌感染	偶见粒细胞缺乏、皮疹及出血
	替卡西林	同上,抗菌活性较羧苄西林强,铜绿假单胞菌对其易产生耐药性	同上	胃肠道反应、皮疹、药热等
	磺苄西林	抗菌谱同羧苄西林,但抗菌活性较后者强,尿中浓度高	同上	同上
	呋苄西林	抗菌谱同上,对铜绿假单胞菌的作用较磺苄西林强,对金黄色葡萄球菌、链球菌、痢疾志贺菌的作用强	同上	同羧苄西林,局部刺激性,不宜肌内注射
	阿洛西林	抗菌谱同上,对耐羧苄西林铜绿假单胞菌仍有效	同上	同替卡西林,粒细胞增多症
	哌拉西林	同羧苄西林,且作用强,对厌氧菌有效	铜绿假单胞菌和各种敏感菌所致的各种感染	不良反应少,个别出现胆汁淤积性黄疸
	美洛西林	同上,对耐替卡西林和羧苄西林的细菌有效	同上	同替卡西林
抗革兰阴性菌	美西林	对部分革兰阴性杆菌(如大肠杆菌、沙门菌、痢疾志贺菌、克雷伯杆菌等)的作用强	敏感菌所致的尿路感染。严重感染时常与氨苄西林或羧苄西林等合用	同上
	匹美西林	美西林的酶制剂,经口吸收好	同上	同上
	替莫西林	同上,对产酶耐药的肠杆菌科细菌有效	敏感菌所致的尿路和软组织感染	同上

注:表格中"同上"均指"同青霉素 G"。

（3）头孢菌素类 头孢菌素类药物具有抗菌谱广、杀菌力强、耐酸、耐酶、过敏反应少（与青霉素仅有部分交叉过敏现象）等优点，发展很快，日益受到临床重视。根据其抗菌谱、抗菌强度、对 β-内酰胺酶的稳定性及对肾脏毒性大小、临床应用先后的不同，可分为四代。

① 第一代头孢菌素

【制剂】头孢噻吩、头孢氨苄、头孢唑啉、头孢拉定、头孢匹林、头孢羟氨苄、头孢丙烯、氯碳头孢等。

【特点】a. 抗菌谱较窄，对 G^+ 菌的抗菌活性高，强于第二代和第三代头孢菌素；对 G^- 菌的抗菌活性差，不如第二代和第三代头孢菌素；对铜绿假单胞菌、耐药肠杆菌和厌氧菌无效。b. 对金黄色葡萄球菌产生的 β-内酰胺酶稳定性高，但仍可被 G^- 菌的 β-内酰胺酶所破坏。c. 对肾脏有一定的毒性。20 世纪 90 年代制剂氯碳头孢的抗菌谱和抗菌活性与二代品种头孢克洛基本相同，但抗嗜血杆菌与消化道链球菌的活性优于头孢克洛，血药浓度和尿排泄率也高于头孢克洛。

【应用】主要用于耐青霉素的金黄色葡萄球菌及其他敏感菌所致的轻中度呼吸道感染、软组织感染、尿路感染等。

② 第二代头孢菌素

【制剂】头孢孟多、头孢呋辛、头孢呋辛酯、头孢替安、头孢尼西、头孢雷特、头孢克洛等。

【特点】a. 抗菌谱较广，对 G^+ 菌的抗菌活性与第一代相似或较低，但比第三代强；对 G^- 杆菌的抗菌活性增强；对厌氧菌有一定作用，对铜绿假单胞菌无效。b. 对各种 β-内酰胺水解酶都比较稳定。c. 对肾脏的毒性小。

【应用】主要用于一般产酶耐药革兰阴性杆菌和其他敏感菌引起的胆道感染、肺炎、菌血症、尿路感染等，可作为一般革兰阴性杆菌感染的首选药物。

③ 第三代头孢菌素

【制剂】头孢噻肟、头孢唑肟、头孢曲松、头孢地秦、头孢他啶、头孢哌酮、头孢克肟、头孢地尼、头孢布烯、头孢泊肟酯、头孢他美酯、头孢托仑酯、头孢卡品酯等。

【特点】a. 抗菌谱广，对 G^+ 菌的抗菌活性大多低于第一代和第二代头孢菌素；对 G^- 杆菌的抗菌活性明显优于第一代和第二代头孢菌素；部分品种对铜绿假单胞菌和厌氧菌也有抗菌作用，是目前抗铜绿假单胞菌作用最强的抗生素。b. 对各种 β-内酰胺酶具有高度稳定性。c. 对肾脏基本无毒性。

【应用】主要用于治疗尿路感染以及危及生命的脑膜炎、败血症、肺炎等严重感染。新生儿脑膜炎和肠杆菌科细菌所致的成人脑膜炎须选用头孢他啶、头孢曲松、头孢哌酮，也可作为治疗伤寒的首选药物。

④ 第四代头孢菌素

【制剂】头孢匹罗、头孢吡肟、头孢利定、头孢唑兰、头孢瑟利等。

【特点】与第三代品种相比，增强了抗革兰阳性菌的活性，特别是对链球菌、肺炎链球菌等有很强的活性。头孢匹罗、头孢唑兰对一般头孢菌素不敏感的粪链球菌也有较强的作用，头孢瑟利还有较强的抗甲氧西林耐药金黄色葡萄球菌（MRSA）的活性。这些品种抗铜绿假单胞菌的作用均与头孢他啶相似。第四代头孢菌素对产 β-内酰胺酶的 G^- 杆菌作用强。

【应用】可用于对第三代头孢菌素耐药的 G^- 杆菌引起的重症感染。由于穿透力强，脑脊液浓度高，对细菌性脑膜炎的效果更好。

(4) 新型 β-内酰胺类抗生素　过去的抗菌药都是直接作用于病原体的物质，近年来为了治疗的需要，除继续致力于筛选对耐药菌有效的、具有新抗菌谱和新作用靶位的抗菌药之外，还注意寻找提高与保护抗菌药效能、增强机体防御功能和衰减微生物病原性的物质。最近发现有些物质与 β-内酰胺抗生素并用可使其对 MRSA 的最低抑菌浓度（MIC）下降 500 倍，对其他抗生素（如万古霉素与喹诺酮等）无显著增效作用，将这些物质称之为 β-内酰胺增强剂。

在 β-内酰胺类化合物中，还发现一些具有抗菌作用以外的活性物质，这些活性物质具有抗真菌作用、抗肿瘤作用、激素样作用、胆固醇吸收抑制剂与降胆固醇作用等。

新型 β-内酰胺类抗生素包括头霉素类、氧头孢烯类、单环 β-内酰胺类、碳青霉烯类及 β-内酰胺酶抑制药。

2. 大环内酯类抗生素

大环内酯类抗生素是一类具有 14～16 元大环内酯的抗生素。根据化学结构，大环内酯类抗生素分为：14 元大环内酯类，包括红霉素、克拉霉素、罗红霉素、地红霉素等；15 元大环内酯类，包括阿奇霉素；16 元大环内酯类，包括麦迪霉素、乙酰麦迪霉素、吉他霉素、乙酰吉他霉素、螺旋霉素、乙酰螺旋霉素、罗他霉素等。其中红霉素、麦迪霉素、螺旋霉素等为天然品，克拉霉素、罗红霉素、阿奇霉素等为半合成品。

3. 氨基糖苷类抗生素

氨基糖苷类抗生素是临床上常用的一类抗生素，其基本结构是由苷元和氨基糖分子通过氧桥连接而成的，故取名氨基糖苷类。根据其来源不同可分为：

(1) 从链霉菌的培养液中获得的氨基糖苷类　有链霉素、卡那霉素、新霉素、妥布霉素、大观霉素等。

(2) 天然的氨基糖苷类　从小单孢菌属获得的庆大霉素、西索米星、小诺米星、福提米星等。

(3) 半合成氨基糖苷类　由某些天然氨基糖苷类经改造结构而获得，主要有来源于卡那霉素的阿米卡星，来源于西索米星的奈替米星，还有来源于庆大霉素 B 的异帕米星等。

4. 四环素类抗生素及氯霉素

四环素类及氯霉素类抗生素对革兰阳性菌和阴性菌、立克次体、衣原体、支原体和螺旋体有抑制作用，故称为广谱抗生素。常用四环素类药物见表 5-10。

氯霉素最初是由委内瑞拉链丝菌的培养液中提取而得的，其左旋体具有生物活性，其抗菌活性主要与丙二醇有关。由于结构简单，目前所用的为人工合成左旋品。1950 年发现氯霉素有抑制骨髓造血功能这一严重不良反应，临床应用受到极大限制。

氯霉素对 G^+ 杆菌、球菌均有效，但抗菌作用小于四环素；对 G^- 菌的作用强，对伤寒杆菌、流感杆菌、百日咳杆菌的作用比其他抗生素强；对变形杆菌、铜绿假单胞菌一般耐药；对立克次体、沙眼衣原体、螺旋体有效；对 G^- 厌氧菌的效果好。

5. 抗真菌药

真菌的感染按部位不同分为浅部感染和深部感染。浅部感染发病率高，危害性小，多由各科癣菌引起，主要侵犯皮肤、毛发、指甲等，引起各种癣症，如手足癣、体癣、肢癣、甲癣、头癣等。深部感染发病率低，但危害性大，严重时可危及生命，常由白色念珠菌、新型隐球菌、绿孢子菌、荚膜组织胞浆菌等引起，主要侵犯内脏器官和深部组织，如消化道、阴道、脑、肺等。

表 5-10 常用四环素类药物

分类	药名	抗菌强度	作用特点	应用	主要不良反应
天然品	四环素	5	广谱,对多种革兰阳性菌和阴性菌、立克次体、衣原体、支原体、螺旋体、放线菌等有抑制作用。能间接抑制阿米巴原虫	立克次体病、衣原体病、支原体肺炎等;革兰阳性菌或阴性菌所致的感染	局部刺激,二重感染,影响骨、牙的生长,肝、肾功能损害,过敏反应等
	土霉素	6	同四环素	少用。对肠道感染包括肠内阿米巴疗效较好	同四环素,胃肠道反应多见
	金霉素	4	同四环素	结膜炎、沙眼	
半合成品	多西环素	2	同四环素,作用快、强,经口吸收快而完全,食物吸收影响较小	可替代四环素与土霉素,还用于前列腺炎、霍乱等	胃肠道刺激反应,宜饭后服
	米诺环素	1	抗菌谱同四环素,抗菌活性最强。体内过程同多西环素,组织渗透性好,进入脑脊液的量较多,$t_{1/2}$(半衰期)为 14~18h	同四环素。可用于治疗沙眼衣原体所致的非淋菌性尿道炎、奴卡菌病和酒糟鼻等;痤疮。还用于阿米巴病的辅助治疗	同四环素,但能引起可逆性前庭反应,表现为恶心、呕吐、眩晕、共济失调等症状,停药后 24~28h 可消失
	美他环素	3	同四环素,对耐四环素、土霉素的菌株仍有作用	耐药菌引起的感染	同四环素

治疗浅部真菌感染的药物有灰黄霉素,咪唑类的克霉唑、咪康唑;治疗深部真菌感染的药物有两性霉素 B、咪唑类的氟康唑、嘧啶类的氟胞嘧啶。临床上既可用于浅部真菌感染也可用于深部真菌感染的药物有咪唑类的酮康唑和伊曲康唑等。

真菌感染是一种常见病,特别是居住环境较差、卫生习惯不好、气候潮湿、生活质量低下的人群更易发生。水杨酸和苯甲酸是最早用来治疗皮肤、指甲等真菌感染的,效果虽可满意,但刺激性太大。

早期真菌感染常为浅部感染,很少发现有内脏的深部真菌感染。近年来,由于抗生素的大量使用或滥用,皮质激素作为免疫抑制剂的大量应用,以及器官移植或白血病、艾滋病等严重疾病的传播,深部脏器的真菌感染的发病率愈来愈高,也愈来愈严重,因而对抗真菌药物的研究与开发日益受到重视。

两性霉素 B 是最先用于治疗深部真菌感染的抗菌药,可静脉注射给药。后来咪唑类抗真菌药物的出现,不但外用效果良好,而且在内服给药治疗深部真菌感染方面也有了良好的效果。

临床上使用的抗真菌药物按照化学结构可分为:①抗真菌抗生素;②咪唑类抗真菌药物;③其他抗真菌药物。

二、维生素

维生素是维持生物体正常生长、发育及代谢的一类微量的小分子有机化合物,其不同于糖类、脂类和蛋白质,人体和动物体自身不能合成它们,只能从食物中摄取。在天然食物中,维生素的含量极少,但微量的维生素对人和动物的生长和健康却是必需的。维生素在生物体内既不是构成各种组织的主要原料,也不是体内能量的来源,它们的生理功能主要是对物质代谢过程起着非常重要的作用,因生物机体代谢过程离不开酶,而对结合蛋白酶而言,其中的辅酶或辅基绝大多数都含有维生素成分。

当机体某种维生素不足或缺乏时,可使物质代谢过程发生障碍。由于各种维生素的生理功能不同,缺乏不同的维生素发生不同的病变,这种因缺乏维生素引起的疾病称为维生素缺乏症。许多因素可导致机体缺乏维生素,例如偏食习惯、膳食搭配不合理、食物加工不当等。但人体和动物体对维生素的需求量是有一定范围的，如果超过需要量（10倍以上），就会产生维生素毒性（维生素过多症）。例如摄取过量的维生素C（长时间3g以上），就可能出现呕吐、腹泻、腹部痉挛等症状。由于尿中含有排出的大量维生素C，常造成糖尿病尿检试样呈假阳性。

维生素的种类很多，它们的化学结构差别很大，因此通常按溶解性质将其分为水溶性维生素和脂溶性维生素两大类。水溶性维生素有B族维生素、维生素C和硫辛酸等；脂溶性维生素有维生素A、维生素D、维生素E、维生素K等。

1. 水溶性维生素

水溶性维生素包括B族维生素、硫辛酸和维生素C。B族维生素在生物体内通过构成辅酶参与体内物质代谢，其代谢产物通过尿排出。

（1）维生素B_1

① 化学结构　维生素B_1又名硫胺素，其化学结构包括嘧啶环和噻唑环两部分。一般使用的维生素B_1都是化学合成的硫胺素盐酸盐。维生素B_1在碱中易被破坏，但在酸中较稳定，加热至120℃亦不被破坏。

② 功能　维生素B_1在体内经硫胺素激酶催化，可与ATP作用转变成硫胺素焦磷酸（TPP），TPP作为丙酮酸或α-酮戊二酸氧化脱羧反应的辅酶，参与糖的中间代谢和氨基酸代谢。

③ 缺乏症　由于维生素B_1与糖代谢密切相关，当维生素B_1缺乏时，体内TPP含量减少，从而使丙酮酸氧化脱羧作用发生障碍，缺乏时易患脚气病。

④ 主要来源　许多植物种子内，尤其是在谷物种子的外皮、胚芽中含量丰富，酵母中含量也较多。

（2）维生素B_2

① 化学结构　又称核黄素，其化学结构中含有核糖醇和二甲基异咯嗪两部分。其微溶于水，呈黄色荧光；在中性或酸性溶液中稳定，光照或碱中加热易被分解。

② 功能　在生物体内维生素B_2以黄素单核苷酸（FMN）和黄素腺嘌呤二核苷酸（FAD）的形式存在，它们是多种氧化还原酶（黄素蛋白）的辅基，一般与酶蛋白结合较紧，不易分开。在生物氧化过程中，FMN和FAD通过分子中异咯嗪环上的1位和10位氮原子的加氢和脱氢，把氢从底物传递给受体。FAD是琥珀酸脱氢酶、磷酸甘油脱氢酶等的辅基，FMN是羟基乙酸氧化酶等的辅基。

③ 缺乏症　缺乏维生素B_2时，有口舌发炎、唇炎、舌炎、眼角膜炎等症状。

④ 主要来源　动物肝脏、酵母中含量较多，大豆、小麦、青菜、蛋黄、米糠中也含有核黄素。

（3）维生素B_3

① 化学结构　又称泛酸或遍多酸。因在自然界中广泛存在而得名，是由β-丙氨酸通过肽键与α,γ-二羟基-β,β-二甲基丁酸缩合而成的一种有机酸。

② 功能　辅酶A是酰基转移酶的辅酶，它的巯基可与酰基形成硫酯，其重要的生化功能是在代谢过程中作为酰基载体起传递酰基的作用。泛酸也是酰基载体蛋白（ACP）的组成成分，以其巯基形成硫酯而起着酰基载体的作用。ACP在脂肪酸的生物合成中起重要作用。

③ 缺乏症　人类未发现缺乏症。

④ 主要来源　动物和植物细胞中均含有，存在广泛。

（4）维生素 B_5

① 化学结构　又称维生素 PP（抗糙皮病因子），包括尼克酸（又称烟酸）和尼克酰胺（又称烟酰胺）两种物质。维生素 B_5 在体内主要以尼克酰胺形式存在，尼克酸是尼克酰胺的前体。

② 功能　维生素 PP 在体内有烟酰胺腺嘌呤二核苷酸（简称 NAD^+，又称为辅酶Ⅰ）、烟酰胺腺嘌呤二核苷酸磷酸（简称 $NADP^+$，又称为辅酶Ⅱ）两种形式。NAD^+ 和 $NADP^+$ 都是脱氢酶的辅酶，它们与酶蛋白的结合非常疏松，容易脱离酶蛋白而单独存在。NAD^+ 和 $NADP^+$ 的分子结构中都含有尼克酰胺的吡啶环，可通过它可逆地进行氧化还原，在代谢反应中起递氢作用。

③ 缺乏症　缺乏时出现癞皮病、消化道及黏膜损伤等症状。

④ 主要来源　在肉类、谷物、豆类、花生、酵母及动物肝脏中含量丰富。

（5）维生素 B_6

① 化学结构　包括三种物质，即吡哆醇、吡哆醛和吡哆胺。在体内这三种物质可以互相转化。维生素 B_6 在体内经磷酸化作用转变为相应的磷酸酯，即维生素 B_6 的辅酶形式——磷酸吡哆醛、磷酸吡哆胺，它们之间也可以相互转变。

② 功能　磷酸吡哆醛和磷酸吡哆胺在氨基酸代谢中非常重要，它们是氨基酸转氨作用、脱羧作用及消旋作用的辅酶。在反应中，磷酸吡哆醛的醛基与底物 α-氨基酸的氨基结合成一种复合物，称为醛亚胺，又称席夫碱。醛亚胺再根据不同酶蛋白的特性使氨基酸发生转氨作用、脱羧作用或消旋作用。

③ 缺乏症　人类未发现典型的缺乏症。

④ 主要来源　谷类、酵母、蛋黄、肝脏、鱼、肉等中含量丰富，肠道细菌可以合成维生素 B_6。

（6）维生素 B_7

① 化学结构　又称生物素或维生素 H。其化学结构中，包括并合着的两个杂五元环和一个五碳的羧酸侧链。

② 功能　生物素与酶蛋白结合催化体内 CO_2 的固定以及羧化反应，它是多种羧化酶的辅酶。生物素与其专一的酶蛋白通过生物素的羧基与酶蛋白中赖氨酸的 ε-氨基以酰胺键相连。首先 CO_2 与生物素的尿素环上的一个氮原子结合，然后再将结合的 CO_2 转给适当的受体，因此，生物素在代谢过程中起 CO_2 载体的作用。

③ 缺乏症　人类未发现典型的缺乏症。

④ 主要来源　生物素在自然界中存在广泛，大豆、蔬菜、鲜奶和蛋黄中含量较多，肝脏和酵母中含量也较丰富。

（7）维生素 B_11

① 化学结构　又称叶酸，是一种在自然界广泛存在的维生素，因为在植物绿叶中含量丰富，故名叶酸，亦称蝶酰谷氨酸。它是由 2-氨基-4-羟基-6-甲基蝶呤、对氨基苯甲酸和 L-谷氨酸三部分组成的。

② 功能　叶酸在体内必须转变成四氢叶酸（FH_4）才有活性。叶酸还原反应是由肠壁、肝、骨髓等组织中的叶酸还原酶所催化的。四氢叶酸是转一碳基团酶系的辅酶，它是甲基、亚甲基、甲酰基的载体，其携带甲酰基等一碳单位的位置在四氢叶酸 N-5 和 N-10 上，在嘌

呤、嘧啶、丝氨酸、甲硫氨酸的生物合成中起作用。

③ 缺乏症　叶酸能治疗营养障碍性贫血，是许多微生物生长的专一因素。

④ 主要来源　青菜、肝脏和酵母中含量丰富，人体肠道细菌也能合成叶酸。

(8) 维生素 B_{12}

① 化学结构　因分子中含有金属元素钴，又称钴胺素。它是一种抗恶性贫血的维生素，又是一些微生物的生长因素。其结构非常复杂，分子中除含有钴原子外，还含有 5,6-二甲基苯并咪唑、$3'$-磷酸核糖、氨基丙醇和类似卟啉环的咕啉环成分。

② 功能　维生素 B_{12} 参加多种不同的生化反应，包括变位酶反应、甲基活化反应等。维生素 B_{12} 与叶酸的作用常常互相关联。

③ 缺乏症　维生素 B_{12} 缺乏时造成 DNA 合成障碍，导致巨幼红细胞性贫血。

④ 主要来源　动物肝脏、肉类和鱼类等动物性食品中含量丰富。

(9) 维生素 C

① 化学结构　维生素 C 能防治维生素 C 缺乏病（俗称坏血病），故又称抗坏血酸。它是一种具有六个碳原子的酸性多羟基化合物，是一种己糖酸内酯，其分子中 2 位和 3 位碳原子的两个烯醇式羟基极易解离，释放出 H^+，而被氧化成为脱氢抗坏血酸。

② 功能　抗坏血酸的生化功能是通过它本身的氧化和还原在生物氧化过程中作氢的载体。此外，抗坏血酸是脯氨酸羟基化酶的辅酶。因为胶原蛋白中含有较多的羟脯氨酸，所以抗坏血酸可促进胶原蛋白的合成。

③ 缺乏症　缺乏时造成维生素 C 缺乏病。

④ 主要来源　广泛存在于新鲜蔬菜和水果中，番茄、青椒、柑橘、鲜枣和山楂中含量丰富。

(10) 硫辛酸

① 化学结构　硫辛酸是一种含硫的脂肪酸。硫辛酸呈氧化型和还原型存在，可以传递氢，其氧化型和还原型之间可互相转化。

② 功能　硫辛酸是丙酮酸脱氢酶系和 α-酮戊二酸脱氢酶系的多酶复合物中的一种辅助因素，在此复合物中，硫辛酸起着转酰基作用，同时，在这个反应中，硫辛酸被还原以后又重新被氧化，在糖代谢中有重要作用。

③ 缺乏症　人类未发现缺乏症。

④ 主要来源　动物的肝脏和酵母中含量丰富。

2. 脂溶性维生素

维生素 A、维生素 D、维生素 E、维生素 K 等均不溶于水，但可溶于脂肪及脂溶剂（苯、乙醚及氯仿等）中，故称脂溶性维生素。因其在食物中常与脂类共同存在，故在肠道内的吸收常与脂类吸收有关，吸收后的脂溶性维生素可以在体内尤其是在肝脏内储存。

(1) 维生素 A

① 化学结构　维生素 A 是多烯一元醇，包括维生素 A_1、维生素 A_2 两种，在化学结构上维生素 A_2 比维生素 A_1 多一个双键，维生素 A_1 分布较广泛，维生素 A_2 只存在于淡水鱼中。维生素 A 为黄色片状结晶，通常与脂肪酸形成酯存在于食物中。维生素 A 对光和热不稳定，易被氧化破坏。

② 功能　维生素 A 的化学名称为视黄醇，跟视觉有关。视网膜中有棒状细胞，含有视紫红质，这是一种糖蛋白，可以分解为视蛋白和视黄醛。棒状细胞能分辨明暗光。视黄醛和

视黄醇之间可相互转化，涉及的酶类有脱氢酶和辅酶，以及同分异构酶。光明亮时视紫红质分解为视蛋白和视黄醛，光暗时两者联合为视紫红质。胡萝卜素可以转化为维生素 A。

③ 缺乏症　缺乏时易造成干眼病，导致夜盲症。

④ 主要来源　主要来自动物性食品，肝脏、鸡蛋、牛乳等含量丰富。植物性食物（如胡萝卜、黄玉米、红辣椒）及植物绿叶等含有 β-胡萝卜素。β-胡萝卜素在肠壁内能转变为维生素 A。

（2）维生素 D

① 化学结构　维生素 D 也称抗佝偻病因子，化学上属于类固醇的衍生物，种类繁多，为无色针状晶体，易溶于脂肪和有机溶剂，对光敏感，不易被酸、碱或氧化剂破坏。

② 功能　维生素 D 在体内的生理活性较高，两种存在形式为维生素 D_2 和维生素 D_3。维生素 D 可促进小肠细胞中钙结合蛋白的合成，促进小肠对钙、磷的吸收，提高血浆钙、磷的含量，有利于新骨的生成与钙化。

③ 缺乏症　当维生素 D 缺乏时，儿童易患佝偻病，成人易患软骨病。但吸收过多时会出现表皮脱屑，内脏有钙盐沉淀，也可使肾功能受损；儿童钙含量过量，易出现生长缓慢。

④ 主要来源　维生素 D 主要存在于肝脏、奶、蛋黄中，鱼肝油中含量最丰富。

（3）维生素 E

① 化学结构　维生素 E 因它与维持某些动物的正常生育有关，故又名生育酚。天然的生育酚共有八种，化学结构大同小异，它们都是苯并二氢吡喃的衍生物，在生物体内也是由异戊二烯单位合成的。

② 功能　维生素 E 是一个抗氧化剂，对保护线粒体膜上的磷脂有抗自由基的作用。

③ 缺乏症　维生素 E 缺乏时，影响生物体的生育能力，易造成先兆性流产及习惯性流产。

④ 主要来源　主要存在于植物油中，豆类及蔬菜中也有维生素 E。

（4）维生素 K

① 化学结构　维生素 K 与血凝有关，因此又称凝血维生素，有 3 种，即维生素 K_1、维生素 K_2、维生素 K_3，都具有萘醌结构，其中，维生素 K_1 和维生素 K_2 是天然存在的，目前临床使用的维生素 K_3 是人工合成的化合物。维生素 K 为黄色油状或晶体，溶于油脂及有机溶剂，对热稳定，但易被光和碱所破坏。

② 功能　维生素 K 的生理功能与血凝有关，血凝过程中有许多血凝因子的生物合成与维生素 K 有关。

③ 缺乏症　缺乏维生素 K 时，凝血时间延长，甚至引起皮下、肌肉以及胃肠道出血。当然不能说出血一定是维生素 K 缺乏的结果，例如血友病则不是。

④ 主要来源　人体维生素 K 的来源有食物和肠道微生物合成两种途径。食物中绿色蔬菜、动物肝和鱼等含量较多，牛乳、大豆等也含有维生素 K。肠道中的大肠杆菌、乳酸菌等能合成维生素 K，可被肠壁吸收。

三、氨基酸

氨基酸的生产方法主要有发酵法、合成法、酶法和提取法四种。目前世界上可用发酵法生产的氨基酸已有 20 多种，其中产量最大的是谷氨酸，约占总产量的 75%；其次为赖氨酸，约占总产量的 10%；其他约占 15%。

由于氨基酸可参与体内的代谢和各种生理机能活动，因此可用来治疗多种疾病。在医药工业上最常用的是氨基酸输液，例如手术后或烧伤等病人需要补充大量的蛋白质，可通过注射各种氨基酸的混合液来达到目的。复合氨基酸注射液含氨基酸浓度高、体积小、无热原与过敏物质，比水解蛋白好。此外，许多氨基酸及其衍生物还可用来治疗其他各种疾病。

四、酶制剂

目前从生物界发现的酶已达 2500 多种，而工业上大量生产的却只有 20 多种，这些酶大多数属于水解酶类，其中最主要的是淀粉酶、糖化酶、蛋白酶、葡萄糖异构酶和果胶酶等。酶广泛用于治疗各种疾病，酶疗法是临床上的一种重要手段。如淀粉酶、蛋白酶广泛用作消化剂，尿激酶、链激酶可以缓解血栓等。此外，在核苷酸、半合成抗生素、甾体激素的制造上也广泛使用酶法与化学合成相结合的方法。

五、甾体激素

甾体激素对机体起着非常重要的调节作用，如具有抗炎症、抗变态反应性功能，可用于治疗风湿性关节炎、湿疹等皮肤病。甾体激素类药物的工业生产，用天然甾体化合物（如豆甾醇、薯芋皂苷配基、胆碱等）为原料，一般以化学合成法为主，其中用化学方法难以解决的关键反应是采用微生物酶对底物的专一作用而解决的，如甾体化合物的氧化、还原、羟基化等步骤。微生物的甾体转化具有专一性、产量高、反应条件温和等特点。

现已用固定化菌体和固定化酶生产各种甾体激素，如可的松、皮质醇等。能生产甾体激素的微生物有简单节杆菌、新月弯孢霉等。

实训　发酵型乳酸饮料的制作
（以酸乳的制作为例）

【实训目标】

1. 学习并掌握酸乳制作的基本原理和方法。
2. 学习并掌握从酸乳中分离和纯化乳酸菌的方法。

【基本知识】

酸乳是以牛乳为主要原料，接入一定量的乳酸菌，经发酵后制成的一种具有较高营养价值和特殊风味的发酵乳制品饮料。通过乳酸菌发酵牛乳中的乳糖产生乳酸，当产酸到一定程度时，乳酸使牛乳中的酪蛋白（约占全乳的 2.9%，占乳蛋白的 85%）变性凝固而使整个奶液呈凝乳状态。同时，通过发酵还可形成酸乳特有的香味和风味（与形成乙醛、丁二酮等有关），清新爽口。由于酸乳中含有乳酸菌的菌体及代谢产物，因而对肠道内的致病菌有一定的抑制作用，对人体的肠胃消化道疾病也有良好的治疗效果。

【材料仪器】

（1）乳酸菌种　自市售各种酸乳中分离保加利亚乳杆菌和嗜热链球菌。
（2）培养基
① 发酵培养基：市售鲜奶或用奶粉进行配制。
② 分离乳酸菌培养基：（任选一种）培养基→平板→划线。
（3）优质全脂奶粉（内含脂肪 28%，蛋白质 27%，乳糖 37%，矿物质 6%，水分 2%），

白砂糖，蒸馏水。

（4）酸乳发酵瓶，封口膜，保鲜膜，不锈钢锅，铁勺，塑料漏斗，无菌移液管（带棉花），脱脂棉，牙签，培养皿，恒温水浴锅，培养箱，冰箱，温度计等。

【操作过程】

全脂奶粉、白砂糖、水 ——→ 混合均匀 ——→ 预热(60～70℃) ——→ 均质(15～18MPa) ——→ 灭菌(85～90℃,5～8min) ——→ 冷却(43～45℃) ——→ 接种 ——→ 分装 ——→ 灭菌(85～90℃,5～8min) ——→ 封口 ——→ 保温发酵(40～42℃温箱中培养4～8h)

接种 ↑ 生产发酵剂 ↑ 母发酵剂 ↑ 活化 ↑ 菌种

分装 ↑ 开水消毒 ↑ 清洗 ↑ 酸乳瓶

保温发酵 ↓ 冷藏(2～5℃) ↓ 成品

1. 酸乳的制作

（1）调配与均质　按 1：7（14.3g：100mL）的比例加水 [水质要求：pH 6.5～7.3，硬度≤10°（德国度）]，在 45～50℃ 下把奶粉配制成复原牛乳，并加入 10% 白砂糖及适量（0.4%～3.0%）稳定剂变性淀粉（使制成的酸乳口感饱满，黏度高，抗机械剪切力强，使酸乳在输送过程中保持良好的状态），高速混料，水合 45～60min，防止气泡产生。或用市售鲜牛乳加 5% 蔗糖调匀也可。

（2）装瓶　在 250mL 的酸乳发酵瓶中装入牛乳 200mL，装瓶量 80%。

（3）灭菌　将装有牛乳的发酵瓶置于 80℃ 恒温水浴锅中，用巴氏灭菌法 10psi（1psi＝6894.76Pa）灭菌 15min，或于 90℃ 水浴中灭菌 5min。

（4）冷却　将已灭菌的牛乳冷却到 40～45℃。

（5）接种　用无菌移液管以 5%～8% 的接种量将市售酸乳接种入冷却至 40～45℃ 的牛乳中，并充分摇匀。

（6）培养　把接种后的发酵瓶置于 40～42℃ 温箱中培养 4～8h。当乳酸酸度升高到0.8%、pH 降低到 4.2～4.4 时，凝乳完全形成并有少量乳清析出，表面有小颗粒（视情况而定，培养过程中切勿摇动，以防乳块散掉，不易重结）。

（7）冷藏后熟　酸乳在发酵形成凝块后，取出置 2～5℃ 的低温下冷藏 12～24h，后熟，以获得酸乳的特有风味和口感。

（8）品味　品尝自己制作的酸乳，判断其感官品质是否达到要求，若达不到要求，分析其原因。

酸乳质量的评定以品尝为标准，通常有色泽、凝块状态、表层光洁度、酸度及香味、无异味等各项指标。

感官检验试验方法：

① 色泽和组织状态：取适量试样于 50mL 烧杯中，在自然光下观察色泽和组织状态。

② 滋味和气味：取适量试样于 50mL 烧杯中，先闻气味，然后用温开水漱口，再品尝样品的滋味。

品尝时发现有异味则可判定污染了杂菌。

（9）储存 产品的储存温度为2～6℃。

2. 酸乳中乳酸菌的分离纯化

（1）倒平板培养基 将分离用培养基完全熔化并冷却到45℃左右倒平板，冷凝空白培养后备用。

（2）稀释 将待分离的酸乳进行适当稀释，取一定稀释度的菌液做平板分离。

（3）分离纯化 乳酸菌的分离可采用新鲜酸乳进行平板涂布分离，或直接用接种环蘸取酸乳做划线分离。分离后，置于37℃下培养以获得单菌落。

（4）观察菌落特征 经2～3d培养，待菌落长成后，仔细观察并区别不同类型的乳酸菌。酸乳中的各种乳酸菌在马铃薯汁牛乳培养基平板表面通常呈现三种形态特征的菌落：

① 扁平型菌落：大小为2～3mm，边缘不整齐，很薄，近似透明状，染色镜检为细杆菌；

② 半球状隆起菌落：大小为1～2mm，隆起呈半球状，高约0.5mm，边缘整齐且四周可见酪蛋白水解透明圈，染色镜检为链球状；

③ 礼帽形突起菌落：大小为1～2mm，边缘基本整齐，菌落中央呈隆起状，四周较薄，有酪蛋白透明圈，染色镜检呈链球状。

（5）单菌株发酵试验 若将上述单菌落接入牛乳，经活化增殖后再以10%的接种量接入消毒后的牛乳中，分别于37℃和45℃下培养，各菌株的发酵液均可达到10^8个细胞/mL。若采用两种菌株混合培养，则含菌量常可倍增。

（6）品尝 单株发酵成的酸乳与混菌发酵成的酸乳相比较，其香味和口感都比较差。两菌混合发酵又以球菌和杆菌等量混合接种所发酵成的酸乳为佳。

$$杆菌 \longrightarrow 产酶 \longrightarrow 分解蛋白质 \longrightarrow 氨基酸$$

$$球菌 \longrightarrow 产酸 \longrightarrow 蛋白质变性 \longrightarrow 凝结成块$$

$$\downarrow$$

$$酯化 \longrightarrow 香味$$

在制备酸乳时，保加利亚乳杆菌与嗜热链球菌的混合物在40～50℃乳中发酵2～3h即可达到所需的凝乳状态与酸度，而任何单一菌株的发酵时间都在10h以上，其原因就是保加利亚乳杆菌与嗜热链球菌之间存在互生现象。保加利亚乳杆菌在发酵的初期分解酪蛋白而形成氨基酸和多肽，促进了嗜热链球菌的生长，随着嗜热链球菌的增加，酸度增加，抑制了嗜热链球菌的生长。嗜热链球菌生长过程中，产生CO_2、甲酸，可刺激保加利亚乳杆菌生长。发酵的初期嗜热链球菌生长得快；发酵1h后与保加利亚乳杆菌的比例为（3～4）：1。

3. 感官特性

应符合以下规定：

项目	纯酸牛乳	调味酸牛乳、果料酸牛乳
色泽	呈均匀一致的乳白色或微黄色	呈均匀一致的乳白色，或调味乳、果料酸牛乳应有的色泽
滋味和气味	具有酸牛乳固有的滋味和气味	具有调味酸牛乳或果料酸牛乳应有的滋味和气味
组织状态	组织细腻、均匀，允许有少量乳清析出	果料酸牛乳有果块或果粒

4. 卫生指标

应符合以下规定：

项目	纯酸牛乳	调味酸牛乳	果料酸牛乳
苯甲酸/(g/kg)		≤0.03	≤0.23
山梨酸/(g/kg)		不得检出	≤0.23
硝酸盐(以 $NaNO_3$ 计)/(mg/kg)	≤11.0		
亚硝酸盐(以 $NaNO_2$ 计)/(mg/kg)	≤0.2		
黄曲霉毒素 M_1/(μg/kg)	≤0.5		
大肠菌群/(MPN/100mL)	≤90		
致病菌(指肠道致病菌和致病性球菌)	不得检出		

【实训记录】

1. 将各批混菌发酵的酸乳品评结果记录于下表中。

批次	品评项目										结论
	凝乳情况	乳清析出	状态稀薄黏度	表面气泡沫	表面光泽	口感	酸度	香味	异味	pH	
1											
2											
3											
4											

2. 将单菌和混菌发酵的酸乳品评结果记录于下表中。

单菌及混菌比例	品评项目				pH	结论
	凝乳情况	口感	香味	异味		
杆菌						
球菌						
杆菌：球菌(1：1)						
杆菌：球菌(1：4)						

【问题与讨论】

1. 在制备酸乳时，为何混菌发酵比单一菌株发酵更优越？
2. 双歧杆菌的乳酸发酵途径与明串珠菌的乳酸发酵途径有什么不同？

 课后目标检测

一、名词解释

发酵、呼吸作用、有氧呼吸、无氧呼吸、异型乳酸发酵、生物固氮、硝化细菌、光合细

菌、生物氧化、初级代谢产物、次级代谢产物、巴斯德效应、Stickland 反应、氧化磷酸化

二、简答题

1. 比较自生和共生生物固氮体系及其微生物类群。

2. 光能营养微生物中光合作用的类型有哪些？

3. 简述化能自养微生物的生物氧化作用。

4. 蓝细菌是一类放氧性光合生物，又是一类固氮菌，其固氮酶的抗氧保护机制是什么？

5. 呼吸作用与发酵作用的主要区别有哪些？

6. 试述分解代谢与合成代谢的关系。

7. 试述初级代谢和次级代谢与微生物生长的关系。

8. 微生物的次级代谢产物对人类活动有何重要意义？

9. 比较酵母菌和细菌的乙醇发酵。

10. 试比较底物水平磷酸化、氧化磷酸化和光合磷酸化中 ATP 的产生。

11. 什么是无氧呼吸？比较无氧呼吸和有氧呼吸产生能量的多少，并说明原因。

12. 说明革兰阳性菌细胞肽聚糖的合成过程以及青霉素的抑制机制。

13. 说明次级代谢及其特点。如何利用次级代谢的诱导调节机制及氮和磷调节机制来提高抗生素的产量？

14. 如何利用营养缺陷突变株进行赖氨酸发酵工业化生产？

第六章

微生物的生长与控制

知识目标

1. 了解微生物生长的概念。
2. 了解制药工业微生物污染的来源及污染的监测方法。
3. 了解变质药物对人体的危害。
4. 了解药物的体内抗菌试验。
5. 熟悉制药工业中常用的消毒、灭菌法。
6. 熟悉一般灭菌制剂的无菌检查方法和原理。
7. 熟悉环境条件对微生物生长的影响和控制方法。
8. 掌握几种常用的微生物生长量的测定方法，微生物的生长曲线及其对生产实践的指导意义。

能力目标

1. 能够运用微生物生长量的相关理论知识，完成微生物生长量的测定。
2. 能够运用微生物生长规律的相关理论知识，完成微生物生长曲线的绘制，并学会运用微生物的生长曲线来指导生产实践。

第一节 测定生长繁殖的方法

研究微生物的生长过程，需要对微生物的生长做定量测定，目前微生物生长的测定方法有多种，根据研究对象或目的不同主要有以下几种方法。

一、测生长量

微生物生长的测定可以测定细胞的生长量以及与生长量相平行的生理指标。

1. 细胞干重法

将微生物培养液离心，收集细胞沉淀物，洗净称重，即为湿重。将离心得到的细胞沉淀物置于 $100\sim105℃$ 的烘箱中干燥或于 $40℃$ 或 $80℃$ 真空干燥，使水分去除，然后再称重，即为干重。一般干重约为湿重的 $20\%\sim25\%$，大约 1mg 干菌相当于 $4\sim5mg$ 湿菌。此法适用于菌体浓度较高的样品，而且样品不含有菌体以外的干物质。如大肠杆菌一个细胞重为 $10^{-12}\sim10^{-13}g$，在液体培养物中，细胞的浓度可达 2×10^8 个/mL，100mL 培养物可得约 10mg 干重的细胞。由于不同种微生物的含水量不同，所称取的微生物湿重并不能客观地反映菌体的真实数目，故测干重比湿重准确。

2. 比浊法

比浊法是测定菌悬液中细胞数量的快速方法。其原理是菌悬液中的细胞浓度与浑浊度成正比，与透光度成反比。细胞越多，浊度越大，透光量越少。因此，测定菌悬液的光密度（或透光度）可以反映细胞的浓度。将未知细胞数的菌悬液与已知细胞数的菌悬液相比，可求出未知菌悬液所含的细胞数。

3. 生理指标法

（1）**蛋白质含量测定法**　细胞蛋白质含量是比较稳定的，蛋白质含量可反映微生物的生长量。可以通过菌体含氮量的测定求出蛋白质的含量，并大致算出细胞物质的质量。从一定量的培养物中分离出菌体，洗涤后用凯氏微量定氮法测定出总氮含量，其值乘以 6.25，就是测得的粗蛋白质的含量（粗蛋白质含量＝总氮含量×6.25）。一般细菌的含氮量为其干重的 12.5%，酵母菌为 7.5%，霉菌为 6.5%。此法适用于菌数较高的样品，其操作过程较烦琐。

（2）**测定 DNA 的含量**　DNA 在各种细胞中，在各时期的含量较为稳定，不会因加入营养物而发生变化。可采用适当的荧光指示剂与菌体 DNA 作用，用荧光比色或分光光度法测得 DNA 的含量。常用的方法是 DNA 与 3,5-二氨基苯甲酸-盐酸溶液能显示特殊的荧光反应，一定容积的菌悬液，通过荧光反应强度，求得 DNA 量，每个细菌平均含 DNA 8.4×10^{-5} ng，进而可计算出细菌的数量。该方法较烦琐，费用高，但在某些情况下有其独特的作用，如测定固定化载体的细胞。

二、计繁殖数

1. 血细胞计数板法

血细胞计数板法是利用特定的血细胞计数板，在显微镜下计算一定容积里样品中微生物的数量。

2. 液体稀释培养法

液体稀释培养法的原理是菌液经多次稀释后，菌数可随之减少直至没有。可从最后有菌生长的几个稀释度的 3～5 次重复求最大概率数。所以又叫 MPN 法（最大概率法，又称最大可能数法）。

3. 膜过滤法

当待测样品中菌数很低时，可以将样品通过膜过滤器，然后将膜转到相应的培养基上进行培养，对形成的菌落进行统计。

4. 平板菌落计数法

平板菌落计数法是通过测定样品在培养基上形成的菌落数来间接确定其活菌数的方法，其依据是在稀释情况下一个菌落是由一个活细胞繁殖形成的。

实训一　平板菌落计数

【实训目标】

学习平板菌落计数的基本原理和方法。

【基本知识】

将待测样品经适当稀释之后，其中的微生物充分分散成单个细胞，取一定量的稀释样液接种到平板上，经过培养，由每个单细胞生长繁殖而形成肉眼可见的菌落，即一个单菌落应代表原样品中的一个单细胞，然后统计菌落数，根据其稀释倍数和取样接种量即可换算出样品中的含菌数，此即平板菌落计数法。

【材料仪器】

（1）菌种　大肠杆菌菌悬液。

（2）培养基　牛肉膏蛋白胨培养基。

（3）仪器或其他用具　1mL 无菌吸管，无菌平皿，盛有 4.5mL 无菌水的试管，试管架，恒温培养箱，记号笔等。

【操作过程】

1. 编号

取无菌平皿 9 套，分别用记号笔标明 10^{-4}、10^{-5}、10^{-6}（稀释度）各 3 套。另取 6 支盛有 4.5mL 无菌水的试管，依次标识 10^{-1}、10^{-2}、10^{-3}、10^{-4}、10^{-5}、10^{-6}。

2. 稀释

用 1mL 无菌吸管吸取 1mL 已充分混匀的大肠杆菌菌悬液（待测样品），精确地放 0.5mL 至 10^{-1} 的试管中，此即为 10 倍稀释液。将多余的菌液放回原菌液中。

将 10^{-1} 试管置试管振荡器上振荡，使菌液充分混匀。另取一支 1mL 吸管插入 10^{-1} 试管中来回吹吸菌悬液三次，进一步将菌体分散、混匀。吹吸菌液时不要太猛太快，吸时吸管伸入管底，吹时离开液面，以免将吸管中的过滤棉花浸湿或使试管内的液体外溢。用此吸管吸取 10^{-1} 菌液 1mL，精确地放 0.5mL 至 10^{-2} 试管中，此即为 100 倍稀释液。其余依次类推。

3. 取样

用三支 1mL 无菌吸管分别吸取 10^{-4}、10^{-5} 和 10^{-6} 的稀释菌悬液各 1mL，对号放入编好号的无菌平皿中，每个平皿放 0.2mL。

4. 倒平板

尽快向上述盛有不同稀释度菌液的平皿中倒入熔化后冷却至 45℃ 左右的牛肉膏蛋白胨培养基，约 15mL/平皿，置水平位置迅速旋动平皿，使培养基与菌液混合均匀，而又不使培养基荡出平皿或溅到平皿盖上。

待培养基凝固后，将平板倒置于 37℃ 恒温培养箱中培养。

5. 计数

培养 48h 后，取出培养平板，算出同一稀释度三个平板上的菌落平均数。

【实训记录】

将培养后的菌落计数结果填入下表：

稀释度	10^{-4}				10^{-5}				10^{-6}			
平板菌落数/(CFU/平板)	1	2	3	平均	1	2	3	平均	1	2	3	平均
菌悬液/(CFU/mL)												

【问题与讨论】

1. 为什么熔化后的培养基要冷却至 45℃ 左右才能倒平板？
2. 要使平板菌落计数准确，需要掌握哪几个关键点？为什么？
3. 试比较平板菌落计数法和显微镜下直接计数法的优缺点及应用。
4. 当你的平板上长出的菌落不是均匀分散的而是集中在一起时，你认为问题出在哪里？

第二节　微生物的生长规律

研究微生物的生长规律，需要从研究微生物的个体生长和群体生长两个方面着手。

一、微生物的个体生长和同步生长

1. 微生物的个体生长

细菌在分裂的一个生长周期内，细胞质量和所有细胞组成均倍增，分裂所得两个子细胞与母细胞完全相同。酵母的母细胞与子细胞实际上可以识别，因为母细胞产生每个子细胞都会留下一个芽痕，因此，酵母细胞的群体有一个连续变化的菌龄分布。霉菌的生长特性是菌丝伸长和分枝，从菌丝体的顶端通过细胞间的隔膜进行生长。

2. 微生物的同步生长

微生物个体生长是微生物群体生长的基础。但群体中每个个体可能分别处于生长的不同阶段，因而它们的生长、生理与代谢活性等特性不一致，出现生长与分离不同步的现象。而研究微生物某一阶段的生理性状或生化活性，要求微生物群体必须处于相同的发育阶段。使培养中的微生物同时进行分裂，使其比较一致地生长发育在同一阶段的培养方法为同步培养法。而同步生长就是指这种在培养物中所有微生物细胞都处于同一生长阶段，并都能同时分裂的生长方式。

获得微生物同步生长的方法通常有诱导法和选择法。

二、典型生长曲线

纯培养微生物的群体生长其变化有规律性，掌握群体生长规律对生产实践具有重要意义。单细胞微生物的生长以菌数的增加为指标；菌丝体状的微生物，通常以菌丝体积和质量的增加来衡量其生长。这里主要介绍单细胞微生物的群体生长规律。

在一定条件下，微生物的生长有一定的规律。把少数纯种单细胞微生物（细菌或酵母菌）接种到适合这种微生物生长的定量液体培养基中，在适宜的条件下，它们的群体就会有规律地生长起来，定时取样测定细胞数目，以培养时间为横坐标，以菌数对数为纵坐标，就可以绘制出一条有规律的曲线（图 6-1），称为微生物的生长曲线。根据生长速率的不同，人为地将生长曲线分为延滞期（迟缓期）、对数期、稳定期、衰亡期四个不同时期。

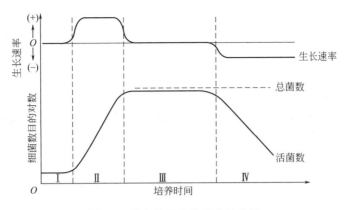

图 6-1　单细胞微生物的生长曲线

Ⅰ—延滞期；Ⅱ—对数期；Ⅲ—稳定期；Ⅳ—衰亡期

1. 延滞期

延滞期又称迟缓期、适应期、调整期，指将少量菌种移接到新培养基中，一般不立即繁殖，需要一段时间来适应新环境的时期。在开始培养的一段时间内，菌数不增加甚至可能还稍有减少。该期的特点是：有些微生物不适应新环境，代谢趋缓甚至死亡，细胞数目不会增加，甚至可能减少，生长速率近乎零；菌体体积增长较快，有些微生物产生适应酶，细胞物质开始增加，促进细胞生长，个体增大。延滞期的长短与菌种特性、菌龄、接种量和培养条件有关。

2. 对数期

对数期又称指数期，指在生长曲线中，延滞期后细胞数以几何级数增长的时期。菌体经过延滞期的调整后，以最快的速度进行繁殖，每次繁殖间隔的时间缩到最短，菌体数目以几何级数迅速增加，曲线几乎呈直线上升。此期的菌体较小、整齐、健壮、染色均匀；代谢活跃；生长速率高；对营养的消耗最快。

对数期对生产实践具有重要指导意义。对数期菌体不但代谢活力强，生长速率快，而且群体中细胞的化学组分、个体形态、生理特性等都比较一致。所以，对数期细胞是代谢、生理等研究的良好实验材料，是增殖噬菌体的最适宿主，也是发酵工业中最佳的"种子"。发酵工业上宜尽量延长该期，以达到较高的菌体密度。食品工业上尽量使有害微生物不要进入此期。

3. 稳定期

稳定期又称恒定期或最高生长期，指对数期以后，细胞繁殖增加的数目和死亡的数目基本相当，生物群体达到动态平衡的一段时间。

稳定期的特点：经过对数期后，菌体活力开始减退，少数菌体开始死亡，新增生的菌数与死亡的菌数近乎相等，生长速率等于零，曲线停止上升，菌数达到最高水平；微生物开始积累储存物质，如糖原、异染粒、脂肪等；有些微生物形成荚膜，多数芽孢细菌在此时形成芽孢；有的微生物开始合成抗生素等对人类有用的各种次级代谢产物。

稳定期形成的主要原因：培养液中营养物质被大量消耗，造成营养物质供不应求；微生物对营养物质需求量的不同及各种代谢物质的产生，导致营养物质的比例失调，如碳氮比例不适宜，有害代谢产物（酸、醇、毒素等）逐渐积累，pH、氧化还原势等条件改变等，均阻碍了菌体的正常生长。

稳定期对生产实践的指导意义：此期的菌体形态大小典型；生化反应相对稳定；细胞内开始积累代谢产物，是产生微生物产品的时期；菌体对不良环境的抵抗力较强。稳定期是收获菌体或某些代谢产物［如单细胞蛋白（SCP）、乳酸等物质］的最佳时期；是对维生素、碱基、氨基酸等物质进行生物监测的最佳时期；若以菌体为发酵产品，应在此期开始收获；若以代谢产物为发酵产品，可采取延长此期的措施，当产量达最高水平时再收获。

4. 衰亡期

在稳定期后，由于生长条件继续恶化，微生物的个体死亡速率超过新生速率，整个群体呈现负生长状态，曲线表现为明显下降。

衰亡期的特点：细胞分裂缓慢直至停止，细胞死亡率增加；菌数的对数随培养时间的增长而减小，生长曲线显著下降；细胞形态多样，如出现畸形、膨大等不规则的形态；对革兰染色反应不准确；有的微生物因蛋白水解酶活力的增强而自溶，使培养液的浊度下降；芽孢杆菌开始释放芽孢，若以芽孢、孢子或伴孢晶体毒素为发酵产品，应在此期收获；有的微生物进一步合成或释放对人类有益的抗生素等次级代谢产物。

衰亡期形成的主要原因：营养物质进一步缺乏，而代谢产物，尤其是有毒物质的大量积累，越来越不利于细菌的继续生长，使细胞生长受到限制，引起细胞内的分解代谢远远超过合成代谢，从而导致菌体的大量死亡。

三、环境因素对微生物生长的影响

1. 氧气

氧气对微生物的生命活动有着重要的影响。按照微生物与氧气的关系，可把它们分成好氧菌和厌氧菌两大类。好氧菌又分为专性好氧菌、兼性厌氧菌和微好氧菌；厌氧菌又分为专性厌氧菌、耐氧性厌氧菌。

2. 温度

温度是影响微生物生长繁殖最重要的因素之一。就总体而言，微生物生长的温度范围较广，它的温度三基点是极其宽泛的（见表 6-1）。微生物按其生长温度范围可分为嗜低温型微生物、嗜中温型微生物和嗜高温型微生物三类。

表 6-1   各类微生物生长温度三基点构成

类型	最低温度/℃	最适温度/℃	最高温度/℃
嗜低温型微生物	0	10～15	20
嗜中温型微生物	10～20	35～40	45
嗜高温型微生物	25～45	50～60	70～95

3. pH

微生物生长的 pH 范围极广，一般在 pH 2～8 之间，有少数种类还可超出这一范围，事实上，绝大多数种类都生长在 pH 5～9 之间。一般霉菌能适应的 pH 范围最大，酵母菌适应的范围较小，细菌最小。霉菌和酵母菌生长的最适 pH 都在 5～6，而细菌生长的最适 pH 在 7 左右（见表 6-2）。

表 6-2　细菌、放线菌、酵母菌、霉菌生长的 pH 范围

种类	最低生长 pH	最适生长 pH	最高生长 pH
细菌和放线菌	5.0	7.0～8.0	10.0
酵母菌	2.5	3.8～6.0	8.0
霉菌	1.5	3.0～6.0	10.0

4. 渗透压

大多数微生物适于在等渗的环境中生长，若置于高渗溶液（如 20% NaCl）中，水将通过细胞膜进入细胞周围的溶液中，造成细胞脱水而引起质壁分离，使细胞不能生长甚至死亡；若将微生物置于低渗溶液（如 0.01% NaCl）或水中，外环境中的水从溶液进入细胞内引起细胞膨胀，甚至破裂致死。细胞内溶质浓度与胞外溶质浓度（如 0.85% NaCl 溶液）相等时的状态，称为等渗状态。

实训二　微生物生长曲线的测定

【实训目标】

1. 通过细菌数量的测量了解大肠杆菌的生长特征和规律，绘制生长曲线。
2. 学习光电比浊法测量细菌数量的方法。

【基本知识】

本实验用分光光度计进行光电比浊测定不同培养时间细菌悬浮液的 OD 值，绘制生长曲线。也可以用光度计直接测定细菌悬浮液的"klett units"值。只要接种 1 支锥形瓶，在不同的培养时间（横坐标）取样测定，以测得的 klett units 为纵坐标，便可很方便地绘制出细菌的生长曲线。如果需要，可根据公式 1 klett units＝OD/0.002 换算出所测菌悬液的 OD 值。

【材料仪器】

（1）菌种　大肠杆菌。
（2）培养基　LB 液体培养基 70mL，分装于 2 支大试管（5mL/支），剩余 60mL 装入 250mL 的锥形瓶。
（3）仪器或其他用具　722 型分光光度计，水浴振荡摇床，无菌试管，无菌吸管，记号笔等。

【操作过程】

1. 标记

取 11 支无菌大试管，用记号笔分别标明培养时间，即 0h、1.5h、3h、4h、6h、8h、10h、12h、14h、16h 和 20h。

2. 接种

分别用 5mL 无菌吸管吸取 2.5mL 大肠杆菌过夜培养液（培养 10～12h），转入盛有

60mL LB 液体培养基的锥形瓶内，混合均匀后分别取 5mL 混合液放入上述标记的 11 支无菌大试管中。

3. 培养

将已接种的试管置摇床 37℃振荡培养（振荡频率 250r/min），分别培养 0h、1.5h、3h、4h、6h、8h、10h、12h、14h、16h 和 20h，将标有相应时间的试管取出，立即放冰箱中储存，最后一同比浊测定其光密度值。

4. 比浊测定

用未接种的 LB 液体培养基作空白对照，选用 600nm 波长进行光电比浊测定。从早取出的培养液开始依次测定，对细胞密度大的培养液用 LB 液体培养基适当稀释后测定，使其光密度值在 0.1～0.65 之内（测定 OD 值前，将待测定的培养液振荡，使细胞均匀分布）。

【实训记录】

1. 将测定的 OD_{600} 值填入下表：

培养时间/h	对照	0	1.5	3	4	6	8	10	12	14	16	20
光密度值（OD_{600}）												

2. 绘制大肠杆菌的生长曲线。

【问题与讨论】

1. 如果用活菌计数法制作生长曲线，你认为会有什么不同？两者各有什么优缺点？

2. 细菌生长繁殖所经历的四个时期中，哪个时期其代时最短？若细胞密度为 10^3 个/mL，培养 4.5h 后，其密度高达 $2×10^8$ 个/mL，计算出其代时。

3. 次级代谢产物的大量积累在哪个时期？根据细菌生长繁殖的规律，采用哪些措施可使次级代谢产物积累更多？

实训三　环境条件对微生物生长的影响

【实训目标】

1. 了解常用的化学消毒剂、紫外线及温度对微生物的作用。

2. 观察各因素对微生物生长抑制的强弱。

【基本知识】

1. 化学因素

环境当中很多化学因素都可以影响微生物的生长。

（1）酸类　H^+影响菌体细胞质膜上的电荷性质，影响微生物吸收物质，影响代谢。高浓度 H^+可引起菌体表面蛋白质和核酸水解，破坏酶的活性。

（2）碱类　引起蛋白质、核酸水解，破坏酶的活性。

（3）重金属盐类　引起蛋白质失活；或与代谢产物螯合使其变为无效化合物。

（4）氧化剂　氧化蛋白质活性基团。

（5）有机化合物　对微生物有杀菌作用的有机化合物种类很多，其中酚、醇、醛等能使蛋白质变性，是常用的杀菌剂。

2. 物理因素

（1）紫外线　作用于生物体 DNA，紫外线照射后受损的细胞如果立即暴露在可见光下，则有一部分仍可恢复正常活力。

（2）温度　通过影响蛋白质、核酸等生物大分子的结构与功能以及细胞结构（如细胞膜的流动性及完整性）来影响微生物的生长、繁殖和新陈代谢。微生物群体生长、繁殖最快的温度为其最适生长温度。

【材料仪器】

（1）菌种　大肠杆菌菌液、金黄色葡萄球菌菌液、酵母菌菌液。

（2）培养基　牛肉膏蛋白胨琼脂培养基、马铃薯琼脂培养基。

（3）溶液及试剂　2.5％碘酒，5％石炭酸，75％乙醇，5％甲醛，无菌生理盐水。

（4）器材　无菌培养皿，无菌滤纸片，无菌镊子，黑布，试管，吸管，三角涂棒，直尺，超净工作台等。

【操作过程】

1. 化学因素实验

将已经灭菌并冷却到 50℃ 左右的牛肉膏蛋白胨琼脂培养基倒入无菌培养皿中，水平放置待凝固，做标记。

用无菌吸管分别吸取 0.2mL 培养 18h 的金黄色葡萄球菌菌液（1 皿）和大肠杆菌菌液（1 皿）加入上述平板中，用无菌三角涂棒涂布均匀（2 人/组，一人做一种菌液）。

将已经涂布好的平板底皿划分为 4 等份，每一等份内标明一种消毒剂的名称（2.5％碘酒，5％石炭酸，75％乙醇，5％甲醛）。

用无菌镊子将已灭菌的小圆滤纸片分别浸入装有各种消毒剂的平皿中浸湿，在皿中间放入浸过无菌生理盐水的小圆滤纸片作对照。

将上述贴好滤纸片的含菌培养皿倒置放于 37℃ 条件下培养 24h，观察并用直尺测量抑菌圈的大小。

2. 紫外线杀菌实验

将已经灭菌并冷却到 50℃ 左右的牛肉膏蛋白胨琼脂培养基倒入无菌培养皿中，倒 2 个培养皿，水平放置待凝固，做标记。

用无菌吸管分别吸取 0.2mL 培养大肠杆菌菌液加入上述 2 个培养皿中，用无菌三角涂棒涂布均匀。

将其中一个培养皿盖子打开，置于超净工作台紫外线灯下照射 10min，合上盖子，另一个培养皿作对照（不照射），用黑布包裹在一起，倒置，于 37℃ 培养，24h 后观察并记录实验结果。

3. 温度实验

将已经灭菌并冷却到 50℃ 左右的马铃薯琼脂培养基倒入无菌培养皿中，倒 2 个培养皿，水平放置待凝固，做标记。

用无菌吸管分别吸取 0.2mL 培养酵母菌菌液加入上述 2 个培养皿中，用无菌三角涂棒涂布均匀，做标记。

分别放在 28℃和 50℃条件下倒置培养，24h 后观察并记录实验结果。

4. 实验任务（2人/组）

化学因素实验：2 个分别接有金黄色葡萄球菌菌液和大肠杆菌菌液的培养皿，每皿放入 4 片浸入过不同的消毒剂的滤纸圆片（放在皿的四周）和 1 片浸入无菌生理盐水的滤纸圆片（放在皿的中央），24h 后观察测量。

紫外线杀菌实验：2 个接有大肠杆菌菌液的培养皿，一个经过紫外线处理，另一个对照，后用黑布包裹在一起，24h 后观察记录。

温度实验：2 个接有酵母菌菌液的培养皿，于不同温度下培养，24h 后观察记录。

课后及时观察并记录实验结果，分析结果。

【实训记录】

1. 列表比较四种化学消毒剂对两种细菌的杀（抑）菌作用。（"－"表示不生长，"＋"表示生长较差，"＋＋"表示生长一般，"＋＋＋"表示生长良好）

2. 绘图表示并说明温度和紫外线的抑菌效能，解释其原理。

【问题与讨论】

1. 影响抑（杀）菌圈大小的因素有哪些？抑（杀）菌圈大小是否能准确地反映出化学消毒剂是抑菌作用还是杀菌作用？

2. 在紫外线实验中为什么要用黑布包裹培养？

3. 如果抑菌带内隔一段时间后又长出少数菌落，你如何解释这种现象？

第三节　微生物的培养

为了研究微生物的生长，首先要对微生物进行培养。从不同的角度进行划分，培养有多种方法。根据培养过程中对氧气的需要与否可分为好氧培养、微需氧培养、厌氧培养。根据所用培养基的物理特性分为固体培养和液体培养。

一、好氧培养方法

1. 固体培养方法

实验室中是将菌种接种在含有凝固剂（如琼脂）的固体培养基的表面，使之暴露在空气中生长，因所用的器皿不同而分为试管斜面、培养皿平板及茄瓶斜面等培养方法。工业基础生产中则用麸皮或米糠等为主要原料，加水搅拌成含水量适度的半固体物料作为培养基，接种微生物进行培养发酵，该法在豆酱、醋、酱油等酿造食品工业中广泛应用。因所用设备和通气方法的不同可分为浅盘法、转桶法和厚层通气法。食用菌生产中通常将棉籽壳等原料与适量的水混合成半固体物料，装入塑料袋中或在隔架上铺成一定厚度的培养料，接种菌种进行培养。开始时利用培养料空隙中的氧气，后期掀去塑料薄膜让菌丝直接从空气中获氧。

2. 液体培养方法

实验室中主要采用摇瓶培养法，将菌种接种到装有液体培养基的锥形瓶中，在往复式或旋转式摇床上振荡培养，使空气中的氧不断溶解于液体培养基中；也有采用静置的试管液体培养法和锥形瓶浅层培养法的，但因液体中的溶氧速度较慢，通常只适用于兼性厌氧菌的培养。有时实验室也采用小型台式发酵罐，可模拟发酵条件研究。工业上主要采用深层液体通气法，向培养液中强制供应空气，并设法将气泡微小化，使它尽可能滞留于培养液中以促进氧的溶解。最常见的是通用型搅拌发酵罐（图6-2）。

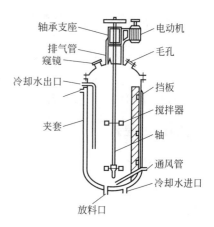

图6-2 搅拌发酵罐的构造

二、微需氧培养方法

微需氧菌在大气中及绝对无氧环境中均不能生长，在含有5%～6%的氧气、5%～10%的二氧化碳和85%的氮气的气体环境中才可生长。将微需氧菌接种到培养基上，置于上述气体环境中，于37℃进行培养，即微需氧培养法。

三、厌氧培养方法

微生物的厌氧培养不需要供给氧气，对于厌氧微生物来讲，氧气对它们有害，因此要采用各种方法去氧或放在氧化还原电位低的条件下进行培养。实验室中不管是液体厌氧培养还是固体厌氧培养都需要特殊的培养装置，还需要在培养基中加入还原剂和氧化还原指示剂。

厌氧培养法有下列几种。

（1）焦性没食子酸法 焦性没食子酸在碱性溶液中能形成焦性没食子酸盐，可吸收空气中的氧气，造成缺氧环境，借以培养厌氧菌。

（2）厌氧罐法 用特制的厌氧罐，将培养物放入厌氧罐内，先通以氢气，然后通电，经铂或钯的催化作用，使氢与氧燃烧生成水，氧气即被消耗，造成缺氧环境。

（3）二氧化碳培养法 二氧化碳培养法是将某些细菌置于二氧化碳环境中进行培养的方法。产生二氧化碳的方法有多种，常用的有烛缸法和化学法。

实训四 微生物接种

【实训目标】

1. 学习斜面接种及穿刺接种等无菌操作技术。

2. 掌握无菌操作技术的要点。

【基本知识】

在自然界中，各种微生物是在互为依赖的关系下共同生活的。因此，为了取出特定的微生物进行纯培养，必须从中把它们分离出来。微生物接种技术是进行微生物实验和相关研究的基本操作技能，无菌操作是微生物接种技术的关键，由于实验目的、培养基种类及实验器皿等不同，所用的接种方法也不尽相同。斜面接种、液体接种、固体接种和穿刺接种操作均是获得生长良好的纯种微生物的分离技术。

【材料仪器】

（1）菌种　金黄色葡萄球菌、大肠杆菌、枯草芽孢杆菌。

（2）培养基　牛肉膏蛋白胨琼脂培养基。

（3）仪器和用具　接种环、标签纸、恒温培养箱、酒精灯、培养皿等。

【操作过程】

1. 斜面接种

（1）标记　取牛肉膏蛋白胨琼脂试管培养基，标记菌名、接种日期、接种人等相关信息。

（2）接种　点燃酒精灯，用接种环蘸取少量待接菌种，然后在新鲜斜面上按"Z"字形划线，方向是从下部开始，一直划至上部。划线方法见图6-3。接种操作必须按无菌操作法进行。

（3）培养　将接种后的试管置于37℃恒温培养48h。

2. 平板接种

（1）倒平板　将牛肉膏蛋白胨琼脂培养基熔化再冷却至约45℃时，以无菌操作倒入灭菌平皿中，每皿约倒15mL，待培养基凝固后即可用接种环划线接种，具体操作见图6-4。

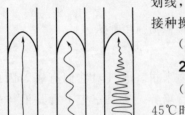

图6-3　划线方法

（2）接种　左手持试管菌种，右手松动试管棉塞，灼烧接种环；右手小指与手掌取下棉塞，接种环取菌，棉塞过火，重新塞入试管；打开平皿，将菌种划线接种到平皿上，立即盖上平皿；在酒精灯火焰上灼烧接种环灭菌。

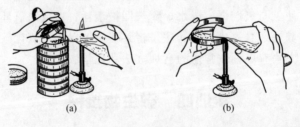

(a)　　　　　　　　　　(b)

图6-4　倒平板

【实训记录】

将实验结果填于下表：

菌名	培养基名称	接种方法	生长情况	有无污染及原因

第四节　有害微生物的控制

一、基本概念

1. 灭菌

灭菌是指利用强烈的物理或化学因子，使存于物体中的所有活微生物（包括最耐热的细菌芽孢）永久性地丧失其生活力，使之达到无菌的程度。

2. 消毒

消毒是指用各种方法杀死一定范围内的病原微生物，达到无传染性的目的，对非病原性微生物及芽孢并不要求全部杀死。

3. 防腐

防腐是指利用某些理化因子，使物体内外的微生物暂时处于不生长、不繁殖，但又未死亡的状态。这是一种抑菌作用，是防止食品腐败和其他物质霉腐的有效措施。用于防腐的化学药品称为防腐剂。

4. 化疗

化疗指利用某些具有选择毒性的化学药物或抗生素，对生物体深部感染进行治疗，可以有效消除宿主体内的病原体，但对宿主无毒或毒害较少。

二、物理杀菌

1. 干热灭菌法

干热灭菌时，微生物由于干热脱水导致蛋白质变性而死亡。

（1）火焰灼烧法　即直接在火焰或焚烧炉内灼烧灭菌。这种方法是最简单、最彻底的加热灭菌方法。该法由于对被灭菌物品的破坏极大，所以使用范围有限。常用于尸体、废弃的污染物等焚烧灭菌；实验室用的接种环、试管口、瓶口和吸管等，在使用前可通过酒精灯火焰灭菌；急用的刀、剪等金属器械及搪瓷用具等，点燃酒精燃烧 $1\sim2\text{min}$，可达到灭菌的效果。

（2）干热灭菌箱　即将不宜直接用火焰灭菌的物品放在密闭的干热灭菌箱内，利用热空气进行灭菌。将灭菌的物品放于箱内并加热，温度达到 $160℃$ 维持 2h 或 $140℃$ 维持 3h，即可达到灭菌的效果。此法适于在高温下不损伤、不变质、不蒸发物品的灭菌，如玻璃器皿、金属制品和陶瓷制品等。这种方法所需时间较长，且不适用于液体样品和培养基的灭菌。

2. 湿热灭菌

湿热灭菌是利用热蒸汽灭菌。在相同温度下，湿热灭菌比干热灭菌效果好，这是因为：①水蒸气具有更强的穿透力，能更有效地杀灭微生物；②水蒸气存在潜热，当蒸汽液化为水时可放出大量热量，故可迅速提高灭菌物品的温度，缩短灭菌时间；③蛋白质的含水量与其凝固温度成反比，因此，湿热更易将蛋白质的氢键打断，使其发生变性凝固。湿热灭菌因为具有以上优点，所以被广泛应用于培养基和发酵设备的灭菌。常用的湿热灭菌法有下列几种。

（1）常压法

① 煮沸消毒法　将被消毒物品放在水中煮沸，$100℃$ 持续 $15\sim20\text{min}$，可杀死一切微生

物的繁殖体及绝大多数病原微生物。细菌芽孢的抗煮沸能力较强，有的需煮沸数小时才能将其杀死（如肉毒梭菌的芽孢需煮沸 360min，破伤风梭菌的芽孢需煮沸 60min），如往水中加入 2%～15%石炭酸，则能在 10～15min 后杀死芽孢。在水中加入 1%～2%碳酸钠，既可增高沸点，增强杀菌作用，又能防止金属器械生锈。本法常用于饮水、食品、玻璃制品和外科器械等小型物品的消毒。

② 流通蒸汽消毒法　此法利用蒸笼或流通蒸汽消毒器进行消毒。蒸汽温度可达 100℃，经 20～30min，可杀死微生物的繁殖体，但不能杀死芽孢。本法常用于食品、食具和一些不耐高热物品的消毒。

③ 间歇灭菌法　又称分段灭菌法或丁达尔灭菌法。本法适用于不耐高温的培养基、药液、酶制剂、血清等的灭菌。具体做法是，将物品放在 80～100℃下蒸煮 15～60min，以杀灭其中所有的微生物营养体，再搁置室温（28～37℃）下过夜，诱导其中残存的芽孢发芽，连续重复该过程 3 次以上。这种方法可以在较低的灭菌温度下达到彻底灭菌的良好效果。

④ 巴氏消毒法　是指利用不太高的温度杀死食品中的病原菌或一般杂菌，同时又不严重损害其营养和风味的消毒方法。常用于牛乳和酒类的消毒。

（2）加压法

① 高压蒸汽灭菌法　即对高压蒸汽灭菌器通以高压蒸汽进行灭菌的一种方法。高压蒸汽灭菌器是一种密闭的容器，因器内的蒸汽不能外溢，器内压力持续增高，温度也随之升高，杀菌力也随之增强。通常在 $1.05kgf/cm^2$（表压强 103kPa）的压强下，温度达到 121.3℃，维持 20～30min，此灭菌方法可杀死所有的微生物，包括其繁殖体和芽孢，达到灭菌的效果。高压蒸汽灭菌法是最常用、最有效的灭菌法。此法适用于耐热、不怕潮湿的物品（如普通培养基、玻璃器皿、手术器械、敷料、生理盐水和工作服等）的灭菌。需要注意的是，高压灭菌器内的温度不仅和压力有关，而且和蒸汽的饱和程度有关。如果其内混有空气，则压力表所表示的压力与实际的温度不符，将影响灭菌的效果。

② 连续加压蒸汽灭菌法　在发酵行业里也称"连消法"，此法仅用于大型发酵厂的大批培养基灭菌。其主要操作原理是让培养基在管道的流动过程中快速升温、维持和冷却，然后流进发酵罐。培养基一般加热至 135～140℃维持 5～15s。其优点是：采用高温瞬时灭菌，既彻底地灭了菌，又有效地减少了营养成分的破坏，从而提高了原料的利用率和发酵产品的质量和产量；在抗生素发酵中，它比常规"实罐灭菌"（121℃，30min）提高产量 5%～10%；由于总的灭菌时间比分批灭菌法明显减少，故缩短了发酵罐的占用时间，提高了它的利用率。

3. 过滤除菌

对于加热会改变其理化性质的溶液，都不适于加热法灭菌，最好用过滤法除菌，即将液体通过某种多孔材料（如烧结陶瓷板、多孔玻璃和石棉丝等），使微生物与液体分离。目前通常使用的是膜滤器（图 6-5）。

三、化学杀菌

1. 消毒剂和防腐剂

许多化学药剂能抑制或杀死微生物，根据它们的效应，可分为 3 类：消毒剂、防腐剂和灭菌剂。

生产中可以根据需要选择具有较多优良性状的化学药剂（表 6-3）。

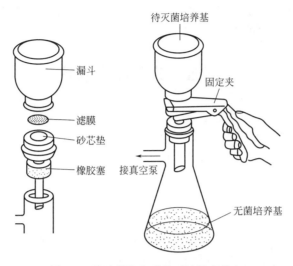

图 6-5 膜滤器装配及其过滤除菌设备

表 6-3 某些化学杀菌剂的应用

类型	名称及使用浓度	作用机制	应用范围
重金属盐	0.05%～0.1%升汞 2%～4%红汞(红药水)	蛋白质变性	非金属物品、器皿 皮肤、黏膜、小创伤
酚类	3%～5%石炭酸 2%煤酚皂(来苏尔)	蛋白质变性,损伤细胞膜	地面、家具、器皿 皮肤
醇类	70%～75%乙醇	蛋白质变性	皮肤、器械
醛类	0.5%～10%甲醛	蛋白质变性	物品消毒、接种室熏蒸
氧化剂	0.1%KMnO$_4$ 1%～3%过氧化氢 0.1%～0.5%过氧乙酸	蛋白质变性 蛋白质变性	皮肤、尿道、水果蔬菜 创伤、溃疡、口腔黏膜 皮肤、餐具、器械
卤素及 其化合物	0.2～0.5mg/L氯气 10%～20%漂白粉 0.5%～1%漂白粉 2.5%碘酒	破坏细胞膜、酶、蛋白质 破坏细胞膜、酶、蛋白质 破坏细胞膜、酶、蛋白质 蛋白质变性	饮水、游泳池水 地面、厕所 饮水、空气、体表 皮肤
表面活性剂	0.05%～0.1%新洁尔灭	破坏膜及蛋白质	皮肤、黏膜、手术器械
染料	2%～4%龙胆紫	蛋白质变性	皮肤、伤口

2. 化学治疗剂

能直接干扰病原微生物的生长繁殖并可用于治疗感染性疾病的化学药物即为化学治疗剂。它能选择性地作用于病原微生物新陈代谢的某个环节,使其生长受到抑制或死亡。但对人体细胞的毒性较小,故常用于口服或注射。化学治疗剂的种类很多,按其作用与性质又分为抗代谢物和抗生素等。

(1) 抗代谢物 在结构上与生物体所必需的代谢产物很相似,以致可以和特定的酶结合,从而阻碍了酶的功能,干扰了代谢的正常进行,这些物质称为抗代谢物。

(2) 抗生素 抗生素是微生物或其他生物生命活动过程中产生的一类次级代谢产物或其人工衍生物,在低微浓度下能抑制或影响其他生物的生命活动。抗生素通过抑制细胞壁合成、改变细胞膜通透性、抑制蛋白质或核酸合成等作用机制来抑制或杀死微生物。抗生素是临床上治疗微生物感染和抑制肿瘤的常用药物，也是发酵工业中控制杂菌污染的主要药剂。在微生物育种中，抗生素常被用作筛选标记。

实训五　灭菌操作训练

【实训目标】

1. 了解高压蒸汽灭菌和干热灭菌的原理。
2. 掌握高压蒸汽灭菌和干热灭菌的操作步骤。

【基本知识】

高压蒸汽灭菌法是在密闭的高压蒸汽灭菌锅（如手提式灭菌锅，图6-6）内进行的，此高压锅是根据水的沸点与蒸汽压力成正比的原理而设计的。将待灭菌的物品放入密闭的高压蒸汽灭菌锅内，通过加热，使高压锅内的水沸腾并产生蒸汽，水蒸气急剧地将锅内的冷空气从排气阀驱尽，然后关闭排气阀，继续加热，水蒸气充满内部空间，由于高压锅密闭，使水蒸气不能逸出，增加了锅内的压力，因此，水的沸点随水蒸气压力的增加而上升，得到高于100℃的蒸汽温度，可在短时间内杀死全部微生物，达到灭菌的目的。此法适用于耐高温高压的物品的灭菌。灭菌所需时间和温度取决于被灭菌物品的耐热性、容积的大小等因素。如一般培养基、生理盐水、玻璃器皿、金属器具、工作服等的灭菌用压力为0.103MPa，温度为121℃，灭菌20～30min；对某些物体较大或蒸汽不易穿透的物品，如固体曲料、土壤、食用菌的原种和栽培种等的灭菌，则用压力为0.14MPa，温度为126℃，灭菌1h；含糖培养基及不耐热物品的灭菌用压力为0.05MPa，温度为112℃，灭菌20min；脱脂乳、全脂牛乳培养基的灭菌用压力为0.07MPa，温度为115℃，灭菌20min。

高压蒸汽灭菌的关键是排净冷空气。当高压锅内含有冷空气时，在同一压力下，含冷空气的蒸汽的温度低于饱和蒸汽的温度，达不到所要求的灭菌温度。

干热灭菌法是利用高温干燥空气使微生物细胞内的蛋白质凝固变性而达到灭菌的目的。一般需要温度160～170℃，灭菌2h。此法适用于空的玻璃器皿、金属器具及其他耐干燥、耐热物品的灭菌。凡是带有橡胶的物品、塑料制品、培养基等不能采用干热灭菌法。常用电烘箱（图6-7）进行干热灭菌。

在同一温度下，湿热灭菌比干热灭菌效果好。其原因有以下三点：

① 菌体细胞内蛋白质的凝固性与其本身的含水量有关，当菌体受热时，环境和细胞内的含水量越大，菌体内的蛋白质凝固越快，反之，含水量越小，蛋白质凝固越慢。

② 蒸汽的穿透力比干热空气大，可使被灭菌物品的内部温度快速上升，提高灭菌效果。

③ 湿热蒸汽有潜热的存在，当被灭菌物品的温度比蒸汽温度低时，蒸汽在物品表面凝结成水，放出潜热，迅速提高被灭菌物品的温度，直至与蒸汽温度相等，从而增加灭菌效力。

【材料仪器】

（1）材料　待灭菌的普通培养基、待灭菌的玻璃器皿。
（2）仪器和用具　手提式高压蒸汽灭菌器、电烘箱等。

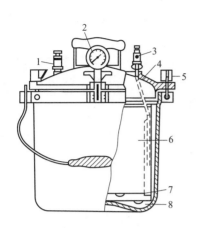

图 6-6 手提式灭菌锅

1—安全阀；2—压力表；3—放气阀；4—排气软管；
5—紧固螺栓；6—锅体；7—筛架；8—水

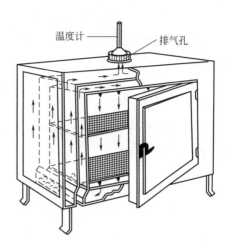

图 6-7 干热灭菌用的电烘箱示意图

【操作过程】

1. 高压蒸汽灭菌

（1）首先将手提式高压蒸汽灭菌锅的内层锅取出，再向外层锅内加入适量的水（约4000mL），使水面与三角搁架相平。

（2）放回内层锅，并装入待灭菌的普通培养基，不要装得太挤，以免妨碍蒸汽流通影响灭菌效果。

（3）加盖，并将盖上的排气软管插入内层锅的排气槽内，再以两两对称的方式旋紧螺栓，使螺栓松紧一致。

（4）接通电源，打开加热开关，并同时打开排气阀，待排气阀冒热气 3～5min，以排除锅内的冷空气，再关闭排气阀。

（5）继续加热，高压锅内的温度随蒸汽压力的增加而逐渐上升。当锅内达到所需压力和温度（压力表显示的压力为 0.103MPa，温度为 121℃）时，控制电源，维持所需压力和温度达 20～30min。

也可以加热到压力为 0.14MPa，温度为 126℃时，安全阀自动排气，再计时达到所要求的灭菌时间。此手提式高压蒸汽灭菌锅的最高压力为 0.16MPa，所以使用时不能超过此压力，否则有爆炸危险。

（6）切断电源，停止加热。待压力表的压力自然降至零位时，打开排气阀，旋松螺栓，打开盖子，取出灭菌物品。

如果有试管培养基进行灭菌，需要将试管培养基取出后趁热摆成斜面，斜面长度为试管长度的 1/2 为宜。

（7）抽取 1 支试管培养基放入 37℃恒温箱中培养 24h，检查灭菌是否彻底。

2. 干热灭菌

（1）将待灭菌的玻璃器皿充分干燥并且用报纸包好，放入电烘箱中（不要摆放得太挤（不要接触电烘箱内壁的铁板，也不要将其直接放在底板上，以免包装纸烤焦起火），关好箱门。

（2）接通电源，打开排气孔，使箱内湿空气能逸出，保持加热升温状态，至电烘箱内温度达到100℃时关闭排气孔。

（3）继续加热，当温度升到160～170℃时，通过恒温调节器的自动控制，保持此温度2h。最高温度不能超过180℃。

（4）切断电源，自然降温至70℃以下时，打开箱门，取出灭菌物品。

【实训记录】

1. 记录高压蒸汽灭菌和干热灭菌的操作步骤。
2. 检验灭菌结果，判断是否达到灭菌的效果。

【问题与讨论】

1. 高压蒸汽灭菌时为什么必须排净锅内的冷空气？
2. 进行高压蒸汽灭菌和干热灭菌时都应注意哪些问题？

 课后目标检测

一、名词解释

同步生长、同步培养、典型生长曲线、灭菌、消毒、防腐、化疗

二、简答题

1. 如何使微生物达到同步生长？
2. 试分析影响微生物生长的主要因素及它们影响微生物生长繁殖的机理。
3. 说明测定微生物生长的意义，微生物生长测定方法的原理，比较各测定方法的优缺点。
4. 微生物的生长曲线包括哪几个时期？各有什么特点？在食品发酵生产中有何实践指导意义？
5. 控制微生物生长繁殖的主要方法及原理有哪些？
6. 制药工业中有哪些环节可能造成药物的微生物污染？
7. 药物被微生物及其产品污染后会产生哪些危害？如何控制微生物的污染？
8. 制药工业中如何控制空气和水中的微生物？
9. 灭菌制剂无菌检验的一般原则有哪些？
10. 如何进行药物的无菌检查？阳性对照有何意义？如果阳性对照不长菌，应该采取何种措施再进行无菌检查？

第七章

微生物的遗传与变异

知识目标

1. 了解微生物遗传变异的物质基础。
2. 掌握微生物遗传物质的存在方式。
3. 掌握微生物基因重组的过程及影响因素。
4. 理解微生物育种的理论基础。

能力目标

学会利用微生物遗传变异的规律保藏微生物。

自然界中繁多的微生物物种之间有着明显的差异。就某种微生物而言，其亲代与子代之间有相似的性状，这种子代与亲代相似的现象通称为遗传。遗传现象保证了微生物物种的相对稳定性。而子代也常表现出与亲代的某些差异，并可以再遗传给后代，这种子代与亲代之间的差异被称为变异。变异推动了物种的进化和发展。变异后的新性状是稳定的、可遗传的。

第一节　遗传变异的物质基础

生物的遗传变异有无物质基础以及何种物质可执行遗传变异功能，是生命科学中的一个重大的基础理论问题。直到 20 世纪中叶，通过肺炎双球菌转化实验、噬菌体感染实验、植物病毒的重建实验三个著名的实验，才以确凿的事实证实了核酸尤其是 DNA 才是遗传变异的真正物质基础。按 DNA 在细胞中的存在形式可分为染色体 DNA 和染色体外 DNA。原核细胞和真核细胞中 DNA 的存在形式不完全相同。

一、核基因组存在方式

从细胞水平上看，无论是真核微生物还是原核微生物，其全部或大部分 DNA 都集中在细胞核或者核区中。在不同的微生物细胞或者是在同种微生物的不同类型细胞中，细胞核的数目是不同的。真核生物的 DNA 与蛋白质结合在一起构成了染色体，在全部染色体外还有一层核膜包裹着，从而构成了在光学显微镜下清晰可辨的完整细胞核。原核细胞最大的特点是没有核膜与核仁的分化，只有一个核区，称为拟核。染色体 DNA 位于拟核区，没有组蛋白。

每一个核内染色体的数目不等。真核微生物的每个细胞核中染色体的数目较多，而且数目随着种类的不同而不同；原核生物中，核区只有一个由裸露的 DNA 构成的、光学显微镜下看不到的、一般呈环状的染色体。

除染色体的数目外，染色体的套数也有不同。如果在一个细胞中只有一套相同功能的染色体，它就是一个单倍体。在自然界中所发现的微生物，多数都是单倍体，高等动植物的生殖细胞也都是单倍体。包含着两套相同功能染色体的细胞，就称为二倍体，如高等动植物的体细胞、少数微生物（如啤酒酵母）的营养细胞以及由两个单倍体的性细胞接合或体细胞融合后所形成的合子等都是二倍体。

二、核外存在方式

染色体外 DNA 主要指质粒。具有独立复制能力的共价闭合环状 DNA 分子，即 cccDNA，称为质粒。质粒上携带着某些染色体上所没有的基因，使细菌等原核生物具有了某些特殊功能，如接合、产毒、抗药、固氮、产特殊酶或降解毒物等功能。质粒是一种复制子，如果其复制与核染色体同步，则称为严紧型质粒，在这类细胞中，一般只含有 1～2 个质粒；另一类质粒的复制与核染色体的复制不同步，称为松弛型质粒，在这类细胞中，一般含有 10～15 个或者更多的质粒。质粒有以下一些类型。

1. 致育因子

致育因子又称 F 因子或性因子，是小分子 DNA，能以自身复制的环状分子存在于细菌染色体之外，也能整合到细菌染色体上，是大肠杆菌等细菌中决定性别并有转移能力的质粒。F 因子除在大肠杆菌等肠道细菌中存在外，还存在于假单胞菌属、嗜血杆菌属、奈瑟球菌属和链球菌属等属的细菌中（详见本章的"接合"）。

2. 抗性因子

抗性因子又称 R 质粒，是分布最广、研究最充分的质粒，主要包括抗药性和抗重金属性两大类。带有抗药性因子的细菌有时对几种抗生素或其他药物呈现抗性。例如 R1 质粒能使宿主对氯霉素、链霉素、磺胺、氨苄青霉素和卡那霉素具有抗性，而且负责这些抗性的基因是成簇地存在于 R1 抗性质粒上。许多 R 质粒能使宿主对一些金属离子呈现抗性，包括碲（Te^{6+}）、砷（As^{3+}）、汞（Hg^{2+}）、镍（Ni^{2+}）、钴（Co^{2+}）、银（Ag^+）、镉（Cd^{2+}）等。在肠道细菌中发现的 R 质粒，约有 25% 是抗 Hg^{2+} 的，而铜绿假单胞菌中约占 75%。R 因子可分为两部分，一部分称为抗性转移因子（RFT），包括质粒的复制和转移基因。另一部分称为抗性决定因子，含有抗性基因，其本身不能移动，只有在 RFT 的推动下才能转移。R 因子可作为筛选时的理想标记，也可用作基因载体。

3. Col 质粒

这类质粒因首先发现于大肠杆菌中而得名。该质粒含有编码大肠杆菌素的基因。大肠杆菌素是一种细菌蛋白，只杀死近缘且不含 Col 质粒的菌株，而宿主不受其产生的细菌素影响。由 G^+ 菌产生的细菌素通常是由质粒基因编码的，有些甚至有商业价值，例如一种乳酸菌产生的细菌素 Nasin A 能强烈抑制某些 G^+ 菌的生长，而被用于食品工业的保藏。

4. 诱癌质粒（Ti 质粒）

根癌土壤杆菌侵入植物细胞并在其中溶解后，把细菌的 DNA 释入植物细胞中，含有复制基因的 Ti 质粒的小片段即与植物细胞中的核染色体基因组发生整合，破坏控制细胞分裂的激素调节系统，使之转变成癌细胞。当前 Ti 质粒已成为植物遗传工程研究中的重要载体。一些具有重要性状的外源基因可借 DNA 重组技术插入到 Ti 质粒中，进一步整合到植物染色体上，以改变该植物的遗传性状，培育优良品种。

5. 巨大质粒（meg 质粒）

巨大质粒是根瘤菌属中发现的一种质粒，比一般质粒大几十倍到几百倍，其上有一系列固氮基因。

6. 降解性质粒

该类质粒在假单胞菌属和黄杆菌属等属细菌中发现。降解性质粒可编码一系列能降解复杂物质的酶，从而能利用一般细菌难以分解的物质作为碳源。这些质粒以其所分解的底物命名，例如樟脑质粒 CAM，辛烷质粒 OCT，二甲苯质粒 XYL，水杨酸质粒 SAL，扁桃酸质粒 MDL，萘质粒 NAP 和甲苯质粒 TOL 等。

细菌通常含有一种或多种稳定遗传的质粒，这些质粒可认为是彼此亲和的。但是，如果将一种类型的质粒通过结合或者其他方式导入某一合适的，但是已含一种质粒的宿主细胞，传少数代后，大多数子细胞只含有其中一种质粒，那么这两种质粒便是不亲和的，它们不能共存于同一细胞中。质粒的这种特性称为不亲和性。这种不亲和性主要与复制和分配有关，只有那些具有不同的复制因子或不同分配系统的质粒才能共存于同一细胞中。

第二节　基因突变和诱变育种

一、基因突变

基因突变是指基因组 DNA 分子发生的、可遗传的变异现象。从分子水平上看，基因突变是指基因在结构上发生碱基对组成或排列顺序的改变。基因虽然十分稳定，能在细胞分裂时精确地复制自己，但这种稳定性是相对的。在一定的条件下基因也可以从原来的存在形式突然改变成另一种新的存在形式，就是在一个位点上，突然出现了一个新基因，代替了原有基因，这个基因叫作突变基因。

1. 突变的类型

（1）根据发生的原因分

① 自发突变　指未受诱变剂作用而自发出现的突变，属于遗传物质在复制过程中随机发生的误差，人类单基因病大多为自发突变的结果。

② 诱发突变　指由明确的诱变剂（物理、化学和生物等因素）作用而诱发的突变。目前认为，人类肿瘤的发生与多次诱发突变的积累有关。

（2）根据突变的细胞不同分

① 生殖细胞突变　指发生于生殖细胞并通过受精卵直接传给子代的突变。如在第一代中就得到表现的突变为显性突变；如突变基因的遗传效应被其等位基因所掩盖而在子代中不表现出来的则为隐性突变。生殖细胞在减数分裂时对诱变剂比较敏感，其突变率高于体细胞的突变率。

② 体细胞突变　指在体细胞中发生和传递的突变。由于体细胞突变不影响生殖细胞，故该突变基因不会传递给子代，但突变的细胞会形成一团基因型与体内其他细胞不同的细胞群，故可引起疾病。目前认为体细胞突变是肿瘤发生的重要机制，肿瘤是一种体细胞遗传病。

(3) 根据碱基改变分

① 碱基置换突变　指 DNA 复制时因碱基互相取代导致错误配对所引起的突变。一种嘌呤或嘧啶分别换成另一种嘌呤或嘧啶，称为转换。例如，异常血红蛋白 HbC 就是由于 β-珠蛋白基因的第 6 位三联体 GAA 变为 AAA，转录后 mRNA 中的密码子相应发生改变，翻译后的多肽链中谷氨酸变为赖氨酸所致。如果一种嘌呤或嘧啶分别被一种嘧啶或嘌呤取代，称为颠换。例如，异常血红蛋白 HbS 就是由于 β-蛋白基因的第 6 位三联体 GAG 变为 GTG，转录后 mRNA 的密码子由 GAG 变为 GUG，翻译后的多肽链中谷氨酸变为缬氨酸所致。碱基置换改变了密码子的组成，可能会出现 4 种不同的效应。

a. 同义突变，指碱基置换后，密码子虽发生改变，但其编码的氨基酸并未改变，并不影响蛋白质的功能，不发生表型的变化，即改变前后的密码子为同义密码子。

b. 错义突变，指碱基置换后的密码子为另一种氨基酸的编码，导致氨基酸组成发生改变，产生异常的蛋白质。例如，珠蛋白生成障碍性贫血就是由于外显子 1 第 26 个密码子由 GAG 错义突变为 AAG，使生成的多肽链中第 26 位氨基酸由谷氨酸变为赖氨酸所致。

c. 无义突变，指碱基置换后，使原来编码某一个氨基酸的密码子变为终止密码子，使多肽链合成提前终止，使蛋白质失去活性。例如，异常血红蛋白 HbMcKees-Rock 就是由于 β-珠蛋白第 145 位编码中 TAT 变为 TAA，经转录后 UAU 变为 UAA（终止密码子），翻译时多肽链合成提前终止，成为缩短的 β 链之故。

d. 终止密码突变，指碱基置换后使原终止密码子变成编码某一个氨基酸的密码子，从而形成延长的异常多肽链。

② 碱基插入性和缺失性突变　在 DNA 编码序列中插入或缺失一个或几个碱基对（3 个或 $3N$ 个除外），从而使插入或缺失点以下的 DNA 编码框架全部改变，这种基因突变称为移码突变。其结果导致插入或缺失以下部分翻译出的氨基酸种类和顺序发生改变。如果在 DNA 编码序列中插入或缺失某些碱基对的片段，称为片段突变，其结果导致蛋白质改变更加复杂。例如，假肥大型肌营养不良症的基因就有几千个碱基对的缺失，从而导致严重的遗传病。

一般来说，在一定条件下，基因突变在各世代中能保持相对稳定的突变率，即静态突变。长期以来，人们认为单基因遗传病是由点突变引起的。近年来发现，由于脱氧三核苷酸串联重复扩增，也可引起单基因疾病，而且这种串联重复的拷贝数可随世代的递增而呈累加效应，称为动态突变。例如，脆性 X 综合征就是由于三核苷酸（CCG）$_n$ 重复序列的拷贝数增加所致。

2. 突变率

突变率指突变的配子数占总配子数的百分率。在自然状态下，对一种生物来说，基因突变的频率是很低的。据估计，在高等生物中，大约十万个到一亿个生殖细胞中，才会有一个生殖细胞发生基因突变，突变率是 $10^{-5} \sim 10^{-8}$。不同生物的基因突变率是不同的。例如，细菌和噬菌体等微生物的突变率比高等动植物的要低。同一种生物的不同基因，突变率也不相同。例如，玉米的抑制色素形成的基因的突变率为 1.06×10^{-4}，而黄色胚乳基因的突变率为 2.2×10^{-8}。

基因突变率的估算方法因生物生殖方式的不同而不同。在有性生殖的生物中，突变率通常用每一个配子发生突变的概率，即用一定数目配子中的突变配子数表示。在无性繁殖的细菌中，突变率是用每一个细胞世代中每个细菌发生突变的概率，即用一定数目的细菌在一次分裂过程中发生突变的次数表示。不同生物和同一生物个体的不同基因的自发突变率是不相同的。

3. 突变的机制

(1) 物理诱变剂　物理诱变剂主要有紫外线、X 射线、γ 射线、快中子、激光、微波、离子束等。

① 紫外线　DNA 和 RNA 的嘌呤和嘧啶有很强的紫外线吸收能力，最大的吸收峰在260nm，因此，波长 260nm 的紫外辐射是最有效的诱变剂。对于紫外线的作用已有多种解释，但研究得比较清楚的一个作用是使 DNA 分子形成嘧啶二聚体，即两个相邻的嘧啶共价连接。二聚体的出现会减弱双链间氢键的作用，并引起双链结构扭曲变形，阻碍碱基间的正常配对，从而有可能引起突变或死亡。另外，二聚体的形成，会妨碍双链的解开，因而影响DNA 的复制和转录。总之，紫外辐射可以引起碱基转换、颠换、移码突变或缺失等。

② γ 射线　γ 射线属于电离辐射，是电磁波，一般具有很高的能量，能产生电离作用，因而能直接或间接地改变 DNA 的结构。其直接效应是，脱氧核糖的碱基发生氧化或脱氧核糖的化学键和糖-磷酸相连接的化学键断裂，使得 DNA 的单链或双链键断裂。其间接效应是电离辐射使水或有机分子产生自由基，这些自由基与细胞中的溶质分子起作用，发生化学变化，作用于 DNA 分子而引起缺失和损伤。此外，电离辐射还能引起染色体畸变，发生染色体断裂，形成染色体结构的缺失、易位和倒位等。

③ 激光　激光在微生物诱变育种方面的研究与开发应用比较晚。激光诱变育种技术的研究始于 20 世纪 60 年代，经过世界各国 40 多年的开发应用研究，证明激光和普通光在本质上都是电磁波，它们发光的微观机制都与组成发光物质的原子、分子能量状态和变化密切相关。激光是一种与自然光不同的辐射光，它具有能量高度集中、颜色单一、方向性好、定向性强等特性。激光通过光效应、热效应和电磁效应的综合作用，能使生物的染色体断裂或形成片段，甚至易位和基因重组。

④ 微波　微波辐射属于一种低能电磁辐射，具有较强生物效应的频率范围在 300MHz～300GHz，对生物体具有热效应和非热效应。其热效应是指它能引起生物体局部温度上升，从而引起生理生化反应；非热效应指在微波作用下，生物体会产生非温度关联的各种生理生化反应。在这两种效应的综合作用下，生物体会产生一系列突变效应。因而，微波也被用于多个领域的诱变育种，如农作物育种、禽兽育种和工业微生物育种，并取得了一定的成果。

⑤ 离子束　离子注入是 20 世纪 80 年代初兴起的一项高新技术，主要用于金属材料表面的改性。1986 年以来逐渐用于农作物育种，近年来在微生物育种中逐渐引入该技术。离子注入诱变是利用离子注入设备产生高能离子束（40～60keV）并注入生物体引起遗传物质的永久改变，然后从变异菌株中选育优良菌株的方法。离子束对生物体有能量沉积（即注入的离子与生物体大分子发生一系列碰撞并逐步失去能量，而生物大分子逐步获得能量进而发生键断裂、原子被击出位、生物大分子留下断键或缺陷的过程）和质量沉积（即注入的离子与生物大分子形成新的分子）双重作用，从而使生物体产生死亡、自由基间接损伤，以及染色体重复、易位、倒位或使 DNA 分子断裂、碱基缺失等多种生物学效应。因此，离子注入诱变可得到较高的突变率，且突变谱广，死亡率低，正突变率高，性状稳定。

⑥ 常压室温等离子体　常压室温等离子体（ARTP）能够在大气压下产生温度在 25～40℃之间的、具有高活性粒子（包括处于激发态的氦原子、氧原子、氮原子、OH 自由基等）的等离子体射流。按照热力学平衡状态，等离子体可分为三种：完全热力学平衡等离子

体〔也称高温等离子体，其电子温度（T_e）、离子温度（T_i）和中性粒子温度（T_n）完全一致〕、局部热力学平衡等离子体以及非热力学平衡等离子体（也称冷等离子体，其 $T_e \geqslant T_i$，$T_i \approx T_n$）。

大气压辉光放电（APGD）是一个被广泛使用的、用来描述大气压条件下各种气体放电冷等离子体的总称。在各种大气压非平衡放电等离子体源中，采用裸露金属电极结构的大气压射频辉光放电（RF APGD）等离子体源是近几年提出的一种新的大气压辉光放电冷等离子体源。为了从生物技术应用的角度突出这种等离子体源的特点，采用常压室温等离子体（即 ARTP）来代表这种 RF APGD 等离子体源。

科学研究表明，等离子体中的活性粒子作用于微生物，能够使微生物细胞壁（膜）的结构及通透性改变，并引起基因损伤，进而使微生物基因序列及其代谢网络发生显著变化，最终导致微生物产生突变。与传统诱变方法相比，采用 ARTP 能够有效造成 DNA 多样性的损伤，突变率高，并易获得遗传稳定性良好的突变株。

(2) 化学诱变剂　化学诱变剂主要有烷化剂〔包括甲基磺酸乙酯（EMS）、乙烯亚胺（EI）、N-亚硝基-N-乙基脲烷（NEU）、亚硝基甲基脲烷（NMU）、硫酸二乙酯（DES）、甲基硝基亚硝基胍（MNNG）、亚硝酸盐（NTG）等〕、天然碱基类似物、氯化锂、亚硝基化合物、叠氮化物、碱基类似物、抗生素、羟胺和吖啶等嵌入染料。

① 烷化剂　烷化剂通常带有 1 个或多个活性烷基，此基团能够转移到其他电子密度高的分子上去，使碱基的许多位置上增加烷基，从而使碱基具备多方面改变氢键的能力。例如 EMS 被证明是最为有效而且负面影响小的诱变剂。与其他烷化诱变剂类似，是通过与核苷酸中的磷酸、嘌呤和嘧啶等分子直接反应来诱发突变的。EMS 诱发的突变主要通过两个步骤来完成，首先鸟嘌呤的 O_6 位置被烷基化，成为一个带正电荷的季铵基团，从而发生两种遗传效应：一是烷基化的鸟嘌呤与胸腺嘧啶配对，代替胞嘧啶，发生转换型的突变；二是由于鸟嘌呤的 N27 烷基活化，糖苷键断裂造成脱嘌呤，而后在 DNA 复制过程中，烷基化鸟嘌呤与胸腺嘧啶配对，导致碱基替换，即 G-C 变为 A-T。当然，化学诱变存在着染色体结构和数量方面的诱导变异，但这种单一碱基对改变而形成的点突变仍是化学诱变的主要形式。另外，诱变剂也可与核苷结构的磷酸反应，形成酯类而将核苷酸从磷酸与糖分子之间切断，产生染色体的缺失。这些 DNA 结构上的变化都可能促使不表达的基因或区段被激活，从而表现出被掩盖的性状。

另外，NTG 也是最有效、用得最广泛的化学诱变剂之一。依靠 NTG 诱发的突变主要是 GC-AT 转换，另外还有小范围切除、移码突变及 GC 对的缺失。在自然条件下 NTG 容易分解，而在酸性（pH5.5）条件下会产生 HNO_2。虽然 HNO_2 本身就是诱变剂，但在 NTG 有活性时（pH6～9），它却无诱变效果。在碱性条件下，NTG 会形成重氮甲烷（CH_2N_2），它是引起致死和突变的主要原因。它的效应很可能是 CH_2N_2 对 DNA 的烷化作用引起的。

② 天然碱基类似物　碱基类似物是与 DNA 正常碱基结构类似的化合物，能在 DNA 复制时取代正常碱基掺入并与互补碱基配对。如 5-溴尿嘧啶（BU）和 2-氨基嘌呤（AP）都能引起 AT 碱基对转换为 GC 碱基对。

③ 氯化锂　氯化锂诱变，普遍认为是它导致 AT-GC 碱基对的转换或导致碱基的缺失。

④ 叠氮化物　如叠氮化钠（NaN_3）。NaN_3 的等电点是 4.18，在 pH3 时 NaN_3 溶液中主要产生呈中性的分子 HN_3，易透过膜进入细胞内，以碱基替换方式影响 DNA 的正常合

成，从而导致点突变的产生。NaN₃ 具有高效、无毒、便宜及使用安全等优点。

⑤ 抗生素　如平阳霉素（PYM），PYM 属于博来霉素的一类。目前主要作为抗肿瘤药应用于临床，对多种癌症具有较好的疗效。抗生素具有高度选择性，能抑制细胞的生长，其中的大多数对维持生命有重要意义。作为一种新的诱变剂，平阳霉素能直接作用于 DNA，高浓度时可使 DNA 链断开，低浓度时能抑制连接酶，阻止胸腺嘧啶核苷酸聚合，故抑制 DNA 的修复合成。PYM 在许多实验中均被证明具有安全、高效、诱变频率高及范围大等特点。与 EMS 的诱变特点相近，在某些方面优于 EMS，很具有开发和应用前景。

⑥ 嵌入染料　如吖啶橙、溴乙锭（EB）等可插入到 DNA 碱基对之间的染料，被称作嵌入染料，也是较强的诱变剂，能造成两条链错位或移码突变。

二、菌种的自然选育

利用菌种的自发突变，通过分离，筛选出优良菌株的过程称为自然选育。生物体可以在自然界中（没有人工参与的情况下）以一定的频率（约 $10^{-9} \sim 10^{-6}$）发生自发突变，它是生物进化的根源。称它为"自发"，绝不意味着这种突变是没有原因的，环境因素、DNA 复制过程中的偶然错误以及微生物自身产生的诱变物质，都能引起微生物的自发突变。

菌种的自发突变往往存在两种可能性：一种是菌种衰退，生产性能下降；另一种是代谢更加旺盛，生产性能提高。具有实践经验和善于观察的工作人员，就能利用自发突变而出现的菌种性状的变化，选育出优良菌种。例如，在谷氨酸发酵过程中，人们从被噬菌体污染的发酵液中分离出了抗噬菌体的菌种。又如，在抗生素发酵生产中，从某一批次高产的发酵液取样进行分离，往往能够得到较稳定的高产菌株。但自发突变的频率较低，出现优良性状的可能性较小，需坚持相当长的时间才能收到效果。

三、诱变育种

诱变育种是指用人工的方法处理均匀而分散的微生物细胞群，在促进其突变率显著提高的基础上，采用简便、快速和高效的筛选方法，从中挑选出少数符合目的的突变株，以供科学实验或生产实践使用。在诱变育种过程中，诱变和筛选是两个主要环节，由于诱变是随机的，而筛选则是定向的，故相比之下，筛选更为重要。

诱变育种与其他育种方法相比，具有操作简便、速度快和收效大的优点，至今仍是一种重要的、广泛应用的微生物育种方法。当前很多发酵所用的高产菌株几乎都是通过诱变育种提高其生产性能的。

诱变育种的基本过程见图 7-1。

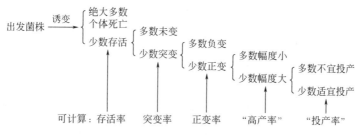

图 7-1　诱变育种的基本过程

诱变育种的关键步骤如下：

（1）出发菌株的筛选　出发菌株是指用于诱变的原始菌种。出发菌株可以是从自然界的土样或水样中分离出来的野生型菌株，也可以是生产中正在使用的菌株，还可以从菌种保藏机构中购买。选用合适的出发菌株，就有可能提高育种的效率。选择的原则是菌株要对诱变剂的敏感性强、变异幅度大、产量高。

（2）诱变处理　使菌体与诱变剂均匀接触，通常要将出发菌株制成细胞（或孢子）悬浮液，再进行诱变处理。诱变剂有物理诱变剂（如紫外线、X 射线、γ 射线、快中子）、化学诱变剂（如亚硝酸、硫酸二乙酯、氮芥）等。在生产实践中，选用哪种诱变剂、剂量大小、处理时间等，都要视具体的情况和条件，并经过预备实验后才能确定。

UV（紫外线）照射是最简单的诱变方法。一般用 15W 的紫外线灯，照射距离为 30cm，在无可见光（只有红光）的接种室或箱体内进行。由于 UV 的绝对物理剂量很难测定，故通常选用杀菌率或照射时间作为相对剂量。在上述条件下，照射时间一般不短于 10～20s，也不会长于 10～20min。通常取 5mL 单细胞悬液放在直径为 6cm 的小培养皿中，在无盖的条件下直接照射，同时用电磁搅拌棒或其他方法均匀旋转并搅动悬液。

（3）筛选突变株　菌种经诱变处理后，会产生各种各样的突变类型。对生产和科研工作比较重要的突变株类型有高产量突变株、抗药性突变株和营养缺陷型突变株。

① 高产量突变株的筛选　1971 年，报道过一个例子，筛选春日霉素生产菌种时所采用的琼脂块培养，一年内曾使抗生素产量提高了 10 倍，具有一定的参考价值（图 7-2）。其要点是：把诱变后的春日链霉菌的分生孢子悬液均匀涂布在营养琼脂平板上，待长出

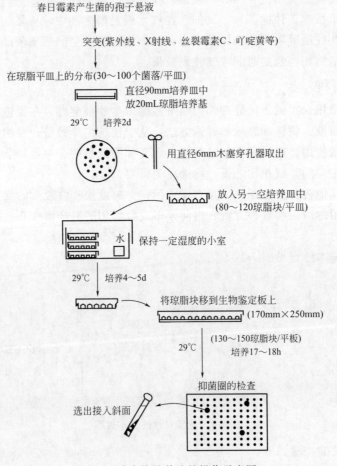

图 7-2　琼脂块培养法的操作示意图

稀疏的小菌落后，用打孔器一一取出长有单菌落的琼脂小块，并分别把它们整齐地移入已混有供试菌种的大块琼脂平板上，以分别测定各小块的抑菌圈并判断其抗生素效价，然后择优选取。此法的关键是用打孔器取出含有一个小菌落的琼脂块并对它们分别进行培养。在这种条件下，各琼脂块所含养料和接触空气面积基本相同，且产生的抗生素等代谢产物不致扩散出琼脂块，因此测得的数据与摇瓶试验结果十分相似，而工作效率却大为提高。

② 抗药性突变株的筛选 抗药性基因在科学研究和育种实践上是一种十分重要的选择性遗传标记，同时，有些抗药菌株还是重要的生产菌种。因此，需要熟悉抗药性突变株的筛选方法。

a. 梯度平板法 梯度平板法是定向筛选抗药性突变株的一种有效方法。通过制备琼脂表面存在药物浓度梯度的平板，在其上涂布诱变处理后的细胞悬液，经培养后，从其上选取抗药性菌落等步骤，就可定向筛选到相应的抗药性突变株。

以筛选抗异烟肼的吡多醇高产突变株为例，介绍梯度平板法定向筛选抗性突变株。

先在培养皿中加入 10mL 熔化的普通琼脂培养基，培养皿底部斜放，待凝。再将培养皿放平，倒上第二层含适当浓度的异烟肼的琼脂培养基 10mL，待凝固后，在这一具有药物浓度梯度的平板上涂布大量经诱变处理后的酵母细胞，经培养后，即可出现如图 7-3 所示的结果。根据微生物产生抗药性的原理，可以推测其中有可能是产生了能分解异烟肼酶类的突变株，也有可能是产生了能合成更高浓度的吡多醇，以克服异烟肼的竞争性抑制的突变株。结果发现，多数突变株属于后者。这就说明利用梯度平板法筛选抗代谢类似物突变株的手段，可以达到定向培育某代谢高产突变株的目的。据报道，用此法曾获得了吡多醇产量比出发菌株高 7 倍的高产酵母菌。

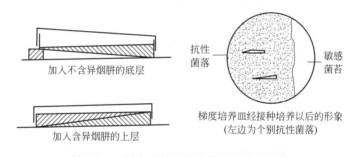

加入不含异烟肼的底层

加入含异烟肼的上层

抗性菌落 敏感菌苔

梯度培养皿经接种培养以后的形象
（左边为个别抗性菌落）

图 7-3 用梯度平板法定向筛选抗性突变株

b. 影印平板培养法 影印平板培养法是一种通过盖印章的方式，达到在一系列培养皿平板的相同位置上出现相同遗传型菌落的接种和培养方法。实验的基本过程见图 7-4：把长有数百个菌落的母种培养皿倒置于包有一层灭菌丝绒布的木质圆柱体（直径应略小于培养皿平板）上，使其上均匀地沾满来自母培养皿平板的菌落，然后通过这一"印章"将母培养皿上的菌落"忠实"地一一接种到不同的选择性培养基上，经过培养，对比各平板相同位置上的菌落，就可以选出适当的突变性菌株。

③ 营养缺陷型突变株的筛选 营养缺陷型是指野生型菌株经诱变处理后，丧失了合成某种营养成分的能力，主要是指合成维生素、氨基酸及嘌呤、嘧啶的能力，使其在基本培养基上不能正常生长，而必须在此培养基中加入相应的物质才能生长的突变株。营养缺陷型菌株不论是在基本理论和应用研究上，还是在生产实践工作上都有极其重要的意义。例如，它

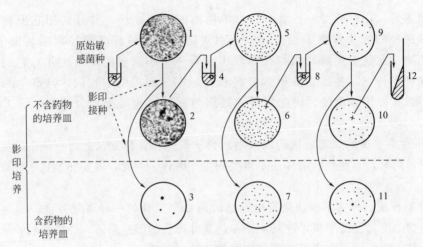

图 7-4　影印平板培养法

们可作为研究代谢途径和杂交、转化、转导、原生质体融合等遗传规律所必不可少的标记菌种；在生产实践中，它们可直接用作发酵生产核苷酸、氨基酸等代谢产物的生产菌株。

a. 与筛选营养缺陷型突变株有关的三类培养基

基本培养基（MM，符号为 [−]）。仅能满足某微生物的野生型菌株生长需要的最低成分组合培养基，称基本培养基。不同微生物的基本培养基是很不相同的，有的很简单，有的极其复杂。且不能认为凡基本培养基者都必然是不含生长因子的培养基。

完全培养基（CM，符号为 [+]）。可满足一切营养缺陷型菌株营养需要的天然或半组合培养基，可称为完全培养基。一般可在基本培养基中加入一些富含氨基酸、维生素和碱基之类的天然物质（如蛋白胨或酵母膏等）配制而成。

补充培养基（SM，符号为 [A] 或 [B] 等）。只能满足相应的营养缺陷型菌株生长需要的组合培养基，称为补充培养基。它是由基本培养基再添加上某一微生物营养缺陷型所不能合成的代谢物所构成的，因此可专门选择相应的突变株。

b. 与营养缺陷型突变有关的三类遗传型个体

野生型菌株，指从自然界分离得到的任何微生物在其发生营养缺陷突变前的原始菌株。野生型菌株应在其相应的基本培养基上生长。如果以 A 和 B 两个基因来表示其对这两种营养物的合成能力，野生型菌株的遗传性应是 [A^+B^+]。

营养缺陷型菌株。野生型菌株经诱变剂处理后，由于发生了丧失某酶合成能力的突变，因而只能在加有该酶合成产物的培养基上生长。它不能在基本培养基上生长，而只能在完全培养基或相应的补充培养基上生长。A 营养缺陷型的遗传性用 [A^-B^+] 表示，B 营养缺陷型则可用 [A^+B^-] 表示。

原养型菌株，一般指营养缺陷型突变株经回复突变或重组后产生的菌株，其营养要求在表型上与野生型相同，遗传性均用 [A^+B^+] 表示。

c. 营养缺陷型的筛选方法　筛选营养缺陷型突变株一般要经过诱变、淘汰野生型、检出和鉴定营养缺陷型四个环节。现分述如下：

ⅰ. 诱变剂处理　与上述一般诱变处理相同。

ⅱ. 淘汰野生型　目的是浓缩缺陷型。在诱变后的存活个体中，营养缺陷型的比例一般较低，通常通过抗生素法或菌丝过滤法就可以淘汰为数众多的野生型菌株，从而达到了"浓缩"营养缺陷型的目的。前者的基本原理是，野生型细胞能在基本培养基上生长繁殖，可用抗生素将生长状态的细胞杀死，留下不能生长的缺陷型细胞。而后者主要适用于丝状生长的真菌或放线菌。其原理是，使能在培养基上形成菌丝体的野生型留在滤膜上，不能生长的营养缺陷型细胞则能够透过滤膜。

ⅲ．检出缺陷型　具体方法很多。在同一培养皿平板上就可检出的，有夹层培养法和限量补充培养法；要在不同培养皿上分别进行对照和检出的，有点种法和影印接种法。现分别介绍如下：

夹层培养法（图 7-5）：先在培养皿上倒一薄层不含菌的基本培养基，待冷凝后加上一层混有经过诱变处理的菌液的基本培养基，其上再浇一薄层不含菌的基本培养基。经培养后，对首次出现的菌落用记号笔一一标在皿底上。然后再在皿内倒上一薄层第四层培养基——完全培养基。再经培养后所出现的形态较小的新菌落，多数是营养缺陷型。

限量补充培养法：把诱变处理后的细胞接种在含有微量（0.01%以下）蛋白胨的基本培养基上，野生型细胞迅速长成较大的菌落，而营养缺陷型则生长缓慢，故长成小菌落而得以检出。

点种法：把经诱变处理后的细胞涂布在平板上，待长成单个菌落后，用接种针把这些单个菌落逐个依次地分别接种到基本培养基和完全培养基上。经培养后，如果在完全培养基的某一部位上长出菌落，而在基本培养基的相应位置上却不长，说明这是一个营养缺陷型突变株。

影印接种法：将诱变处理后的细胞涂布在一完全培养基的表面上，经培养后使其长出许多菌落。然后用已经制成的印章，将此皿上的全部菌落转印到另一基本培养基平板上。经培养后，比较这两个平板上长出的菌落。如果发现在前一培养皿平板上的某一部位长有菌落，而在后一平板的相应部位上却不长，说明这就是一个营养缺陷型菌株（图 7-6）。

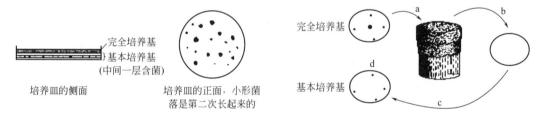

图 7-5　夹层培养法　　　　图 7-6　用影印接种法检出营养缺陷型突变菌株

ⅳ．鉴定缺陷型　可用生长谱法来进行鉴定。即在培养基中加入某种物质时，能生长的菌便是某种物质的缺陷型。其步骤是，首先鉴定需要哪一大类生长因子，可用天然产物的混合物检测，其次鉴定具体因子。

实训　产淀粉酶枯草芽孢杆菌的紫外诱变

【实训目标】

1．学习菌种的物理因素诱变育种基本技术。
2．通过诱变技术筛选出高产 α-淀粉酶的菌株。

【基本知识】

紫外线是一种最常用且有效的物理诱变因素，其诱变效应主要是由于它能引起 DNA 结构的改变而形成突变型。紫外线诱变一般采用 15W 或 30W 的紫外线灯，照射距离为 20～30cm，照射时间依菌种而异，一般为 1～3min，死亡率控制在 50%～80% 为宜。被照射处理的细胞，必须呈均匀分散的单细胞悬浮液状态，以利于均匀接触诱变剂，并可减少不纯种的出现。同时，对于细菌细胞的生理状态，要求培养至对数生长期为最好。本实验以紫外线处理产淀粉酶的枯草芽孢杆菌，通过透明圈法初筛，选择淀粉酶活力高的生产菌株。

【材料仪器】

（1）菌种　产淀粉酶枯草芽孢杆菌。

（2）器材　装有 15W 或 30W 紫外线灯的超净工作台、电磁力搅拌器（含转子）、低速离心机、培养皿、涂布器、10mL 离心管、吸管（1mL、5mL、10mL）、250mL 锥形瓶、恒温摇床、培养箱、直尺、棉签、橡皮手套、吸耳球。

（3）培养基和试剂　①无菌水、75% 酒精。②0.5% 碘液：碘片 1g、碘化钾 2g、蒸馏水 200mL，先将碘化钾溶解在少量水中，再将碘片溶解在碘化钾溶液中，待碘片全部溶解后，加足水即可。③选择培养基：可溶性淀粉 2g，牛肉膏 1g，NaCl 0.5g，琼脂 2g，蒸馏水 100mL，pH 6.8～7.0，121℃灭菌 20min。④肉汤培养基：牛肉膏 0.5g，蛋白胨 1g，NaCl 0.5g，蒸馏水 100mL，pH 7.2～7.4，121℃灭菌 20min。

【操作过程】

（1）菌体培养　取枯草芽孢杆菌一环接种于盛有 20mL 肉汤培养基的 250mL 锥形瓶中，于 37℃振荡培养 12h，即为对数生长期的菌种。

（2）菌悬液的制备　取 5mL 发酵液于 10mL 离心管中，以 3000r/min 离心 10min，弃去上清液。加入无菌水 9mL，振荡洗涤，离心 10min，弃去上清液。加入无菌水 9mL，振荡均匀。

（3）诱变处理　将菌悬液倾于无菌培养皿中（内放一个磁力搅拌棒），置电磁力搅拌器上，于超净工作台紫外线灯下（距离 30cm）照射 0.5～1min。

（4）取 0.1～0.2mL 诱变后的菌悬液于选择培养基平板上，用涂布器涂匀，置 37℃暗箱培养 48h。

（5）在长出菌落的周围滴加碘液，观察并测定透明圈直径（C）和菌落直径（H），挑选 C/H 值最大者接入斜面保藏。

【操作要点】

1. 紫外线对人体的细胞，尤其是人的眼睛和皮肤有伤害，长时间与紫外线接触会造成灼伤。故操作时要戴防护眼镜，操作尽量控制在防护罩内。

2. 空气在紫外线灯的照射下会产生臭氧，臭氧也有杀菌作用。臭氧过高，会引起人不舒服，同时也会影响菌体的成活率。臭氧在空气中的含量不能超过 0.1%～1%。

【实训记录】

菌落编号	透明圈直径(C)	菌落直径(H)	C/H 值
1 号菌落 2 号菌落 3 号菌落			

【问题与讨论】

1. 制备菌悬液时应注意哪些事项？
2. 影响紫外线诱变的因素有哪些？

第三节　基因重组和杂交育种

将两个不同性状的个体细胞内的遗传基因移到一个个体细胞内，经过遗传分子间的重新组合，形成新的遗传性个体的过程，称为基因重组。在原核微生物中，基因重组的方式主要有转化、转导、接合等几种形式。它们之间的共同之处在于基因转移导致遗传重组。差异之处在于获取外源 DNA 的方式不同：接合是通过细菌之间的接触；转化是通过裸露的 DNA；转导则需要噬菌体作媒介。

一、原核生物的基因重组

1. 转化

（1）基本概念　受体细胞从外界直接吸收来自供体细胞的 DNA 片段，并与其染色体同源片段进行遗传物质交换，从而使受体细胞获得新的遗传特性，这种现象称为转化。转化后出现了供体性状的受体细胞称为转化子。具有转化活性的外来 DNA 片段称为转化因子。细菌能够从环境中吸收 DNA 分子进行转化的生理状态称感受态。感受态是由受体细胞的遗传性所决定的，但同时也受细胞生理状态的影响。

转化是细菌中最早发现的遗传物质转移的形式。在原核生物中，转化是一个较普遍的现象，在肺炎链球菌、嗜血杆菌属、芽孢杆菌属、奈瑟球菌属、根瘤菌属、葡萄球菌属、假单胞菌属和黄单胞菌属中尤为多见。在真核微生物中也存在转化现象。

（2）转化过程　转化过程可分为以下几个阶段：①双链 DNA 片段与感受态受体菌细胞表面的特定位点结合。在吸附过程的前阶段，如外界加入 DNA 酶，就会减少转化子的产生。稍后，DNA 酶即无影响，说明此时该转化因子已进入细胞。②在吸附位点上的 DNA 被核酸内切酶分解，形成平均分子量为 $(4\sim5)\times10^6$ 的 DNA 片段。③DNA 双链中的一条单链被膜上的另一种核酸酶切除，另一条单链逐步进入细胞。分子量小于 5×10^5 的 DNA 片段不能进入细胞。此时如用低浓度的溶菌酶处理，提高细胞壁的通透性，最终可提高转化频率。④来自供体的单链 DNA 片段在细胞内与受体细胞核染色体组上的同源区段配对，受体染色体组上的相应单链片段被切除，并被外来的单链 DNA 交换、整合和取代，形成一个杂合 DNA 区段。此过程有核酸酶、DNA 聚合酶和 DNA 连接酶的参与。⑤受体菌的染色体组进行复制，杂合区段分离成两个，其中之一获得了供体菌的转化基因，另一个未获得供体菌的转化基因，故当细胞发生分裂后，一个子细胞是转化子，另一细胞与原始受体菌一样，仍是敏感型（图 7-7）。

如果把噬菌体或其他病毒的 DNA（或 RNA）抽提出来，让它去感染感受态的宿主细胞，并进而产生正常的噬菌体或病毒后代，这种现象称为转染。它与转化的不同之处是病毒或噬菌体并非遗传基因的供体菌，中间也不发生任何遗传因子的交换或整合，最后也不产生具有杂种性质的转化子。

转化的效率取决于下列三个内在因素：①受体细胞的感受态，决定转化 DNA 能否进入

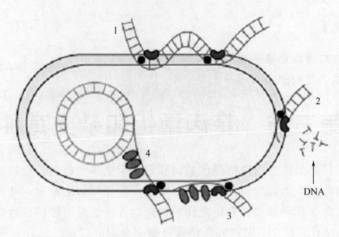

图 7-7　转化的过程

细胞；②受体细胞的限制系统，决定转化 DNA 在整合前是否被分解；③供体和受体 DNA 的同源性，决定转化 DNA 的整合。由于转化 DNA 总是与顺序相同或相似的受体 DNA 配合，所以亲缘关系越近的其同源性也越强，转化效率也越高。细菌感受态细胞的形成是细菌细胞许多基因产物共同作用的结果，细菌从周围环境中吸收 DNA 对自身是有益的。转化为相同或相近物种之间的同源重组提供了可能性，是自然界中基因交换的一条重要途径，在生物变异和进化中起着重要的作用。

2. 转导

J. Lederberg 等（1952 年）在鼠伤寒沙门菌中发现了转导现象，转导是利用噬菌体为媒介，将供体菌的部分 DNA 转移到受体菌内的现象。因为绝大多数细菌都有噬菌体，所以转导作用较普遍。另外，转导 DNA 位于噬菌体蛋白外壳内，不易被外界的 DNA 水解酶所破坏，所以比较稳定。获得新遗传性状的受体细胞就称转导子。携带供体部分遗传物质的噬菌体称为转导噬菌体或转导颗粒。在噬菌体内仅含有供体 DNA 的称为完全缺陷噬菌体；在噬菌体内同时含有供体 DNA 和噬菌体 DNA 的称为部分缺陷噬菌体（部分噬菌体 DNA 被供体 DNA 所替换）。根据噬菌体和转导 DNA 产生途径的不同，可将转导分为普遍转导和局限转导（表 7-1）。

表 7-1　普遍转导和局限转导的比较

比较项目	普遍转导	局限转导
转导的发生	自然发生	人工诱导（如 UV 等）
噬菌体形成	错误的包装	前噬菌体反常切除
形成机制	包裹选择模型	杂种形成模型
内含 DNA	只含宿主染色体 DNA	同时含有噬菌体 DNA 和宿主 DNA
转导性状	供体的任何性状	多为前噬菌体邻近两端的 DNA 片段
转导过程	通过双交换使转导 DNA 替换了受体 DNA 同源区	转导 DNA 插入，使受体菌为部分二倍体
转导子	不能使受体菌溶原化	为缺陷溶原菌
稳定性	转导特性稳定	转导特性不稳定

（1）普遍转导　通过完全缺陷噬菌体对供体菌任何 DNA 小片段的"错误包装"，而实现其遗传性状传递至受体菌的转导现象，称为普遍转导。普遍转导又可分为以下两种。

① **完全普遍转导**　简称完全转导。在大肠杆菌的完全普遍转导实验中，以其野生型菌

株作供体菌，营养缺陷型突变株作受体菌，P1 噬菌体作为转导媒介。当 P1 在供体菌内增殖时，宿主的核染色体组断裂，待噬菌体成熟与包装之际，极少数（$10^{-6} \sim 10^{-8}$）噬菌体的衣壳将与噬菌体头部 DNA 芯子相仿的一小段供体菌 DNA 片段误包入其中，因此，形成了一个完全缺陷噬菌体。当供体菌裂解时，如把少量裂解物与大量的受体菌群体相混，这种完全缺陷噬菌体就可将这一外源 DNA 片段导入受体细胞内。在这种情况下，由于一个受体细胞只感染了一个完全缺陷噬菌体，故受体细胞不会发生往常的溶原化，也不显示其免疫性，更不会裂解和产生正常的噬菌体；还由于导入的外源 DNA 片段可与受体细胞核染色体组上的同源区段配对，再通过双交换而整合到受体菌染色体组上，使后者成为一个遗传性状稳定的转导子，实现完全普遍转导（图 7-8）。

② 流产转导　经转导而获得了供体菌 DNA 片段的受体菌，如果外源 DNA 在其内既不进行交换、整合和复制，也不迅速消失，而仅进行转录、翻译和性状表达，这种现象就称流产转导。发生流产转导的细胞在其进行分裂后，只能将这段外源 DNA 分配给一个子细胞，在数代细胞中表达，故能在选择性培养基平板上形成微小菌落。

（2）局限转导　局限转导最初于 1954 年在大肠杆菌 K12 中发现，指通过部分缺

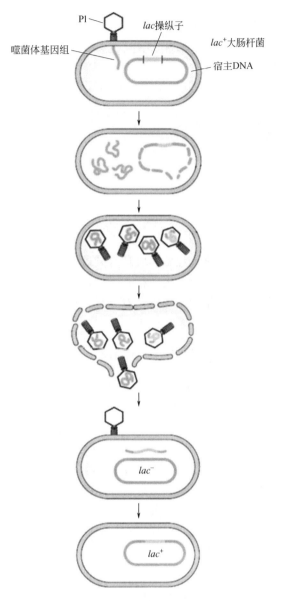

图 7-8　完全普遍转导过程示意图

陷的温和噬菌体把供体菌的少数特定基因携带到受体菌中，并获得表达的转导现象。根据转导频率的高低可把局限转导分成两类：

① 低频转导（LFT）　已知当温和噬菌体感染受体菌后，其染色体会开环，并以线状形式整合到宿主染色体的特定位点上，从而使宿主细胞发生溶原化，并获得对相同温和噬菌体的免疫性。如果该溶原菌因诱导而发生裂解时，就有极其少数（频率低于 10^{-5}）的前噬菌体发生不正常切离，其结果会将插入位点两侧之一的少数宿主基因（如 *E. coli* λ 前噬菌体的两侧分别为发酵半乳糖的 *gal* 基因或合成生物素的 *bio* 基因）连接到噬菌体 DNA 上，而噬菌体也将相应的一段 DNA 遗留在宿主的染色体组上，通过衣壳的“误包”，就形成了一种部分缺陷噬菌体（图 7-9）。在大肠杆菌 K12 中，可形成 λ_{dgal} 或 λ_{dg}（带有供体菌 *gal* 基因的 λ 缺陷噬菌体，其中的“d”表示缺陷）或 λ_{dbio}（带有供体菌 *bio* 基因的 λ 缺陷噬菌体），

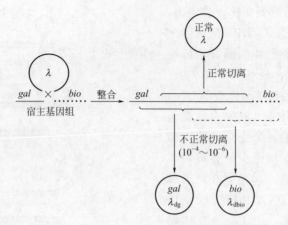

图 7-9　低频转导（LFT）裂解物的形成

它们没有正常 λ 噬菌体所具有的使宿主发生溶原化的能力。当它感染宿主细胞并整合在宿主的核基因组上时，可使宿主细胞成为一个局限转导子（即获得了供体菌的 gal 或 bio 基因），而不是一个溶原菌，因而对 λ 噬菌体不具有免疫性。

　　由于宿主染色体上进行不正常切离的频率极低，因此，在裂解物中所含的部分缺陷噬菌体的比例是极低（$10^{-4} \sim 10^{-6}$）的，这种裂解物称 LFT（低频转导）裂解物。LFT 裂解物在低感染复数情况下感染宿主，就可获得极少量的局限转导子，这就是低频转导。

　　② 高频转导（HFT）　当大肠杆菌 gal^-（不发酵半乳糖的营养缺陷型）受体菌用高感染复数的 LFT 裂解物进行感染时，则凡感染有 λ_{dgal} 噬菌体的任一细胞，几乎同时都感染有正常的 λ 噬菌体。这时，λ 与 λ_{dgal} 两者同时整合在一个受体菌的核染色体组上，从而使它成为一个双重溶原菌。当双重溶原菌被紫外线等诱导时，其中的正常 λ 噬菌体的基因可补偿 λ_{dgal} 所缺失的部分基因的功能，因而两种噬菌体就同时获得复制的机会。所以，在双重溶原菌中的正常 λ 噬菌体被称为辅助噬菌体。根据以上的特点得知，由双重溶原菌所产生的裂解物中，含有等量的 λ 和 λ_{dgal} 粒子，这就称 HFT（高频转导）裂解物。如果用低感染复数的 HFT 裂解物去感染另一个大肠杆菌 gal^- 受体菌的话，则可高频率地把它转化为能发酵半乳糖的大肠杆菌 gal^+ 转导子，这种方式的转导就称高频转导。

3. 接合

　　接合是指细菌通过细胞间的接触而导致遗传物质的转移和基因重组的过程，又称细菌杂交。通过接合而获得新性状的受体细胞，就是接合子（图 7-10）。

　　1946 年，J. Lederberg 和 Tatum 采用大肠杆菌的两株营养缺陷型进行实验后，证明了原核生物的接合现象，这一技术也在方法学上奠定了坚实的基础。供体菌通过其性菌毛与受体菌相接触，前者传递不同长度的单链 DNA 给后者，并在后者的细胞中进行双链化或进一步与核染色体发生交换、整合，从而使后者获得供体菌的遗传性状。

　　大肠杆菌的供体菌株带有致育因子，称作 F^+；而受体菌株不带有致育因子，称为 F^-。随后的研究证实杂交 $F^+ \times F^-$ 是可育的，杂交 $F^- \times F^-$ 是不育的；F 因子可以传递，从 F^+ 到 F^- 细菌，但必须通过细胞接触；F 因子能够自发丧失，一旦丧失就不能再恢复，除非从另一个 F^+ 细胞再把它传递过来；F 因子的存在使细菌成为 F^+，F 因子的丧失使细菌成为 F^-，F^+ 细菌分裂仍得到 F^+ 细胞。F 因子类似于染色体，F 因子能自我复制，F 因子一旦消失就不能再出现。F 因子并不是染色体基因，因为染色体基因不那么容易消失，特别是染

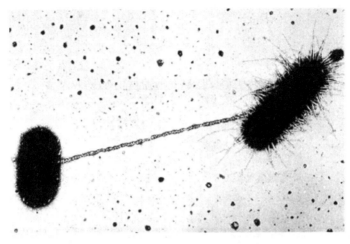

图 7-10　电子显微镜下大肠杆菌接合

色体基因转移的频率不超过 10^{-6}，而 F 因子转移的频率可高达 70% 以上，所以 F 因子是染色体外的一种遗传结构，称为 F 质粒。根据细胞中是否存在 F 质粒以及其存在方式的不同，可把大肠杆菌分成以下四种相互有联系的接合型的菌株（图 7-11）。

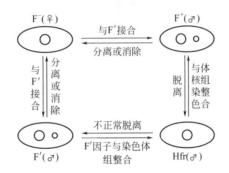

图 7-11　F 因子的存在方式及其相互关系

F⁺（"雄性"）菌株是指细胞表面着生一条或多条性菌毛的菌株。F 因子以游离状态存在于大肠杆菌的细胞质中，可独立于染色体进行自主复制。

F⁻（"雌性"）菌株是指细胞中没有 F 质粒、细胞表面也无性菌毛的菌株。但它可通过与 F⁺菌株或 F′菌株的接合而接受供体菌的 F 因子或 F′因子，从而使自己转变成"雄性"菌株，也可接受来自 Hfr 菌株的一部分或全部遗传信息。

Hfr（高频重组）菌株是指 F 因子已从游离状态转变成在核染色体组特定位点上的整合状态，而且发现此种菌株与 F⁻菌株接合后发生重组的频率要比 F⁺与 F⁻接合后的重组频率高出数百倍，故此命名。Hfr 菌株仍然保持着 F⁺细胞的特征，具有 F 性菌毛，并能与 F⁻细胞进行接合（图 7-12）。

F′菌株和 F′因子是指当 Hfr 菌株内的 F 因子因不正常切离而脱离核染色体组时，可重新形成游离的但携带一小段染色体基因的特殊 F 因子，称 F′因子。具有 F′因子的大肠杆菌称为 F′菌株。

二、真核生物的基因重组

真核微生物的基因重组方式主要有有性杂交、准性生殖、遗传转化等。遗传转化的过程

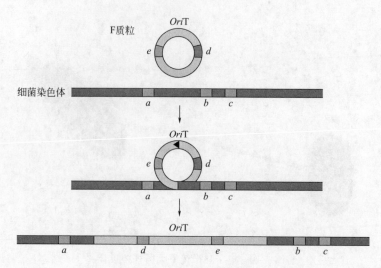

图 7-12　Hfr（高频重组）菌株示意图

与原核生物相似，故本节主要介绍有性杂交和准性生殖。

1. 有性杂交

杂交是指在细胞水平上进行的一种遗传重组方式。有性杂交，一般指性细胞间的接合和随之发生的染色体重组，并产生新遗传型后代的一种育种技术。凡能产生有性孢子的酵母菌、霉菌和蕈菌，原则上都可应用有性杂交的方式进行育种。现以工业上和基因工程中应用甚广的真核微生物酿酒酵母为例加以介绍。

将不同生产性状的甲、乙两个亲本菌种（双倍体）分别接种到产孢子培养基上，使其产生子囊，经过减数分裂后，在每一子囊上会形成 4 个子囊孢子（单倍体）。用蒸馏水洗下子囊，用机械法或酶法破坏子囊，再进行离心。然后将获得的子囊孢子涂平板，得到由单倍体组成的菌落。把来自不同亲本、不同性别的单倍体细胞通过离心等方式使之密集地接触，有更多的机会出现种种双倍体的有性杂交后代。双倍体细胞与单倍体细胞有明显的差别，易于识别（双倍体细胞大，呈椭圆形；菌落大，形态均一；在液体培养基中繁殖较快，细胞分散；在产孢子培养基上会形成子囊）。在这些双倍体杂交子代中，通过筛选，可选到优良性状的杂种。

2. 准性生殖

准性生殖是一种类似于有性生殖，但比有性生殖更为原始的生殖方式，是指使同种而不同菌株的体细胞发生融合，并不经过减数分裂就能导致低频率基因重组的生殖过程。在该过程中染色体的交换和染色体的减少不像有性生殖那样有规律，而且也是不协调的。

准性生殖主要包括异核体的形成、二倍体的形成以及体细胞交换和单元化这三个过程。

（1）异核体的形成　在形态上没有区别，但在遗传性上却有差别的同一菌种的两个不同菌株的体细胞，经联结后，就使得原有的两个单倍体核集中到同一个细胞中，形成异核体。异核体是指同时具有两种或两种以上不同基因型核的细胞。

（2）二倍体的形成　在异核体中的双核，偶尔可以发生核融合，产生二倍体杂合子核，从而形成二倍体（或杂合二倍体），这个机会是极少的。杂合二倍体是指细胞核中含有 2 个不同来源染色体组的菌体细胞。在异核体形成的菌落表面会有杂合二倍体的斑点或扇形出现，将其分生孢子分离即可得到杂合二倍体的菌株。

（3）体细胞交换和单元化　杂合二倍体细胞极不稳定，在其进行有丝分裂的过程中也会偶尔发生同源染色体之间的交换（即体细胞重组），导致部分隐性基因的纯合化，从而获得新的遗传性状。所谓单元化过程是指在一系列有丝分裂过程中一再发生的个别染色体减半，直至最后形成单倍体的过程，不像减数分裂那样染色体的减半一次完成。故准性生殖中单倍体化不是一次有丝分裂的结果，而是要经过若干次的分裂过程，每次分裂都有可能从二倍体核中失去部分染色体，最后才恢复成单倍体核。

表 7-2　准性生殖和有性生殖的比较

项目	准性生殖	有性生殖
参与接合的亲本细胞	形态相同的体细胞	形态或生理上有分化的性细胞
独立生活的异核体阶段	有	无
接合后双倍体的细胞形态	与单倍体基本相同	与单倍体明显不同
双倍体变成单倍体的途径	有丝分裂	减数分裂
接合发生的概率	偶然发生,概率低	正常出现,概率高

从表 7-2 和准性生殖过程可以看出，准性生殖对一些没有有性过程但有重要生产价值的半知菌育种工作来说，提供了一个重要的手段，如国内在灰黄霉素生产菌——荨麻青霉的育种中，曾借用准性杂交的方法而取得了较好的成效。

第四节　菌种保藏技术

一、菌种保藏原理

微生物种子的保藏有多种方法。原理基本是选用优良的纯种，最好是休眠体（分生孢子、芽孢等），根据微生物的生理、生化特征，人工创造一个使微生物代谢不活泼、生长繁殖受抑制、难以突变的环境条件。创造适于微生物休眠的环境，主要是通过干燥、低温、缺氧、营养缺乏以及添加保护剂等手段来达到的。一个较好的菌种保藏方法，首先应能长期地保持菌种原有的特性，同时也应考虑到方法本身的经济和简便。

二、菌种保藏方法

1. 斜面传代保藏法

此法也称为定期移植保藏法，是利用低温来减慢微生物的生长和代谢，从而达到保藏目的的方法。

将菌种接种在不同成分但合适的斜面培养基上，接种的方式因菌种类型的不同而异。例如：扩散型生长及绒毛状气生菌丝类霉菌（如毛霉、根霉等），可把菌种点接在斜面中部偏下方处；细菌和酵母菌等可采用划线法或穿刺法接种；灵芝等担子菌类真菌可采取挖块接种法，即挖取菌丝体连同少量培养基，转接到新鲜斜面上。待菌种生长到健壮后（例如对数期细胞、形成有性孢子或无性孢子），将菌种置于 4℃ 冰箱中保藏。细菌、酵母菌、放线菌和霉菌都可以使用这种保藏方法。有孢子的霉菌或放线菌，以及有芽孢的细菌在低温下可保存半年左右，酵母菌可保存三个月左右，无芽孢的细菌营养细胞可保存一个月左右。如果在保存时采用无菌的橡皮塞代替棉塞，可以避免水分散发并且能隔氧，能适当延长保藏期。这种方法不可能很长时间地保藏菌种，每隔一定时间需重新移植培养一次。芽孢杆菌每 3～6 个月移种一次，其他细菌每个月移种一次。如保藏温度高，则间隔的时间要短。放线菌在 4～6℃保藏，每 3 个月移种一次；酵母菌在 4～6℃保藏，每 4～6 个月移种一次；某些种类的酵母，如芽裂酵母、阿氏假囊酵母等，必须每 1～2 个月移种一次；丝状真菌在 4～6℃保藏，每 4 个月移种一次。

该方法是最早使用而且至今仍然普遍采用的方法。其优点是简单易行，易于推广，存活率高，具有一定的保藏效果。在实验室和工厂中，即便同时采用几种方法保藏同一菌种，这种方法仍是必不可少的。然而，这种方法的缺点是非常明显的，其保藏过程中微生物仍然有一定强度的代谢活动，所以，保藏的时间不长；由于传代次数多，菌种容易变异、退化。

2. 液体石蜡保藏法

液体石蜡覆盖保藏法是斜面传代培养的辅助方法，是指将菌种接种在适宜的斜面培养基上，在最适条件下培养至菌种长出健壮菌落后注入灭菌的液体石蜡，使其覆盖整个斜面，再直立放置于低温（4～6℃）干燥处进行保存的一种菌种保藏方法。培养物上面覆盖的灭菌液体石蜡，一方面可防止因培养基水分蒸发而引起菌种死亡，另一方面可阻止氧气进入，以减弱代谢作用，因此能够适当延长保藏时间。但应当注意，本法不适合那些能够以液体石蜡为碳源的微生物的保藏。

操作步骤如下：

（1）液体石蜡的准备　选用优质化学纯液体石蜡，将液体石蜡分装加塞，用牛皮纸包好。采用以下两种方式进行灭菌：121℃湿热灭菌 30min，置 40℃恒温箱中蒸发水分，或者 160℃干热灭菌 2h，放凉。经无菌检查后备用。

（2）斜面培养物的制备　将需要保藏的菌种，在最适宜的斜面培养基中培养，使得到健壮的菌体或孢子。

（3）灌注石蜡　将无菌的液体石蜡在无菌条件下注入培养好的新鲜斜面培养物上，液面高出斜面顶部 1cm 左右，使菌体与空气隔绝。

（4）保藏　注入液体石蜡的菌种斜面以直立状态置低温（4～6℃）干燥处保藏，保藏时间 2～10 年。

保藏期间应定期检查，如培养基露出液面，应及时补充无菌的液体石蜡。

此法实用而效果好。霉菌、放线菌、芽孢细菌可保藏 2 年以上不死，酵母菌可保藏 1～2 年，一般无芽孢细菌也可保藏 1 年左右，甚至用一般方法很难保藏的脑膜炎球菌，在温箱内亦可保藏 3 个月之久。此法的优点是制作简单，不需特殊设备，且不需经常移种。缺点是保存时必须直立放置，所占位置较大，同时也不便携带。从液体石蜡下面取培养物移种后，接种环在火焰上烧灼时，培养物容易与残留的液体石蜡一起飞溅，应特别注意。

3. 沙土管保藏法

沙土管保藏法先将待保藏菌种接种于斜面培养基上，经培养后制成孢子悬液，将孢子悬液滴入已灭菌的沙土管中，孢子即吸附在沙子上，将沙土管置于真空干燥器中，吸干沙土管中的水分，经密封后置于 4℃冰箱中保藏。此法利用干燥、缺氧、缺乏营养、低温等因素综合抑制微生物的生长繁殖，从而延长保藏时间。

本方法适用于产孢子类放线菌、芽孢杆菌、曲霉属、青霉属及少数酵母，如隐球菌酵母和红酵母等，保藏时间为 2～10 年不等。但该法应用于营养细胞则效果不佳，不适用于病原性真菌的保藏，特别是不适于以菌丝发育为主的真菌的保藏。

（1）沙土管的制备

① 取河沙加入 10％稀盐酸，浸泡 24h（或加热煮沸 30min），以去除其中的有机质。如河沙中有机质较多，可用 20％盐酸。

② 倒去酸水，用自来水浸泡并冲洗至中性。

③ 烘干，用 40 目筛子过筛，以去除粗颗粒，备用。

④ 另取非耕作层的不含腐殖质的瘦黄土或红土，加自来水浸泡洗涤数次，直至中性。

⑤ 烘干，碾碎，用 100 目筛子过筛，以去除粗颗粒。

⑥ 按沙：土＝2：1 或 3：1 的比例（也可根据需要用其他比例，甚至可全部用沙或全部用土）掺合均匀，分装入 10mm×100mm 的小试管或安瓿管中，每管装 1g 左右，塞上棉塞，灭菌，烘干。

⑦ 抽样进行无菌检查，每 10 支沙土管抽一支，将沙土倒入肉汤培养基中，37℃培养 48h，若仍有杂菌，则需全部重新灭菌，再做无菌试验，直至证明无菌方可备用。

（2）菌悬液的制备

① 选择培养成熟的（一般指孢子层生长丰满的，营养细胞用此法效果不好）优良菌种，向斜面培养物中加入 3～5mL 无菌水，洗下细胞或孢子，制成悬液。

② 于每支沙土管中加入约 0.2～0.5mL（一般以刚刚使沙土润湿为宜）悬液，拌匀。

③ 放线菌和霉菌可直接挑取孢了拌入沙土管中。

（3）干燥　将拌匀的沙土管放入真空干燥器内，用真空泵抽干水分，抽干时间越短越好，尽量在 12h 内抽干。

（4）菌种检查

① 每 10 支抽取一支，无菌条件下用接种环取出少量沙土粒，接种于斜面培养基上进行培养，观察生长情况和有无细菌生长。

② 如出现杂菌或菌落数很少或根本不长，则说明制备的沙土管不合格，需重新制备。

③ 若经检查没有问题，用火焰熔封管口，放冰箱或室内干燥处保存。每半年检查一次活力和杂菌情况。用此方法通常可以保藏 2～10 年时间不等。

（5）复苏　需要使用菌种复活培养时，在无菌条件下打开沙土管，取沙土少许移入适宜的培养基内，置适宜的条件下培养。

4. 甘油管保藏法

本方法适合于中、长期菌种保藏，保藏时间一般为 2～4 年左右。

（1） 用火焰灭菌的接种环取斜面菌种，在平皿上划线分离单菌落。

（2） 平皿倒置于 30℃ 或 37℃ 恒温培养箱中培养 24～48h，至单菌落的大小为 3mm 左右。

（3） 挑取一个单菌落，接种于一个装有 50mL 培养液的 300mL 锥形瓶中，30℃ 或 37℃ 振荡培养 10～15h，至菌密度 OD_{600} 为 1.0～1.5。

（4） 用火焰灭菌的接种环取少量种子液，涂片后做革兰染色，在显微镜下观察菌体的形态及是否有杂菌。

（5） 按 30％甘油：种子液为 1：1（体积比）的量加入无菌甘油，混合后分装至事先灭菌的菌种保存管（1～2mL/管），－70℃ 或液氮保存。

用甘油保存过细菌、酵母菌、霉菌和放线菌，40％～50％的甘油是它的最终浓度。甘油浓度过低，低温保存易结冰，使菌死亡。

活化的方法：保种的菌先接种在培养液里活化好；配制 50％的甘油溶液，灭菌；1∶1加入，直接放入－80℃；复苏的时候，冰上融化，直接接入培养液中。

5. 冷冻干燥保藏法

冷冻干燥保藏法是最佳的微生物菌体保存法之一，保存时间长，可达十年以上。除不生孢子、只产菌丝体的丝状真菌不宜用此法外，其他多数微生物，如病毒、细菌、放线菌、酵母菌等都能冻干保藏。该法是将菌液在冻结状态下升华，去除其中的水分，最后获得干燥的菌体样品。冷冻干燥保藏法同时具备干燥、低温和缺氧三项保藏条件，在这种条件下，菌种处于休眠状态，故可以保藏的时间较长。冻干的菌种密封在较小的安瓿管中，避免了保藏期间的污染，也便于大量保藏。它是目前被广泛推崇的菌种保藏方法。但是，该法的操作相对烦琐，技术要求较高（见图 7-13）。

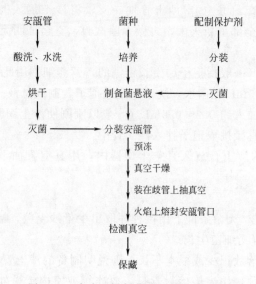

图 7-13 冷冻干燥保藏菌种的一般过程

冷冻干燥过程中需要进行预冻。预冻的目的是使水分在真空干燥时直接由冰晶升华为水蒸气。预冻一定要彻底，否则干燥过程中一部分冰会融化而产生泡沫或氧化等副作用，或使干燥后不能形成易溶的多孔状菌块而变成不易溶解的干膜状菌体。预冻的温度和时间很重要。预冻温度一般应在－30℃以下。在－10～0℃范围内冻结，所形成的冰晶颗粒较大，易造成细胞损伤。－30℃下冻结，冰晶颗粒细小，对细胞的损伤小。待结冰坚硬后，可开始真空干燥。

冷冻真空干燥装置有各种形式，根据需要的工作量选用。一般实验室可采用现成的真空冷冻干燥机，这种装置每次能冻干10～20 支安瓿管，冻干管见图 7-14。

研究表明，冻干法保藏菌种的存活率受到多方面的影响。不同的生物承受冻干处理过程的能力不同，所以有些菌种（如霉菌、菇类和藻类）就不适合用冻干法保藏。冻干前的培养条件和菌龄也是影响因素，适宜条件下培养至稳定期的细胞和成熟的孢

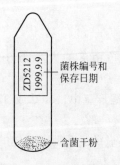

图 7-14 冷冻干燥保藏管

子具有较强的耐受冻干的能力。提倡采用较浓的菌悬液，虽然其存活率低，但绝对量比较高。保护剂对存活的影响很大，保护效果与保护剂的化学结构有密切的关系，有效的保护剂

应对细胞和水有很强的亲和力，脱脂牛乳作为保护剂对多种微生物均有很好的效果。冻结速度慢会损坏细胞，而冻结速度过快（几秒钟内完成冻结）也会在细胞内形成冰晶，损害细胞膜，影响存活。干燥样品中残留少量水分（0.9%～2.5%）对微生物的生存有利；冻干管应避光保藏，尤其是避免直射光。适宜的恢复培养条件可以提高存活率。

好氧菌冷冻干燥保藏过程如下：

(1) 安瓿管准备　安瓿管材料以中性玻璃为宜。清洗安瓿管时，先用 2% 盐酸浸泡过夜，自来水冲洗干净后，用蒸馏水浸泡至 pH 中性，干燥后贴上标签，标上菌号及时间，加入脱脂棉塞后，121℃下高压灭菌 15～20min，备用。

(2) 保护剂的选择和准备　保护剂的种类要根据微生物的类别选择。配制保护剂时，应注意其浓度及 pH 值，以及灭菌方法。如血清，可用过滤灭菌；牛乳要先脱脂，用离心方法去除上层油脂，一般在 100℃ 间歇煮沸 2～3 次，每次 10～30min，备用。

(3) 冻干样品的准备　在最适宜的培养条件下将细胞培养至成熟期，进行纯度检查后，与保护剂混合均匀，分装。微生物培养物浓度以细胞或孢子不少于 $10^8 \sim 10^{10}$ 个/mL 为宜（以大肠杆菌为例，为了取得每毫升 10^{10} 个活细胞的菌液 2～2.5mL，只需 10mL 琼脂斜面两支）。采用较长的毛细滴管，将菌液直接滴入安瓿管底部，注意不要溅污上部管壁，每管分装量约 0.1～0.2mL，若是球形安瓿管，装量为半个球部。若是液体培养的微生物，应离心去除培养基，然后将培养物与保护剂混匀，再分装于安瓿管中。分装安瓿管的时间尽量要短，最好在 1～2h 内分装完毕并预冻。分装时应注意在无菌条件下操作。

(4) 预冻　一般预冻 2h 以上，温度达到 −20～−35℃ 左右。

(5) 冷冻干燥　采用冷冻干燥机进行冷冻干燥。将预冻后的样品安瓿管置于冷冻干燥机的干燥箱内，开始冷冻干燥，时间一般为 8～20h。

(6) 真空封口及真空检验　将安瓿管颈部用强火焰拉细，然后采用真空泵抽真空，在真空条件下将安瓿管颈部加热熔封。熔封后的干燥管可采用高频电火花真空测定仪测定真空度。

(7) 保藏　安瓿管应低温避光保藏。

(8) 质量检查　冷冻干燥后抽取若干支安瓿管进行各项指标检查，如存活率、生产能力、形态变异、杂菌污染等。

厌氧菌冷冻干燥保藏的主要程序与需氧菌操作相同，注意保护剂的选择和准备。保护剂使用前应在 100℃ 的沸水中煮沸 15min 左右，脱气后放入冷水中急冷，除掉保护剂中的溶解氧。

6. 液氮超低温保藏法

在 −130℃ 以下，微生物的新陈代谢趋于停止，处于休眠状态。而液氮是一种超低温液体，温度可达 −196℃，因此，用此法保藏菌种可减少死亡和变异，是当前被公认最有效的菌种长期保藏技术之一。其应用范围最为广泛，几乎所有微生物都可采用液氮超低温保藏。

液氮超低温保藏过程是将菌种悬浮液封存于圆底安瓿管或塑料的液氮保藏管（材料应能耐受较大温差的骤然变化）内，放到 −150～−196℃ 的液氮罐或液氮冰箱内保藏。操作过程中的一大原则是"慢冻快融"。因为细胞冷冻损伤主要是细胞内结冰和细胞脱水造成的物理伤害。当细胞冷冻时，细胞内外均会形成冰晶，其冻结的情况因冷冻的速度而异。冷冻速度缓慢时，只有细胞外形成冰晶，细胞内不结冰。而且细胞缓慢冷冻时，主要发生细胞脱水现象。轻度的脱水所产生的质壁分离损伤是可逆的，当脱水严重时，细胞内有的蛋白质、核酸等细胞成分会发生永久性损伤，导致死亡。当冷冻速度较快时，细胞内外均形成冰晶，细胞内结冰，特别是大冰晶，会造成细胞膜损伤而使细胞死亡。对于抗冻性强的微生物，细胞外冻结几乎不会使细胞受损伤，而对于多数细胞来说，不论细胞外或细胞内冻结均易受到损伤。为了减轻冷冻损伤程度，可采用保护剂。液氮保藏一般选用渗透性强的保护剂，如甘油和二甲基亚砜。它们能迅速透过细胞膜，吸住水分子，保护细胞不致大量失水，延迟或逆转细胞膜成分的变性并使冰点下降。菌体的生长阶段对液氮保藏的效果也有影响。不同生理状态的微生物对冷冻损伤的抗性不同。一般来说，对数生长期的菌体对冷冻损伤的抗性低于稳定期的菌体，对数生长期末期的菌体存活率最低。细胞解冻的速度对冷冻损伤的影响也很大。因为缓慢解冻会使细胞内再生冰晶或冰晶的形态发生变化而损伤细胞，所以一般应快速解冻。在恢复培养时，将保藏管从液氮中取出后，立即放到 38～40℃ 的水浴中振荡至菌液完全融化，此步骤应在 1min 内完成。

因为液氮容易渗透逃逸，所以需要经常补充液氮，这是该法操作费用较大的原因，而且该法需要液氮冰箱等专门的设备。

液氮超低温保藏的操作步骤如下：

(1) 安瓿管或冻存管的准备　用圆底硼硅玻璃制品的安瓿管，或螺旋口的塑料冻存管。注意玻璃管不能有裂纹。将冻存管或安瓿管清洗干净，121℃ 下高压灭菌 15～20min，备用。

(2) 保护剂的准备　保护剂的种类要根据微生物的类别选择。配制保护剂时，应注意其浓度，一般采用 10%～20% 的甘油。

(3) 微生物保藏物的准备　微生物不同的生理状态对存活率有影响，一般使用稳定期培养物。分装时注意应在无菌条件下操作。

菌种的准备可采用下列几种方法：刮取培养物斜面上的孢子或菌体，与保护剂混匀后加入冻存管内；接种液体培养基的，振荡培养后取菌悬液与保护剂混合分装于冻存管内；将培养物在平皿培养，形成菌落后，用无菌打孔器从平板上切取一些大小均匀的小块（直径约5～10mm），真菌最好取菌落边缘的菌块，与保护剂混匀后加入冻存管内；在小安瓿管中装1.2～2mL 的琼脂培养基，接种菌种，培养 2～10d 后，加入保护剂，待保藏。

(4) 预冻　预冻时一般冷冻速度控制在以每分钟下降 1℃ 为好，使样品冻结到 -35℃。目前常用的有三种控温方法：

① 程序控温降温法，应用电子计算机程序控制降温装置，可以稳定连续降温，能很好地控制降温速率。

② 分段降温法，将菌体在不同温级的冰箱或液氮罐口分段降温冷却，或悬挂于冰的气雾中逐渐降温。一般采用两步控温，将安瓿管或塑料小管先放入 -20～-40℃ 冰箱中 1～2h，然后取出放入液氮罐中快速冷冻。这样冷冻速率大约每分钟下降 1～1.5℃。

③ 对耐低温的微生物，可以直接放入气相或液相氮中。

(5) 保藏　将安瓿管或塑料冻存管置于液氮罐中保藏。一般气相中温度为 -150℃，液相中温度为 -196℃。

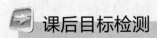 **课后目标检测**

一、名词解释
转化、转导、接合、F 质粒、基因重组

二、简答题

1. 从遗传学研究角度看，微生物作为遗传学研究材料有哪些优点？

2. 举例说明 DNA 是遗传的物质基础。

3. 普遍转导与局限转导的异同有哪些？

4. 转化与转导的区别有哪些？

5. 解释 F 质粒与接合的关系。

6. 在原核微生物中哪些方式可引起基因重组？

7. 用什么方法可获得大肠杆菌的组氨酸缺陷型？

8. 试述筛选营养缺陷型菌株的方法，并说明营养缺陷型菌株在应用上的作用。

9. 菌种保藏的原理是什么？

10. 什么方法最有利于菌种保藏？为什么？

第八章

免疫

💡 知识目标

1. 掌握免疫的概念和主要类型，掌握非特异性和特异性免疫的构成。
2. 掌握免疫学方法的原理及其应用。
3. 熟悉传染的类型和导致传染的因素。
4. 了解免疫学的发展。

💡 能力目标

1. 能够使用免疫学方法鉴别抗原或抗体。
2. 能够进行血清学检测。

　　免疫一词来源于拉丁文"immunis"，主要意思是免除苦役。人类很早就意识到机体具有抗微生物感染的能力，便将这种能力称为"免疫"，即免除感染、疾病。但是机体不仅是对微生物，而是对各种抗原都能够进行识别和排斥，以维持正常的生命内环境。所以，免疫是机体识别和排斥抗原性异物，维持自身生理平衡的一种生理功能。

　　机体的免疫功能主要表现在三个方面：

　　（1）免疫防御　是指机体识别和清除病原微生物等抗原性异物的能力。此功能低下或缺失时机体易反复发生感染及免疫缺陷病。免疫防御功能过高时则会引起超敏反应。

　　（2）免疫自稳　是机体免疫系统维持体内环境相对稳定的一种生理功能。正常时机体可及时清除体内损伤、衰老、死亡细胞和抗原-抗体复合物等。此功能失调时，可发生生理功能紊乱或自身免疫性疾病。

　　（3）免疫监视　是机体免疫系统及时识别、清除体内突变细胞的一种生理性保护功能。此功能低下时机体易患肿瘤。

第一节　传　　染

一、病原菌传染的机制

　　病原微生物侵入机体后，克服机体的防御功能，在一定部位生长繁殖，引起不同程度病理反应的过程称为传染，又称感染。

1. 传染的途径与方式

　　病原微生物侵入机体实现其寄生生活，必须有一个合适的侵入途径，不同的病原微生物侵入宿主的途径也不相同，常见的主要有以下几种。

（1）呼吸道传染　呼吸道是与外界相通的，受各种病原体侵袭的机会较多，因此容易引起呼吸道传染病的发生。常见的可经呼吸道传染的病原体有结核杆菌、肺炎链球菌、白喉杆菌、脑膜炎球菌、流感病毒和麻疹病毒等。

（2）消化道传染　伤寒杆菌、痢疾志贺菌、肺炎病毒等通过消化道传染。如伤寒沙门菌必须经口进入人体，先定位在小肠淋巴结中生长繁殖，然后进入血液循环。

（3）泌尿生殖道传染　淋病奈瑟球菌、梅毒螺旋体分别是引起淋病和梅毒类性病的病原体，它们是通过泌尿生殖道侵害人体的。

（4）创伤传染　创伤为机械因素加于人体所造成的组织或器官的破坏。金黄色葡萄球菌可以通过损伤的皮肤黏膜进入机体内引起传染；破伤风梭菌则必须侵入深部创伤才有可能引起破伤风；乙型脑膜炎病毒是通过蚊虫媒介叮咬皮肤后经血液传染的。

（5）垂直传播　病原体的亲代通过胎盘或产道传播给子代的传染方式称为垂直传播。这种传播途径主要常见于病毒。

2. 微生物的致病性

微生物的致病性是指微生物引起感染的能力。微生物的致病性有种属特征，致病能力强弱的程度称为毒力。构成微生物毒力的因素有侵袭力和毒素两个方面。

（1）侵袭力　侵袭力是指微生物突破机体的防御机能并在机体内定居、繁殖、扩散的能力。侵袭力对机体并没有直接伤害的作用，但是对于提高微生物在宿主体内的致病性具有重要的作用。侵袭力主要包括以下 3 方面的能力。

① 黏附与侵入能力　大多数病原体通过黏附于宿主的呼吸道、消化道或泌尿生殖道黏膜的上皮细胞引起传染。在黏附过程中，微生物的表面结构，例如细菌的荚膜、菌毛，支原体的黏附素，以及病毒的包膜等起着重要的作用。淋病奈瑟球菌的菌毛可使其牢牢黏附于尿道黏膜的上皮细胞，引起相应的疾病。

② 繁殖与扩散能力　病原体在生长繁殖过程中会产生一些酶类，有助于病原微生物在机体中的生长与扩散，对传染过程起着重要的作用。这些酶称为侵袭性酶，主要包括以下几种：

a. 透明质酸酶：透明质酸是结缔组织的重要成分，对组织细胞的粘连起着重要的作用。

b. 胶原酶：能够水解肌肉和皮下的胶原蛋白，使组织崩解，从而使细菌在组织中扩散。

c. 链激酶：能够将纤维蛋白酶原激活为纤维蛋白酶，也称为纤维蛋白溶酶。

d. 凝固酶：也称为细胞结核性凝固酶，可以为细菌抗原提供伪装，使其不被吞噬或被机体的免疫力所识别，提高病原体在机体中的扩散机会。

③ 抗吞噬能力　微生物可以通过逃避或干扰宿主的吞噬机制来达到生长繁殖的目的，这种作用为抗吞噬能力。

（2）毒素　毒素可以通过毒害作用危害宿主或是刺激机体发生变态反应，间接地对宿主造成损伤。毒素是病原菌造成宿主感染的第二因素。按照其来源、作用和性质的不同，毒素可以分为外毒素和内毒素两种。

① 外毒素　细菌在生长繁殖过程中产生和分泌到细胞外的毒性物质，其成分主要是蛋白质。常见的几种外毒素见表 8-1。

用甲醛对外毒素进行处理，可以使其灭活，让毒性减弱或完全丧失，但仍可以保留抗原性，这种经过处理的外毒素称为类毒素。类毒素在传染病的防治工作当中具有重要的作用，用于人工主动免疫。

表 8-1　常见的几种外毒素

细菌名称	毒素名称	引起的疾病
白喉杆菌	白喉毒素	白喉
破伤风梭菌	破伤风毒素	破伤风
肉毒梭菌	肉毒毒素	食物中毒
霍乱弧菌	肠毒素	霍乱、食物中毒
痢疾志贺菌	神经毒素	痢疾
金黄色葡萄球菌	杀白细胞毒素	化脓性感染

②内毒素　内毒素是革兰阴性菌细胞壁上的特有结构，主要化学成分为脂多糖。内毒素为外源性致热原，它可激活中性粒细胞等，使之释放出一种内源性热原质，作用于体温调节中枢，引起发热。

各种细菌的内毒素的毒性作用较弱，引起的症状也大致相同，包括发热、微循环障碍、内毒素休克及播散性血管内凝血等。内毒素耐热而稳定，抗原性弱。内毒素与外毒素的不同之处见表 8-2。

表 8-2　内毒素与外毒素的区别

区别	外毒素	内毒素
来源	主要是革兰阳性菌	革兰阴性菌
成分	蛋白质	脂多糖
释放形式	细胞内合成并分泌到菌体外	存在于细胞壁，裂解之后释放
毒性	较强，对器官有选择性	较弱，无器官选择性
抗原性	较强，可以用甲醛制成类毒素	较弱，不能制成类毒素
稳定性	对热不稳定	耐热性强

二、机体的免疫力

当不同的机体与同样的病原体接触之后，有的患病，而有的则安然无恙，其原因在于不同个体之间的免疫力不同。所谓免疫力是指机体免除传染性疾病的能力，其主要功能包括免疫防御、免疫自稳和免疫监视。而免疫主要有特异性免疫和非特异性免疫。具体内容如表 8-3 所示。

表 8-3　机体免疫力的构成

机体免疫力	非特异性免疫	第一道防线	外部屏障：皮肤、黏膜，正常菌群的拮抗作用
			内部屏障：血脑屏障、胎盘屏障
		第二道防线	抗菌物质：补体、溶菌酶、干扰素等
			吞噬细胞的吞噬作用
			炎症反应
			淋巴结的过滤作用
	特异性免疫	第三道防线	体液免疫：浆细胞产生抗体蛋白
			细胞免疫：由致敏细胞释放淋巴因子

三、环境因素

传染的发生和发展除取决于上述病原体的毒力、数量、侵入途径和机体的免疫力之外，还取决于对以上因素都有影响的环境因素。良好的环境因素有助于提高机体的免疫力，也有助于限制、消灭自然传染源和控制病原体的传播，因此可以防止传染病的发生或流行。具体见表 8-4。

表 8-4　环境因素的构成

类型	具体因素
机体因素	先天：遗传素质、年龄等 后天：营养、精神、内分泌状态、药物等
外界环境	自然环境：气候、季节、温度、湿度、地理环境 社会环境：社会制度、居住环境、医疗条件

四、传染的类型

病原体侵入机体是否引起感染，取决于病原体的致病性与机体的免疫力，两者作用力量的对比及其变化，决定着感染的发生、发展与结局，因而可出现不同的感染类型。

1. 隐性传染

当机体的抗感染免疫力较强，或入侵的病原体毒力较弱、数量少，传染后对机体造成的损害较轻，不出现明显的临床症状，称为隐性传染。

2. 带菌状态

在传染发生之后，有时病原体未完全消除，而在体内继续存在一段时间，与机体免疫力形成相对平衡的状态，称为带菌状态。处于带菌状态的人称为带菌者。

3. 显性传染

如果机体的免疫力较弱，而侵入的病原体的毒力较强、数量较多，病原体很快在宿主体内繁殖并产生大量有毒产物，使宿主的组织细胞受到严重的损害，生理功能发生改变，出现一系列的临床症状，称为显性传染或传染病。

第二节　非特异性免疫

非特异性免疫又称先天免疫，是机体在长期的种系发育和进化过程中逐渐建立起来的一系列天然防御功能。非特异性免疫是个体生下来就有的、能稳定地遗传给后代的一种防御功能，对所有入侵的异物均发生作用，没有特殊的针对性。

非特异性免疫包括生理屏障、免疫细胞、体液因素和保护性的炎症反应。

一、生理屏障

1. 皮肤与黏膜

完整健康的皮肤和黏膜构成机体的第一道屏障，可以通过三种方式阻挡病原微生物等异物的侵入。

（1）机械阻挡和排除作用　机体表面连续完整的皮肤组成了阻挡微生物入侵的有效屏障；呼吸道、消化道、泌尿生殖道表面黏膜的屏障作用虽然较弱，但其分泌物和尿液的冲刷作用及呼吸道黏膜表面的纤毛由下而上的定向摆动有助于对黏膜表面病原菌的排除。

（2）杀菌和抑菌物质   皮肤和黏膜可分泌多种抑菌和杀菌物质。如皮肤汗腺分泌的乳酸、皮脂腺分泌的脂肪酸可抑制细菌和真菌的生长；胃黏膜分泌的胃酸有很强的杀菌作用；唾液、泪液、乳汁等分泌物中的溶菌酶能溶解革兰阳性菌。

2. 生理屏障结构

（1）血脑屏障   血脑屏障是防止中枢神经系统发生感染的防卫机构，主要由软脑膜、脑毛细血管壁和包在血管壁外的由星状胶质细胞形成的胶质膜构成。这些组织结构致密，可阻挡病原菌及其有毒产物或某些药物从血流进入脑组织或脑脊液。

（2）胎盘屏障   胎盘屏障是保护胎儿免受感染的一种防卫机构，主要由母体子宫内膜的基蜕膜和胎儿绒毛膜滋养层细胞共同构成。此屏障不妨碍母胎间的物质交换，但可阻止母体内的病原微生物及其毒性产物通过。

3. 正常菌群

正常人体的体表及与外界相通的腔道中，都存在着不同种类和数量的微生物。在正常情况下，这些微生物对人类无害，称为正常菌群。一般情况下正常菌群并不致病，它们能阻止外来微生物或毒力较强的微生物的定居和繁殖，对一些病原菌的生长具有拮抗作用，而且能刺激机体产生天然抗体。如肠道中的大肠杆菌能够分解糖类而产酸，故能抑制痢疾杆菌、金黄色葡萄球菌等病原菌的生长。

二、免疫细胞

除了基础的屏障结构之外，机体的某些细胞也能够产生免疫力，起到保护自己的作用，这些免疫细胞所起的作用称为非特异性免疫的细胞因素。

1. 吞噬细胞

人类的吞噬细胞有大、小两种。小吞噬细胞是外周血中的中性粒细胞，大吞噬细胞是血中的单核细胞和多种器官、组织中的巨噬细胞，两者构成单核-吞噬细胞系统。

2. 吞噬作用

当病原体穿透皮肤或黏膜到达体内组织后，吞噬细胞首先从毛细血管中逸出，聚集到病原体所在部位。多数情况下，病原体被吞噬杀灭。若未被杀死，则经淋巴管到附近淋巴结，在淋巴结内的吞噬细胞进一步把它们消灭。淋巴结的这种过滤作用在人体免疫防御能力上占有重要地位，一般只有毒力强、数量多的病原体才有可能不被完全阻挡而侵入血流及其他脏器。

以病原菌为例，吞噬、杀菌过程分为三个阶段：

（1）识别和黏着   即吞噬细胞和病菌接触。在血清调理素的作用下，吞噬细胞借其表面的 Fc 和 C3b 受体，能识别被抗体和补体包被的细菌，后者经抗体或补体与吞噬细胞的相应受体相结合，细菌就黏着在吞噬细胞表面。

（2）吞入   细菌被黏着之后，吞噬细胞形成伪足将其包围，随着伪足的延伸并相互吻合，形成吞噬体。吞噬体逐渐脱离细胞膜进入细胞内部，与溶酶体融合，形成吞噬溶酶体。

（3）杀伤和降解   吞噬溶酶体形成之后，吞噬细胞通过溶酶体酶可破坏细菌菌膜或菌体代谢，而蛋白酶、多糖酶、核酸酶、脂酶等则可将菌体降解。最后不能消化的菌体残渣，将被排到吞噬细胞外。

病菌被吞噬细胞吞噬后，其结果根据病菌类型、毒力和人体免疫力的不同而不同。化脓性球菌被吞噬后，一般经 5～10min 死亡，30～60min 被破坏，这是完全吞噬。

而结核分枝杆菌、布鲁菌、伤寒沙门菌、军团菌等，则是已经适应在宿主细胞内寄居的胞内菌。在无特异性免疫力的人体中，它们虽然也可以被吞噬细胞吞入，但不被杀死，这是不完全吞噬。

不完全吞噬可使这些病菌在吞噬细胞内得到保护，免受机体体液中特异性抗体、非特异性抗菌物质或抗菌药物的有害作用；有的病菌尚能在吞噬细胞内生长繁殖，反使吞噬细胞死亡；有的可随游走的吞噬细胞经淋巴液或血流扩散到人体其他部位，造成广泛病变。此外，吞噬细胞在吞噬过程中，溶酶体释放出的多种水解酶也能破坏邻近的正常组织细胞，造成对人体不利的免疫病理性损伤。

三、体液因素

正常体液和组织中含有多种杀伤或抑制病原体的物质，如补体、干扰素、乙型溶素和溶菌酶等，它们常与其他杀菌因素配合而发挥作用。

1. 补体

补体是存在于正常人和动物血清中的一组具有酶活性的蛋白质，约有 30 种成分，主要由肝细胞和巨噬细胞产生，因在抗原抗体反应中有补充抗体作用的能力，故称为补体。

一般情况下，补体以无活性的酶原状态存在，在无抗体的情况下，补体可直接通过某些激活物从旁路途径激活，这在机体的非特异性免疫中起着重要的作用。当有抗体时，抗原与特异性抗体结合为抗原-抗体复合物，抗体构象发生改变，暴露出补体结合位点，从而激活补体。此为补体的经典激活途径。补体的作用无特异性，对任何抗原-抗体复合物都能发生反应。激活后的补体有溶解靶细胞、溶菌、杀菌和灭活病毒等作用，并能非特异性地促进吞噬细胞的吞噬作用及参与器官移植排斥反应等。

2. 干扰素

干扰素是由干扰素诱导剂刺激机体细胞产生的一种特殊糖蛋白，具有干扰病毒复制的能力。

干扰素是广谱的抗病毒物质，其抗病毒作用无特异性。干扰素除了具有抑制病毒复制的作用外，还有增强 NK 细胞的杀伤能力、抑制肿瘤细胞的增生及免疫调节的作用。

3. 溶菌酶

溶菌酶是一种分子量低、不耐热的碱性蛋白，主要由吞噬细胞产生，广泛存在于血清、泪液、唾液、鼻涕、乳汁、肠液以及吞噬细胞的溶酶体颗粒中。

四、炎症反应

炎症反应是机体受到病原微生物的侵入和其他有害刺激时所产生的一种保护性反应，其作用是清除有害异物，修复受损组织，保持自身稳定。在相应部位出现红、肿、热、痛和功能障碍是炎症反应的五大特征。

炎症反应既是一种病理过程，又是机体防御病原体入侵的积极的免疫反应，这是因为：①动员了大量的吞噬细胞聚集在炎症部位；②死亡宿主细胞的堆积可释放抗微生物物质；③炎症中心氧浓度下降和乳酸积累，进一步抑制病原菌的生长；④血流的加速使血液中的抗菌因子和抗体发生局部浓缩；⑤适度的体温升高可以加速免疫反应的进程。

第三节　特异性免疫

特异性免疫又称获得性免疫或适应性免疫，是获得免疫经后天感染（病愈或无症状的感染）或人工预防接种（菌苗、疫苗、类毒素、免疫球蛋白等）而使机体获得的抵抗感染能力。特异性免疫一般是在微生物等抗原物质刺激后才形成的（免疫球蛋白、免疫淋巴细胞），并能与该抗原起特异性反应。

一、免疫系统

免疫系统是机体执行免疫应答及免疫功能的重要系统，主要由免疫器官、免疫细胞组成，是防卫病原体入侵最有效的武器。它能发现并清除异物、外来病原微生物等引起内环境波动的因素。但其功能的亢进会对自身器官或组织产生伤害。

1. 免疫器官

免疫器官包括中枢免疫器官和外周免疫器官。

（1）中枢免疫器官　包括骨髓、胸腺和法氏囊。

① 骨髓　骨髓位于骨髓腔中，分为红骨髓和黄骨髓。红骨髓具有活跃的造血功能。因此，骨髓是各类血细胞和免疫细胞发生及成熟的场所，是人体的重要中枢免疫器官。其功能如下：

a. 各类血细胞和免疫细胞发生的场所；

b. B 细胞分化成熟的场所；

c. 体液免疫应答发生的场所。

② 胸腺（图 8-1）　胸腺是人体主要的淋巴器官，外围的淋巴器官则包括扁桃体、脾、淋巴结、集合淋巴结与阑尾。这些关卡都用来防堵入侵的毒素及微生物。研究显示，盲肠和扁桃体内有大量的淋巴结，这些结构能够协助免疫系统运作。

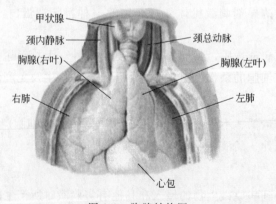

图 8-1　胸腺结构图

胸腺位于胸骨后、心脏的上方，是 T 细胞分化发育和成熟的场所。人胸腺的大小和结构随年龄的不同具有明显的差异。胸腺具有以下 3 种功能：

a. T 细胞分化、成熟的场所；

b. 对外周免疫器官和免疫细胞具有调节作用；

c. 自身免疫耐受的建立与维持。

（2）外周免疫器官 包括脾、淋巴结、黏膜相关淋巴组织、皮肤相关淋巴组织。

① 脾（图 8-2） 脾是人体最大的淋巴器官。脾是血液的仓库，它承担着过滤血液的职能，可除去死亡的血细胞，并吞噬病毒和细菌。它还能激活 B 细胞，使其产生大量的抗体。

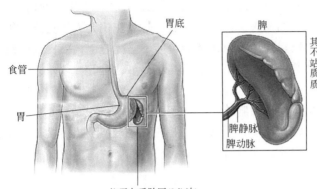

图 8-2　脾结构图

在脾的附近，特别是大网膜和胃脾韧带中存在副脾，出现率为 $10\%\sim40\%$

脾是胚胎时期的造血器官，自骨髓开始造血后，脾演变为人体最大的外周免疫器官。具有 4 种功能：

　a. T 细胞和 B 细胞的定居场所；

　b. 免疫应答发生的场所；

　c. 合成某些生物活性物质；

　d. 过滤作用。

② 淋巴结 淋巴结是一个拥有数十亿个白细胞的小型战场。人体内的淋巴液大约比血液多出 4 倍。人全身有 $500\sim600$ 个淋巴结，是结构完备的外周免疫器官，广泛存在于全身非黏膜部位的淋巴通道上。淋巴结具有以下功能：

　a. T 细胞和 B 细胞定居的场所；

　b. 免疫应答发生的场所；

　c. 参与淋巴细胞再循环；

　d. 过滤作用。

③ 黏膜相关淋巴组织 亦称黏膜免疫系统，主要是指呼吸道、胃肠道及泌尿生殖道黏膜固有层和上皮细胞下散在的无被膜淋巴组织，以及某些带有生发中心的器官化的淋巴组织，如扁桃体、小肠的派氏集合淋巴结及阑尾等。主要包括肠相关淋巴组织、鼻相关淋巴组织和支气管相关淋巴组织等。

2. 免疫细胞

（1）淋巴细胞 主要包括 B 淋巴细胞、T 淋巴细胞。

① B 淋巴细胞 由哺乳动物骨髓或鸟类法氏囊中的淋巴样干细胞分化发育而来。成熟的 B 细胞（即 B 淋巴细胞）主要定居在外周淋巴器官的淋巴小结内。其主要功能是产生抗体介导体液免疫应答和提呈可溶性抗原。

② T 淋巴细胞 来源于骨髓中的淋巴样干细胞，在胸腺中发育成熟。T 细胞（即 T 淋巴细胞）主要定居在外周淋巴器官的胸腺依赖区。其主要功能是介导细胞免疫。

（2）单核-巨噬细胞 单核-巨噬细胞系统包括血液中的单核细胞和组织中固定游走的巨噬细胞，在功能上都具有吞噬作用。

当病原体穿透皮肤或黏膜到达体内组织后，吞噬细胞首先从毛细血管中逸出，聚集到病原体所在部位。多数情况下，病原体被吞噬杀灭。若未被杀死，则经淋巴管到附近淋巴结，在淋巴结内的吞噬细胞进一步把它们消灭。淋巴结的这种过滤作用在人体免疫防御能力上占有重要地位，一般只有毒力强、数量多的病原体才有可能不被完全阻挡而侵入血流及其他脏器。但是在血液、肝、脾或骨髓等处的吞噬细胞会对病原体继续进行吞噬杀灭。

（3）其他免疫细胞 主要包括中性粒细胞、自然杀伤细胞（NK 细胞）、肥大细胞、嗜碱性粒细胞、嗜酸性粒细胞、抗原提呈细胞等。

其他免疫细胞主要是发挥非特异性抗感染效应，是机体在长期进化中形成的防御细胞，能对侵入的病原体迅速产生免疫应答，亦可清除体内损伤、衰老或畸变的细胞。

二、抗原

1. 抗原的概念

抗原是一类能刺激机体产生抗体或致敏淋巴细胞，并能与相应抗体或致敏淋巴细胞在体内外发生特异性结合的物质。

抗原具有两种基本特征：免疫原性和免疫反应性。

（1）免疫原性 是指能够刺激机体形成特异抗体或致敏淋巴细胞的能力。即指抗原能刺激特定的免疫细胞，使免疫细胞活化、增殖、分化，最终产生免疫效应物质抗体和致敏淋巴细胞的特性。也指抗原刺激机体后，机体免疫系统能形成抗体或致敏 T 淋巴细胞的特异性免疫反应。

（2）免疫反应性 指抗原分子能与相应免疫应答的产物（抗体或致敏淋巴细胞）在体内或体外发生特异性结合的性能，又称为抗原性。

2. 抗原的特性

（1）异物性 正常情况下，机体的免疫系统具有精确识别"自己"和"非己"物质的能力，机体对"自己"物质不发生免疫应答，而对"非己"物质则加以排斥。凡是与宿主自身成分相异或胚胎末期未与自身淋巴细胞接触的物质均为"非己"物质，抗原就是"非己"物质，"非己性"即是异物性。

异物性是抗原对某一机体具有免疫原性的第一要素。异物性物质通常可分为以下三类：

a. 异种物质 如细菌、病毒、真菌等；异种动物血清、植物蛋白质（花粉、孢子等）。

b. 同种异体物质 如人类红细胞表面血型抗原（A、B、O、Rh）；组织相容性抗原等。

c. 改变与修饰的自身成分及隐蔽的自身成分的释放 主要在外伤、感染、电离辐射及药物等多种因素的作用与影响下，使自身正常组织结构发生改变，以及隐蔽的自身抗原（甲状腺球蛋白、眼晶状体蛋白、精子等）释放入血。

（2）特异性 特异性是指物质之间相互作用的针对性、专一性。抗原特异性的物质基础是抗原决定簇。抗原分子中决定抗原特异性的基本结构或化学基团称为抗原决定簇。抗原决定簇的性质、位置、空间构象以及旋光异构等因素均可影响抗原的特异性。

不同的抗原分子上若存在相同或相似的抗原决定簇，则互称为共同抗原。因为共同抗原的存在，由一种抗原刺激机体产生的抗体不仅可与其自身结合，而且还能与另一种抗原发生结合，这种抗原、抗体反应即称为交叉反应。

3. 抗原的分类

抗原的分类方法有多种，一般有以下几种分类法：

（1）根据抗原的基本性质分类 分为完全抗原和不完全抗原。

完全抗原简称抗原，是一类既有免疫原性又有免疫反应性的物质。如大多数蛋白质、细菌、病毒、细菌外毒素等都是完全抗原。

不完全抗原，即半抗原，是只具有免疫反应性而无免疫原性的物质。半抗原与蛋白质载体结合后，就获得了免疫原性。

（2）根据抗原刺激 B 细胞产生抗体是否需要 T 细胞协助分类 可分为胸腺依赖性抗原（TD-Ag）和胸腺非依赖性抗原（TI-Ag）。TD-Ag 是指需要 T 细胞辅助和巨噬细胞参与才能激活 B 细胞产生抗体的抗原性物质。TD-Ag 免疫应答的特点：能引起体液免疫应答的也能引起细胞免疫应答；产生 IgG 等多种类别的抗体；可诱导产生免疫记忆。TI-Ag 是指无需 T 细胞辅助可直接刺激 B 细胞产生抗体的抗原。其特点：只能引起体液免疫应答；只能产生 IgM 类抗体；无免疫记忆。

（3）根据抗原的来源分类

① 异种抗原 病原微生物、类毒素等不同种族之间的抗原。

② 同种异型抗原 存在于同一种族不同个体之间的抗原，如 HLA、ABO 血型抗原、Rh 抗原、MHC 等。

③ 自身抗原 自身成分，分为隐蔽的自身抗原、改变的自身抗原等，如眼晶状体蛋白等。

④ 异嗜性抗原 又称 Forssman 抗原，存在于不同物种间表面无种属特异性的共同抗原，可存在于动物、植物、微生物及人类中，如溶血性链球菌于人心内膜或肾小球基底膜所具有的共同抗原就是异嗜性抗原。

三、抗体

抗体是由机体的 B 淋巴细胞在抗原的刺激下分化、分裂而成的一类具有与该抗原发生特异性结合反应的特殊免疫球蛋白。

1890 年德国和日本学者用白喉杆菌外毒素免疫动物，在其血清中发现一种能中和这种外毒素的组分，称为抗毒素，这是在血清中发现的第一种抗体。这种含有抗体的血清称之为免疫血清。

1. 种类与结构

人和动物的免疫血清中的抗体极不均一，其组成、结构、大小、电荷、生物学活性等都有很大差异，约占机体全部血清蛋白的 20%～25%。目前已在人、小鼠等血清中先后分离纯化得到 5 类免疫球蛋白：免疫球蛋白 G（IgG）、免疫球蛋白 M（IgM）、免疫球蛋白 A（IgA）、免疫球蛋白 D（IgD）、免疫球蛋白 E（IgE）。

对血清 IgG 抗体的研究证明，Ig 单体分子的基本结构是由四条肽链组成的，即由两条相同的分子量较小的肽链（称为轻链）和两条相同的分子量较大的肽链（称为重链）组成。轻链与重链由二硫键连接形成一个四肽链分子，称为 Ig 分子的单体，是构成免疫球蛋白分子的基本结构。Ig 单体中四条肽链两端游离的氨基或羧基的方向是一致的，分别命名为氨基端（N 端）和羧基端（C 端）。

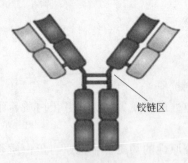

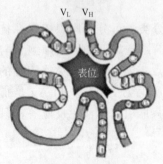

图 8-3　免疫球蛋白分子的
基本结构示意图

其结构如图 8-3 所示。

(1) 轻链和重链　由于骨髓瘤蛋白（M 蛋白）是均一性球蛋白分子，并证明本周蛋白（BJ）是 Ig 分子的 L 链，很容易从患者的血液和尿液中分离纯化这种蛋白，并可对来自不同患者的标本进行比较分析，从而为 Ig 分子的氨基酸序列分析提供了良好的材料。

① 轻链（L 链）　轻链大约由 214 个氨基酸残基组成，通常不含糖类，分子量约为 24000。每条轻链含有两个链内二硫键所组成的环肽。L 链共有两型：kappa（κ）与 lambda（λ），同一个天然 Ig 分子上 L 链的型总是相同的。

② 重链（H 链）　重链大小约为轻链的 2 倍，含 450～550 个氨基酸残基，分子量约为 55000 或 75000。每条 H 链含有 4～5 个链内二硫键所组成的环肽。

(2) 可变区和恒定区　通过对不同骨髓瘤蛋白或本周蛋白 H 链或 L 链的氨基酸序列的比较分析，发现其氨基端（N 末端）的氨基酸序列变化很大，称此区为可变区（V）；而羧基末端（C 末端）则相对稳定，变化很小，称此区为恒定区（C 区）。

① 可变区（V 区）　位于 L 链靠近 N 端的 1/2 区域（约含 108～111 个氨基酸残基）和 H 链靠近 N 端的 1/5 区域或 1/4 区域（约含 118 个氨基酸残基）。每个 V 区中均有一个由链内二硫键连接形成的肽环，每个肽环约含 67～75 个氨基酸残基。V 区氨基酸的组成和排列随抗体结合抗原的特异性不同有较大的变异。由于 V 区中氨基酸的种类、排列顺序千变万化，故可形成许多种具有不同结合抗原特异性的抗体。

② 恒定区（C 区）　位于 L 链靠近 C 端的 1/2 区域（约含 105 个氨基酸残基）和 H 链靠近 C 端的 3/4 区域或 4/5 区域（约从 119 位氨基酸至 C 末端）。

(3) 功能区　Ig 分子的 H 链与 L 链可通过链内二硫键折叠成若干球形功能区，每一功能区约由 110 个氨基酸组成。在功能区中氨基酸序列有高度同源性。

L 链功能区：分为 L 链可变区（V_L）和 L 链恒定区（C_L）两功能区。

H 链功能区：IgG、IgA 和 IgD 的 H 链各有一个可变区（V_H）和三个恒定区（C_H1、C_H2 和 C_H3）共四个功能区。

Ig 分子的 L 链和 H 链中 V 区或 C 区每个功能区各形成一个免疫球蛋白折叠，每个 Ig 折叠含有两个大致平行、由二硫键连接的 β 片层结构，每个 β 片层结构由 3～5 股反平行的多肽链组成。可变区中的高变区在 Ig 折叠的一侧形成高变区环，是与抗原结合的位置（图 8-4）。

功能区的作用：

① V_L 和 V_H 是与抗原结合的部位，其中 HVR（CDR）是 V 区中与抗原决定簇（或表位）互补结合的部位。V_H 和 V_L 通过非共价相互作用，组成一个 F_V 区。单位 Ig 分子具有 2 个抗原结合位点，二聚体分泌型 IgA 具有 4 个抗原结合位点，五聚体 IgM 可有 10 个抗原结合位点。

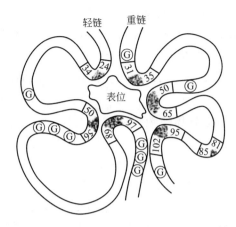

图 8-4 与抗原表位结合高变区（HVR）示意图

② C_L 和 C_H 上具有部分同种异型的遗传标记。

③ C_H2：IgG C_H 具有补体 C1q 结合位点，能通过经典途径活化补体。母体 IgG 借助 C_H2 部分可通过胎盘主动传递到胎儿体内。

④ C_H3：IgG C_H3 具有结合单核细胞、巨噬细胞、粒细胞、B 细胞和 NK 细胞 Fc 段受体的功能。IgM C_H3（或 C_H3 因部分 C_H4）具有补体结合位点。IgE 的 $C\varepsilon2$ 和 $C\varepsilon3$ 功能区与结合肥大细胞和嗜碱性粒细胞 $FC\varepsilon RI$ 有关。

铰链区不是一个独立的功能区，但它与其客观存在功能区有关。

（4）水解片段

① 木瓜蛋白酶水解片段 用木瓜蛋白酶水解兔的 IgG，从而区划获知了 Ig 四肽链的基本结构和功能（图 8-5）。

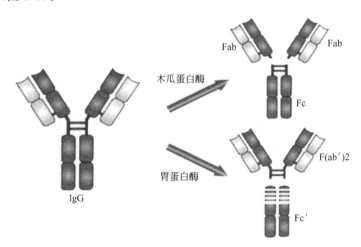

图 8-5 Ig 酶水解片段示意图

a. 裂解部位 于 IgG 铰链区 H 链链间二硫键近 N 端切断。

b. 裂解片段 共裂解为三个片段：两个 Fab 段和一个 Fc 段。Ig 在异种间免疫所具有的抗原性主要存在于 Fc 段。

② 胃蛋白酶的水解片段 用胃蛋白酶裂解免疫球蛋白（图 8-5）。

a. 裂解部位 于铰链区 H 链链间二硫键近 C 端切断。

b. 裂解片段   F(ab')2：包括一对完整的 L 链和由链间二硫键相连的一对略大于 Fab 中 Fc 的 H 链，称为 Fc'，约含 235 个氨基酸残基，包括 V_H、V_H1 和铰链区。F(ab')2 具有双价抗体活性，与抗原结合可发生凝集和沉淀反应。

Fc'可继续被胃蛋白酶水解成更小的片段，失去其生物学活性。

2. 分布和作用

(1) 抗体的生物学特性   Ig 是体液免疫应答中发挥免疫功能最主要的免疫分子，免疫球蛋白所具有的功能是由其分子中不同功能区的特点所决定的。主要表现出以下几种特性：

① 特异性结合抗原   Ig 最显著的生物学特点是能够特异性地与相应的抗原（如细菌、病毒、寄生虫、某些药物或侵入机体的其他异物）结合。

② 活化补体   IgM、IgG1、IgG2 和 IgG3 可通过经典途径活化补体。当抗体与相应抗原结合后，IgG 的 C_H2 和 IgM 的 C_H3 暴露出结合 C1q 的补体结合位点，开始活化补体。人类天然的抗 A 和抗 B 血型抗体为 IgM，血型不符合引起的输血反应发生快而且严重。另外，凝聚的 IgA、IgG4 和 IgE 等可通过替代途径活化补体。

③ 结合 Fc 受体   不同细胞表面具有不同 Ig 的 Fc 受体。当 Ig 与相应抗原结合后，由于构型的改变，其 Fc 段可与具有相应受体的细胞结合。IgE 抗体由于其 Fc 段的结构特点，可在游离情况下与有相应受体的细胞结合，称为亲细胞抗体。抗体与 Fc 受体结合可发挥不同的生物学作用。

(2) 抗体的分布与作用   不同类型的 Ig 其合成部位、合成时间、血清含量、分布、半衰期以及生物学活性有所差别。

① IgG   IgG 主要由脾、淋巴结中的浆细胞合成和分泌，以单体形式存在。在个体发育过程中机体合成 IgG 的年龄要晚于 IgM，在出生后第 3 个月开始合成，3～5 岁接近成年人水平。IgG 是血清中主要的抗体成分，约占血清总 Ig 的 75%。根据 IgG 分子中 γ 链抗原性差异，人 IgG 有 4 个亚类：IgG1、IgG2、IgG3 和 IgG4（小鼠 4 个亚类是 IgG1、IgG2a、IgG2b 和 IgG3）。不同 IgG 亚类的生物学活性有所差异。IgG 的半衰期相对较长，约为 20～30d。IgG 可通过经典途径活化补体。IgG 是唯一能通过胎盘的 Ig，在自然被动免疫中起重要作用。此外，IgG 还具有调理吞噬、ADCC（抗体依赖性细胞介导的细胞毒作用）和结合 SPA（葡萄球菌 A 蛋白）等作用。不少自身抗体［如抗甲状腺球蛋白抗体、系统性红斑狼疮的 LE 因子（抗核抗体）以及引起Ⅲ型变态反应免疫复合物中的抗体］大都也属于 IgG。

② IgA   IgA 主要由黏膜相关淋巴样组织产生，其中大部分是由胃肠淋巴样组织所合成的，少部分由呼吸道、唾液腺和生殖道黏膜组织合成。哺乳期产妇腺组织含有大量 IgA 产生细胞，这些细胞主要来自胃肠。分泌型 IgA 是由 J 连接的双体和分泌成分所组成的，主要存在于初乳、唾液、泪液、胃肠液、支气管分泌液等外分泌液中，是黏膜局部免疫的最重要因素。分泌型 IgA 通过与相应的病原微生物（如脊髓灰质炎病毒）结合，阻抑其吸附到易感细胞上，分泌型 IgA 还可中和毒素（如霍乱弧菌毒素和大肠杆菌毒素等）。

③ IgM   血清中 IgM 是由 5 个单体通过一个 J 链和二硫键连接成的五聚体，分子量最大，为 970000，沉降系数为 19S，称为巨球蛋白。在生物进化过程中，IgM 是最早出现的免疫球蛋白。在个体发育过程中，无论是 B 细胞膜表面 Ig，还是合成分泌到血清中的 Ig，IgM 都是最早出现的 Ig，在胚胎发育晚期的胎儿即有能力产生 IgM。在抗原刺激诱导体液免疫应答过程中，一般 IgM 也最先产生。

④ IgD   IgD 于 1995 年从人骨髓瘤蛋白中发现，分子量为 175000，主要由扁桃体、脾

等处浆细胞产生，人血清中 IgD 浓度为 $3\sim40\mu g/mL$，不到血清总 Ig 的 1%，在个体发育中合成较晚。血清中 IgD 确切的免疫功能尚不清楚。在 B 细胞分化到成熟 B 细胞阶段，除了表达 SmIgD，抗原刺激后表现为免疫耐受。成熟 B 细胞活化后或者变成记忆 B 细胞时，SmIgD 逐渐消失。

⑤ IgE   IgE 在血清中含量极低，仅占血清总 Ig 的 0.002%，在个体发育中合成较晚。对热敏感，$56℃$、$30min$ 可使 IgE 丧失生物学活性。IgE 主要由鼻咽部、扁桃体、支气管、胃肠等黏膜固有层的浆细胞产生，这些部位常是变应原入侵和 I 型变态反应发生的场所。

3. 抗体形成的一般规律

外来抗原进入机体后诱导 B 细胞活化并产生特异性抗体，发挥重要的体液免疫作用。特定抗原初次刺激机体所引发的应答称为初次应答；初次应答中所形成的记忆淋巴细胞当再次接触相同抗原刺激后可迅速、高效、持久的应答，即再次应答。

（1）初次应答   在初次应答中，机体产生抗体的过程可依次分为以下四个阶段。

① 潜伏期   指抗原刺激后至血清中能测到特异抗体前的阶段。此期可持续数小时至数周，时间长短取决于抗原的性质、抗原进入机体的途径、所用佐剂类型及宿主的状态等。

② 对数期   此期抗体量呈指数增长，抗原剂量及抗原性质是决定抗体量增长速度的重要因素。

③ 平台期   此期血清中的抗体浓度基本维持在一个相当稳定的较高水平。到达平台期所需的时间和平台的高度及其维持时间，依抗原不同而异，有的平台期只有数天，有的可长至数周。

④ 下降期   由于抗体被降解或与抗原结合而被清除，血清中抗体浓度慢慢下降，此期可持续几天或几周。

（2）再次应答   同一抗原再次侵入机体，由于初次应答后免疫记忆细胞的存在，机体可迅速产生高效、特异的再次应答。与初次应答比较，再次应答时抗体的产生过程有如下特征：

① 潜伏期短，大约为初次应答潜伏期的一半；

② 抗体浓度增加快，快速到达平台期，平台高（有时可比初次应答高 10 倍以上）；

③ 抗体维持时间长；

④ 诱发再次应答所需抗原剂量小；

⑤ 再次应答主要产生高亲和力的抗体 IgG，而初次应答中主要产生低亲和力的 IgM。

两种形式免疫应答产生抗体的规律可以用图 8-6 来表示。

总之，初次免疫应答潜伏期长，以 IgM 为主，抗体维持的时间较短；再次免疫应答的潜伏期短，以 IgG 为主，抗体维持的时间比较长。

四、特异性免疫应答过程

免疫应答是抗原性物质激发免疫系统发生的一种生理性排异过程，即免疫细胞受抗原刺激后活化、分化及产生免疫效应的过程。

特异性免疫又包括体液免疫和细胞免疫。体液免疫由 B 细胞分化成浆细胞并分泌抗体来实现；细胞免疫由 T 细胞分化成效应 T 细胞并产生细胞因子来发挥免疫功能。

特异性免疫应答过程极为复杂，可以将其分为三个阶段，即抗原提呈与识别阶段，免疫细胞活化、增殖、分化阶段，以及效应阶段。

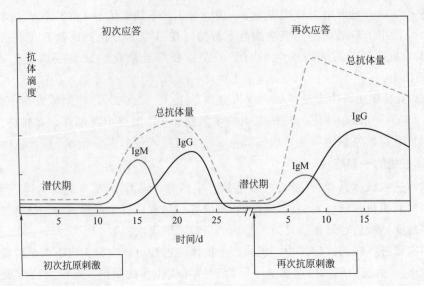

图 8-6　初次及再次免疫应答抗体产生的一般规律

1. 抗原提呈与识别阶段

此阶段指抗原提呈细胞（APC）提呈抗原和抗原特异性淋巴细胞识别抗原阶段。T 细胞通过其表面的 T 细胞受体（TCR）识别表达在 APC 和靶细胞上的抗原肽：MHC 分子；B 细胞通过其表面 B 细胞受体（BCR）识别游离抗原，进而启动活化。

2. 免疫细胞活化、增殖、分化阶段

此阶段指抗原特异性淋巴细胞受相应抗原刺激后活化、增殖、分化的阶段。

3. 效应阶段

此阶段是效应细胞产生和分泌效应分子，效应细胞及效应分子发挥效应作用的阶段。

五、特异性细胞免疫

凡是由免疫细胞发挥效应以清除异物的作用即称为细胞免疫。参与的细胞称为免疫效应细胞。

1. 细胞免疫的类型

由 T 细胞介导的细胞免疫有两种基本形式，它们分别由两类不同的 T 细胞亚类参与。一种是迟发型超敏性的 T 细胞（TDH，CD4[+]），该细胞和抗原起反应后可分泌细胞因子。这些细胞因子再吸引和活化巨噬细胞和其他类型的细胞在反应部位聚集，成为组织慢性炎症的非特异性效应细胞。另一种是细胞毒性 T 细胞（TC，CD8[+]），对靶细胞有特异性杀伤作用。

2. 特异性细胞免疫的过程

引起细胞免疫的抗原多为 T 细胞依赖抗原（TD 抗原），与体液免疫相同，参与特异性细胞免疫的细胞也是由多细胞系［即抗原提呈细胞（巨噬细胞或树突状细胞）、免疫调节细胞（TH 和 TS）以及效应 T 细胞（TDTH 和 TC）等］组成的。

在无抗原激发的情况下，效应 T 细胞是以不活化的静息型细胞形式存在的。当抗原进入机体后，在抗原提呈细胞或靶细胞的作用下使静息型 T 细胞活化增殖并分化为效应 T 细胞。即由 T 细胞介导的细胞免疫应答也需经过抗原识别（诱导期）、活化与分化（增殖期）

和效应期才能发挥细胞免疫作用。

3. 细胞免疫的作用

由 T 细胞介导的细胞免疫会引起机体的多种现象，从而表现出丰富的生物学作用，具体包括有：①迟发型超敏性反应；②对胞内寄生物的抗感染作用；③抗肿瘤免疫；④同种移植排斥反应；⑤移植物抗宿主反应；⑥某些药物过敏症；⑦某些自身免疫病。

第四节　免疫学方法及其应用

一、免疫学技术

免疫学技术主要通过抗原与抗体之间的特异性结合反应，利用表现出来的各种现象进行抗原或抗体的检测。另外，免疫标记技术也发展很快，新方法层出不穷，是分子生物学研究不可缺少的重要手段。

1. 血清学技术

由于抗体主要存在于血清中，在体外进行的抗原抗体反应多采用血清进行试验，因此，体外抗原抗体反应也称为血清学反应。血清学技术是一种常用的检测抗原或抗体的方法。

（1）血清学反应的特点

① 高度特异性　抗原与抗体的结合具有高度特异性，这种特异性是由抗原表位与抗体分子中的超变区互补结合所决定的。利用这一特点，在体外可以对许多未知的生物学物质进行特异性鉴定。如利用抗伤寒杆菌的抗体检测伤寒杆菌；也可用已知的抗原（如乙型肝炎病毒）来检测相应的抗体（抗乙型肝炎病毒抗体）。

② 结合的可逆性　抗原抗体结合除了空间构象互补外，主要以氢键、静电引力、范德华力和疏水键等分子表面的化学基团之间的非共价方式结合。这种非共价键不如共价键结合稳定，易受温度、酸碱度和离子强度的影响而解离，解离后抗原和抗体仍具有原有的特性。

③ 抗原抗体浓度的比例性　抗原抗体结合后能否出现肉眼可见的反应取决于两者的浓度和比例。在反应体系中，如果抗原与抗体的浓度和比例适当，则抗原-抗体复合物体积大、数量多，出现肉眼可见的反应。

④ 反应的阶段性　抗原抗体反应可分为两个阶段。第一个阶段是抗原抗体特异性结合阶段。抗原分子与抗体分子之间是互补的非共价结合，该反应迅速，可在数秒钟至几分钟内完成，一般不出现肉眼可见的反应。第二阶段为可见反应阶段，是小的抗原-抗体复合物之间靠正、负电荷吸引形成较大复合物的过程。此阶段所需时间从数分钟、数小时至数日不等，且易受电解质、温度和酸碱度等条件的影响。

（2）血清学技术的种类

① 凝集反应　细菌、细胞等颗粒性抗原或表面包被抗原的颗粒状物质（如聚苯乙烯乳胶等）与相应的抗体在电解质存在的条件下结合，出现肉眼可见的凝集团现象，称为凝集反应。凝集反应分为直接凝集反应和间接凝集反应两种。

a. 直接凝集反应　是指颗粒性抗原本身直接与相应的抗体反应出现的凝集现象，如红细胞凝集或细菌凝集。

b. 间接凝集反应　将可溶性抗原或抗体先吸附在某些颗粒载体上，形成致敏颗粒，然后再与相应的抗体或抗原进行反应产生的凝集现象，称为间接凝集反应。

直接凝集反应和间接凝集反应亦常用于溶血性疾病（如 Rh 血型不符的新生儿溶血症及药物相关的溶血性疾病）的诊断。

② 沉淀反应　毒素、组织浸液及血清中的蛋白质等可溶性抗原与相应的抗体反应后，出现肉眼可见的沉淀物，称为沉淀反应。

a. 环状沉淀反应　将稀释的含有可溶性抗原的材料重叠于抗体上，让抗原与抗体在两液体的界面相遇，形成白色免疫复合物沉淀环，故名为环状沉淀试验，此法简便易行，其缺点是需用材料较多。

b. 絮状沉淀反应　抗原与抗血清在试管内混合后，在有电解质存在时，抗原-抗体复合物可形成浑浊沉淀或絮状凝聚物，此为絮状沉淀反应。

c. 免疫扩散　免疫扩散是指可溶性抗原和相应的抗体在半固体凝胶内进行的沉淀反应。常用的凝胶为琼脂，能允许各种抗原抗体在其中自由扩散。

（a）单向琼脂扩散试验　是一种常用的定量检测抗原的方法。将适量抗体与琼脂混匀，浇注成板，凝固后，在板上打孔，孔中加入抗原，抗原就会向孔的四周扩散，边扩散边与琼脂中的抗体结合。一定时间后，在两者比例适当处形成白色沉淀环。沉淀环的直径与抗原的浓度成正比。本试验主要用于检测标本中各种免疫球蛋白和血清中各种补体成分的含量，敏感性很高。

（b）双向琼脂扩散试验　是将半固体琼脂倾注于平皿内或玻片上，待其凝固后，在琼脂板上打孔，将抗原、抗体分别注入小孔内，使两者相互扩散。如果抗原、抗体相互对应，浓度、比例适当，则一定时间后，在抗原、抗体孔之间出现清晰可见的沉淀线。双向琼脂扩散法可用来分析溶液中的多种抗原。

d. 免疫电泳技术　是将琼脂电泳和双向琼脂扩散结合起来，用于分析抗原组成的一种定性方法。此项技术由于既有抗原抗体反应的高度特异性，又有电泳分离技术的快速、灵敏和高分辨力，是广泛应用于生物医学领域的一项免疫学基本技术。

③ 补体结合反应　是一种古老的血清学技术，Bordet 和 Gengou 在 1901 年设计这一试验，由于有敏感性高和适应性广的优点，尽管操作繁杂，仍被有效地应用。

补体的作用为能与抗原-抗体复合物结合，但不能与抗原单独结合，也不易与抗体单独结合；补体的作用没有特异性，能与任何一组抗原-抗体复合物结合。它能与红细胞（抗原）和溶血素（抗体）的复合物结合，引起红细胞破坏（溶血），也能与细菌、病毒成分及其相应抗体的复合物结合。

补体结合反应是诊断人、畜传染病常用的血清学诊断方法之一。本法不仅可用于诊断传染病（如鼻疽、牛肺疫、马传染性贫血、乙型脑炎、布氏杆菌病、钩端螺旋体病、血锥虫病等），也可用于鉴定病原体（如对马流行性乙型脑炎病毒的鉴定和口蹄疫病毒的定型等）。

2. 免疫标记技术

免疫标记技术是在已知抗体或抗原标记上易显示的物质，通过检测标记物来反映抗原抗体反应的情况，从而间接地测出被检抗原或抗体的存在与否或量的多少。常用的标记物有荧光素、酶、放射性核素及胶体金等。免疫标记技术具有快速、定性或定量甚至定位的特点，是目前应用最广泛的免疫学检测技术。

（1）免疫荧光标记技术　免疫荧光标记技术是将已知的抗体或抗原分子标记上荧光素，当与其相对应的抗原或抗体起反应时，在形成的复合物上就带有一定量的荧光素，在荧光显微镜下就可以看见发出荧光的抗原抗体结合部位，检测出抗原或抗体。

免疫荧光标记技术是将免疫反应的特异性、荧光检测的灵敏性及显微示踪技术的准确性相结合的一种免疫标记检测技术，是现代医学、生物学研究当中广泛应用的免疫检测法之一。

（2）酶标记技术　酶标记技术是利用酶标记抗体以检测相应的抗原或抗体，将抗原抗体反应的特异性和酶催化底物反应的高效性和专一性结合起来的一种免疫检测技术。与荧光标记技术相比，酶标记技术的优点是：不需要荧光显微镜，用普通显微镜即可观察结果；标本可长期保存；标本用酶标记的抗体染色之后还可以用其他染料复染，以显示组织细胞的细微结构。

（3）放射免疫测定技术　放射免疫测定技术是利用放射性核素的测量方法与免疫反应的基本原理相结合的一种放射性核素体外检测法。该法有灵敏度高、特异性强、精确度佳及样品用量少等优点，因而发展迅速。这种测定技术不仅普遍用于测定具有抗原性的蛋白质、酶和多肽激素，而且越来越广泛地用于测定许多本身无抗原性的药物。

二、免疫预防

1. 人工自动免疫

用人工接种的方法向机体输入抗原性物质，使机体自己产生特异性免疫力的方式称为人工自动免疫。如向机体注射破伤风类毒素，可使机体产生抗破伤风的免疫力。

这种免疫力出现较慢，人工接种后需经 1～4 周诱导期方可产生；但维持时间较长，可达半年到数年不等，主要用于传染病的特异性预防。用于人工自动免疫的制剂大部分用病原微生物制成，称为疫苗；也可用细菌外毒素脱毒制成，称为类毒素。

常用的自动免疫制剂有：①疫苗，包括死疫苗、活疫苗、病毒疫苗等；②类毒素，用细菌所产生的外毒素加入甲醛，可使其变成无毒性而仍有免疫性的制剂，如破伤风类毒素和白喉类毒素等。

2. 人工被动免疫

采用人工方法向机体输入由他人或动物产生的免疫效应物（如免疫血清、淋巴因子等），可使机体立即获得免疫力，达到防治某种疾病的目的。其特点是产生作用快，输入后立即发生作用。但由于该免疫力非自身免疫系统产生，易被清除，故免疫作用维持时间较短，一般只有 2～3 周。主要用于治疗和应急预防。

三、免疫学治疗

1. 以抗体为基础的免疫治疗

1975 年，Kahler 和 Milstein 发现了杂交瘤细胞，单克隆抗体（McAbs）产生，具有治疗肿瘤、免疫缺陷病、移植物排斥、自身免疫性疾病及病毒感染等广泛的作用。单克隆抗体是目前癌症免疫治疗中最广泛应用的方法，主要采用大量合成的人造抗体来引发免疫应答，抗体不仅是有效治疗方法的补充成分，也是肿瘤患者治疗方案的核心部分。

（1）单克隆抗体药物　目前癌症领域已经有多种单克隆抗体得到了批准。使用最广泛的就是用于治疗 HER2 阳性乳腺癌的赫赛汀以及用于治疗非霍奇金淋巴瘤的利妥昔单抗。其中赫赛汀是第一个也是唯一一个被批准用于治疗转移性乳腺癌和早期乳腺癌的人表皮生长因子受体 2（HER2）单克隆抗体，被广泛应用于各期 HER2 阳性乳腺癌的治疗。

（2）双特异性抗体　这种抗体能结合两个不同的肿瘤抗原，或者一个肿瘤抗原和肿瘤微环境中的另外一个靶标上（譬如免疫系统杀伤细胞）。这种具有双特异性的抗体杂合子在功能上是单价的，在化学结构上是双价的，优于传统的单克隆抗体。

（3）**其他新型抗体技术**   新型单克隆抗体，能携带一种对癌细胞有毒的载体，比如放射性核素、其他药物、毒素或者酶。还有研究发现可以提高抗体的容量，使之能被细胞吸收，从而结合在细胞内的抗原上，而不仅仅是细胞表面的抗原。

随着抗体免疫技术的提高，抗体免疫治疗必将在肿瘤疾病及遗传性疾病治疗中起重要作用，抗体免疫在现代临床医学中具有广阔的前景。

2. 以细胞为基础的免疫治疗

细胞免疫治疗疗法采集人体自身免疫细胞，经过体外培养，使其数量成千倍增多，靶向性杀伤功能增强，然后再回输到人体来杀灭血液及组织中的病原体、癌细胞和突变的细胞，打破免疫耐受，激活和增强机体的免疫能力，兼顾治疗和保健的双重功效。

在多种细胞因子作用下，外周血淋巴细胞可以被定向诱导并大量增殖成为肿瘤杀伤细胞。CIK 细胞是将人外周血单个核细胞在体外用多种细胞因子（如抗 CD3 单克隆抗体、IL-2 和 IFN-γ 等）共同培养一段时间后获得的一群异质性细胞。CIK 细胞兼具 T 淋巴细胞的抗瘤活性和 NK 细胞的非 MHC 限制性杀瘤优点，CIK 细胞被认为是新一代抗肿瘤过继细胞免疫治疗的优选细胞，杀伤活性可达 84.7%。

随着分子生物学、免疫学、基因工程的深入研究，免疫学治疗技术在疾病的治疗方面取得了长足的进步，鉴于免疫技术的特殊性，我们可以相信免疫治疗是目前已知的唯一一种有望完全消灭肿瘤、自身免疫疾病、病毒感染等疾病的治疗手段。目前，免疫治疗在临床上的应用还要密切考虑其他传统的疗法来增强疗效，随着一些关键技术和问题的逐步解决，免疫治疗必将成为诊疗疾病的重要手段。

3. 生物应答调节剂和免疫抑制剂

（1）**生物应答调节剂**   生物应答调节剂主要是指免疫系统的成分和免疫应答的产物，它们从器官到基因种类很多，组成了一个大的新型药物系统，在多种疾病的免疫治疗上起重要作用。

① 造血干细胞与胸腺   一切免疫细胞都来自造血干细胞，造血干细胞移植是免疫器官的移植。造血干细胞移植可重建受者的造血与免疫功能，在临床上具有重要的治疗价值。目前，骨髓和胎移植已是治疗各种血液系统疾病、遗传病、放射病以及某些免疫缺陷病的重要手段。

胸腺是 T 细胞分化、成熟的重要免疫器官。胸腺移植已被用于治疗由于先天胸腺发育不良造成的免疫缺陷患者。

② 单克隆抗体   单克隆抗体作为免疫治疗的生物制剂，在临床应用已有一个世纪。长期以来，抗体主要来自经抗原免疫的异种动物（如马）的血清。如抗 T 细胞及其亚类的抗 CD3、抗 CD4、抗 CD8 单克隆抗体，它们在移植排斥及某些自身免疫病的应用中，已取得了明显的疗效。抗各种细胞表面分子的单克隆抗体（如抗 IL-2 受体的单克隆抗体、抗黏附分子的单克隆抗体）都有明显的免疫调节作用，在自身免疫病的治疗、防止肿瘤转移等方面都有重要的使用潜力。

③ 导向药物   利用抗肿瘤单克隆抗体特异识别肿瘤细胞的特点，将它作为导向载体与各种杀伤分子（如毒素、抗癌药物、放射性核素等），进行化学交联，可以构建成一种对肿瘤细胞具有高度特异的强杀伤活性的杂交分子，称为导向药物。

④ 细胞因子   细胞因子是机体免疫细胞和一些非免疫细胞产生的一组具有广泛生物活性的异质性肽类调节因子，包括白细胞介素、集落刺激因子、干扰素、肿瘤坏死因子、转化

生长因子等。它们可以起到促进造血与免疫功能重建或杀伤肿瘤细胞的作用。

⑤ 肿瘤疫苗　肿瘤疫苗与传统疫苗在概念上不同，它主要不是用于肿瘤的预防，而是通过瘤苗的接种来刺激机体对肿瘤的免疫应答来治疗肿瘤。由于人肿瘤相关抗原的免疫原性很弱，不足以有效地刺激机体的免疫应答，因此，单纯用自身或同种肿瘤细胞作瘤苗治疗肿瘤的效果不好。用肿瘤细胞卡介苗等佐剂联合应用，能提高免疫应答效果，在一些晚期肿瘤患者中取得了一定的治疗效果。

（2）免疫抑制剂　免疫抑制剂是对机体的免疫反应具有抑制作用的药物，主要用于器官移植抗排斥反应和自身免疫病（如类风湿性关节炎、红斑狼疮、皮肤真菌病、膜肾球肾炎、炎性肠病、自身免疫性溶血贫血等）。

常用的免疫抑制剂有以下几种：

① 激素类药物　主要为甲基强的松龙和强的松，用于预防和治疗急性排斥以及为术后口服维持。

② 细胞毒类药物

a. 硫唑嘌呤。主要抑制 DNA、RNA 和蛋白质合成。对 T 细胞的抑制较明显，并可抑制两类母细胞，故能抑制细胞免疫和体液免疫反应，但不能抑制巨噬细胞的吞噬功能。会抑制骨髓使白细胞、血小板减少，造成肝功能损害、感染等。

b. 霉酚酯酸。特异性抑制 T 淋巴细胞和 B 淋巴细胞增殖，抑制抗体形成和细胞毒 T 细胞的分化。会导致消化道不适、食道炎、胃炎、腹痛、腹泻和消化道出血，中性白细胞减少症、血小板减少症和贫血。

③ 钙调素抑制剂

a. 环孢素。可选择性作用于 T 淋巴细胞活化初期。辅助性 T 细胞被活化后可生成增殖因子白细胞介素 2，环孢素可抑制其生成；但它对抑制性 T 细胞无影响。它的另一个重要作用是抑制淋巴细胞生成干扰素。

b. 他克莫司。作用机制与环孢素相同，主要是抑制白细胞介素 2 的合成，作用于 T 细胞，抑制 T 细胞活化基因的产生，同时还抑制白细胞介素 2 受体的表达，但不影响抑制型 T 细胞的活化。

④ 生物制剂类　抗淋巴细胞球蛋白：直接抗淋巴细胞的抗体，现已能用单克隆抗体技术生产，特异性高，安全性好。它可与淋巴细胞结合，在补体的共同作用下，使淋巴细胞裂解。可用于器官移植的排斥反应，多在其他免疫抑制药无效时使用。

实训一　凝集反应

【实训目标】

1. 掌握平板凝集试验和试管凝集试验的操作方法。
2. 掌握凝集试验的结果判定及判定标准。
3. 熟悉平板凝集试验和试管凝集试验所需的材料和试剂。

【基本知识】

细菌、红细胞或表面带有抗原的乳胶颗粒等都是不溶性的颗粒抗原，当与相应抗体结合时，形成凝集团块，即称为凝集反应。

（1）直接凝集反应　是指颗粒状抗原（如细菌、红细胞等）与相应抗体直接结合所出现的凝集现象。直接凝集反应试验分为玻片法和试管法。玻片法是一种定性试验方法，可用已知抗体来检测未知抗原。试管法是一种定量试验的经典方法，可用已知抗原来检测受检血清中有无某抗体及抗体的含量，用来协助临床诊断或供流行病学调查研究。操作时，将待检血清用生理盐水连续成倍稀释，然后加入等量抗原，最高稀释度仍有凝集现象者，为血清的效价，也称滴度，以表示血清中抗体的相对含量。诊断伤寒、副伤寒病的肥达氏反应以及布氏杆菌病的瑞特氏反应均属定量凝集反应。

（2）间接凝集反应　将可溶性抗原（或抗体）先吸附于一种与免疫无关的、一定大小的颗粒状载体的表面，然后与相应抗体（或抗原）作用，在有电解质存在的适宜条件下，即可发生凝集，称为间接凝集反应。用作载体的微球可用天然的微粒性物质，如人（O型）和动物（绵羊、家兔等）的红细胞、活性炭颗粒或硅酸铝颗粒等；也可用人工合成或天然高分子材料制成，如聚苯乙烯胶乳微球等。

凝集反应的原理可以用图8-7来表示。

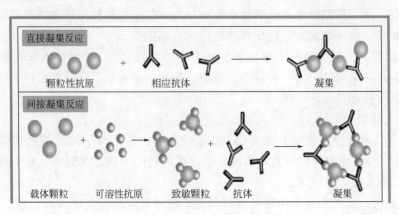

图 8-7　凝集反应的原理

【材料仪器】

（1）样品　布氏杆菌病试管凝集抗原，布氏杆菌病平板凝集抗原，布氏杆菌病虎红平板凝集抗原，布氏杆菌病阳性血清，布氏杆菌病阴性血清，被检血清（牛、羊或猪）。

（2）溶液或试剂　灭菌的生理盐水，灭菌的0.5％石炭酸生理盐水。

（3）器材　恒温培养箱，玻板，载玻片，试管（1cm×8cm），试管架，刻度吸管，滴管，微量可调加样器，牙签或火柴棒，记号笔。

【操作过程】

1. 试管凝集试验

（1）试管准备　每份血清用试管4支，另取3支试管作为对照，做好标记，置试管架上。如被检血清有多份，对照只需做1份。

（2）被检血清稀释　第1管加入2.3mL 0.5％石炭酸生理盐水，第2、3、4管加入0.5mL 0.5％石炭酸生理盐水；然后用加样器或刻度吸管吸取被检血清0.2mL，加入第1管中，反复吹吸 5 次混匀，吸取 1.5mL 弃之，再吸取 0.5mL 加入第 2 管中，混匀后吸取 0.5mL 加入第 3 管，依此类推至第 4 管，混匀后吸取 0.5mL。该被检血清的稀释度分别是 1：12.5、1：25、1：50、1：100。

（3）对照管制作　第 5 管中加 0.5％石炭酸生理盐水 0.5mL，第 6 管加 1：25 稀释的布氏杆菌病阳性血清 0.5mL，第 7 管加 1：25 稀释的布氏杆菌病阴性血清 0.5mL。

（4）加抗原　将布氏杆菌病试管凝集抗原用 0.5％石炭酸生理盐水做 1：20 稀释，每支试管加 0.5mL。

（5）反应　7 支试管加完抗原后，充分混匀，置于 37℃恒温培养箱中 4～10h，取出后置室温 18～24h（或 37℃恒温培养箱 12～14h，取出后置室温 2～4h；或 37℃恒温培养箱中 22～24h 取出），然后观察并记录结果。

2. 平板凝集试验

（1）加血清　取洁净玻片一块，用蜡笔划成方格（4cm²），并注明被检血清号码，以 100μL 微量可调加样器按下列量加被检血清于方格内：第 1 格 80μL，第 2 格 40μL，第 3 格 20μL，第 4 格 10μL。血清用前需放室温，使其温度达 20℃左右。每一份样品需换一个枪头。

（2）加抗原　每格加布氏杆菌病平板凝集抗原 30μL，滴在血清附近，而不与血清接触。从血清量最少的一格起，用牙签将血清与抗原混匀，一份血清用一根牙签。抗原用前摇匀，并置室温使其温度达 20℃左右。

（3）反应　混合完毕后，将玻板置恒温箱中或采用别的办法适当加温，使温度达到 30℃左右，3～5min 内记录反应结果。

（4）对照　每次试验须用标准阳性血清和阴性血清以及生理盐水作对照。

【操作要点】

1. 试管凝集试验
（1）实验时必须设抗原、阳性血清及阴性血清对照，以避免假阳性、假阴性的结果。
（2）结果判为可疑时，可以间隔一段时间之后采血重做。

2. 平板凝集试验
对于阳性及可疑的被检血清需用试管凝集试验进行验证。

【实训记录】

1. 试管凝集试验
判定结果时用"＋"表示反应的强度。根据各管中上清液的透明度、抗原被凝集的程度及凝集块的形状，来判定凝集反应的程度。

（1）＋＋＋＋　100％抗原凝集，上清液完全透明，菌体完全被凝集呈伞状沉于管底，振荡时，沉淀物呈片状、块状或颗粒状。

（2）＋＋＋　75％抗原凝集，上清液略呈浑浊，菌体大部分被凝集沉于管底，振荡时情况如上（管底凝集物与 100％凝集时相同，只是上清液稍浑浊）。

（3）＋＋　50％抗原凝集，上清液浑浊半透明，管底有中等量的凝集物（管底有明显的凝集）。

（4）＋　25％抗原凝集，上清液完全浑浊不透明，管底有少量凝集物或凝集的痕迹。

（5）－　抗原完全未凝集，上清液完全浑浊不透明，但由于菌体的自然下沉，在管底中央出现规则的菌体自沉圆点，振荡后立即散开呈均匀浑浊。

（6）判定标准　能使 50％抗原凝集的血清最高稀释度称为该血清的凝集价（或称滴度）。

2. 平板凝集试验

判定结果时用"＋"表示反应的强度。

（1）＋＋＋＋　出现大的凝集块，液体完全透明，即 100％凝集。

（2）＋＋＋　有明显凝集块，液体几乎完全透明，即 75％凝集。

（3）＋＋　有可见凝集块，液体不甚透明，即 50％凝集。

（4）＋　液体浑浊，有小的颗粒状物，即 25％凝集。

（5）－　液体均匀浑浊，无凝集现象。

（6）平板凝集试验与试管凝集试验的关系见表 8-5。

表 8-5　平板凝集试验与试管凝集试验的关系

平板凝集	$80\mu L$	$40\mu L$	$20\mu L$	$10\mu L$
相当于试管凝集	1∶25	1∶50	1∶100	1∶200

（7）判定标准　同试管凝集试验。

【问题与讨论】

1. 凝集反应的原理是什么？
2. 哪些因素影响细菌凝集试验？
3. 凝集试验中为什么要设阳性血清、阴性血清及抗原对照？

实训二　沉淀反应

【实训目标】

1. 了解免疫沉淀反应的概念和类型。
2. 掌握沉淀反应的原理。
3. 初步尝试沉淀反应的实验技术。

【基本知识】

可溶性抗原与相应抗体在一定比例下，在一定离子浓度的缓冲体系中，发生结合后出现沉淀物，称沉淀反应。

免疫沉淀反应主要用于抗原或者抗体的定性检测。其原理是可溶性抗原与相应抗体在有电解质存在的情况下，按适当比例所形成的可见沉淀物现象。

据此现象设计的沉淀试验主要包括絮状沉淀试验、环状沉淀试验和凝胶内的沉淀试验。凝胶内的沉淀试验依所用的试验方法又可分为免疫扩散试验和免疫电泳技术两类。

环状沉淀反应是最早的沉淀反应，目前在链球菌的分类、鉴定，昆虫吸血性能及所吸血液来自何种动物的鉴别，肉品种属鉴定及炭疽尸体与皮张的检验工作中仍然应用。主要是用已知的抗体诊断未知的抗原。

琼脂扩散的原理是：物质自由运动形成扩散现象，扩散可以在各种介质中进行。本试验使用的是 1%～2% 的琼脂凝胶，琼脂形成网状构架，空隙中是 98%～99% 的水，扩散就在此水中进行。1%～2% 的琼脂所形成的构架网孔较大，允许分子量在 20 万以下甚至更大些的大分子物质通过，绝大多数可溶性抗原和抗体的分子量在 20 万以下，因此可以在琼脂凝胶中自由扩散，所受阻力甚小。二者在琼脂凝胶中相遇，在最适比例处发生沉淀，此沉淀物因颗粒较大而不扩散，故形成沉淀带。本法的主要优点是能将复合的抗原成分加以区分，根据沉淀带出现的数目、位置以及相邻两条沉淀带之间的融合、交叉、分支等情况，就可了解该复合抗原的组成。

【材料仪器】

（1）样品　羊血清，抗羊血清，羊血清（已测浓度），牛血清，马血清。

（2）溶液或试剂　琼脂粉；生理盐水或其他缓冲液；万分之一的硫柳汞或叠氮钠（用于防腐）。

（3）器材　恒温培养箱，沉淀反应用小试管，毛细管，培养皿，凝胶打孔器，载玻片，水浴锅，水平台，移液器。

【操作过程】

1. 环状沉淀反应

（1）用细长的毛细管吸取抗体（抗羊血清），插入沉淀试管管底，徐徐滴入，每一管大约 0.2mL。

（2）用另一支毛细管吸取稀释的羊血清，轻轻重叠于抗羊血清之上。注意务必使抗原和抗体之间能显示出清楚的两层，不可以产生气泡，以免抗原和抗体二者接触不均匀而影响结果。

（3）对照管以生理盐水（或人血清）代替羊血清。

（4）操作完毕后静置于桌上，5min 后观察结果，半小时后再观察一次。

2. 琼脂免疫扩散反应

（1）称取一定量的琼脂，按 1% 左右（0.8%～1.5%）的比例加入生理盐水或缓冲液，水浴煮沸熔化 20min。

（2）将熔化的琼脂倒入培养皿内，使厚度为 2～3mm。自然冷却。

（3）根据要求（孔径即孔的直径，孔距即两孔圆心之间的距离，包括两孔的半径）按模板打孔，也可直接用组合打孔器打孔。

（4）挑出孔内琼脂，注意不要挑破孔缘。

（5）在水浴锅中缓缓加热，使孔底边缘的琼脂少许熔化，以封底，以免加样后液体从孔底渗漏。

（6）以毛细滴管吸取样品加入孔内，注意不要产生气泡，以加满为度。加少了，影响反应程度；加多了，易溢出，也影响反应结果。

（7）加样完毕后，盖上培养皿盖，将培养皿翻过来，置湿盘中，37℃ 自由扩散 24～48h。

【操作要点】

1. 环状沉淀反应

（1）反应物必须清澈，如不清澈，可离心，取上清液；也可冷藏后使脂类物质上浮，用吸管吸取底层的液体。

（2）必须进行对照观察，以免出现假阳性。

（3）采用环状沉淀反应，用以沉淀素效价滴定时，可将抗原做 100×、1000×、2000×、4000×、8000×等稀释，分别叠加于抗血清上，以出现环状沉淀的最大稀释倍数为该血清的沉淀素效价。

2. 琼脂免疫扩散反应

（1）不规则的沉淀线可能是加样过满溢出、孔型不规则、边缘开裂、孔底渗漏、孵育时没放水平、扩散时琼脂变干燥、温度过高蛋白质变性或未加防腐剂导致细菌污染等所致。

（2）抗原抗体的比例与沉淀带的位置、清晰度有关。如抗原过多，沉淀带向抗体孔偏移和增厚，反之亦然。可用不同稀释度的反应液试验后调节。

【实训记录】

1. 环状沉淀反应

抗原和抗体的接触面如有白色细微的环状沉淀，即为阳性。

2. 琼脂免疫扩散反应

（1）用以检测抗原或比较抗原差异时，将抗血清置中心孔，将待测抗原或需比较的抗原置于周围相邻孔。若出现沉淀带完全融合，证明为同种抗原；若二者有部分相连，表明二者有共同的抗原决定簇；若两条沉淀线相互交叉，说明二者的抗原完全不同，见图8-8。

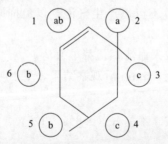

图 8-8　琼脂免疫扩散试验结果示意图

中心孔含 A、B、C 三种抗血清，a、b 和 a、c 为不同型的抗原（呈双线或交叉），

b、c 为同一血清型的不同亚型（部分融合，有交叉）

（2）用作血清流行病学调查时，将标准抗原置中心孔，周围1、3、5孔加标准阳性血清，2、4、6孔分别加待检血清。待检孔与阳性孔出现的沉淀带完全融合者判为阳性。待检血清无沉淀带或所出现的沉淀带与阳性对照的沉淀带完全交叉者判为阴性。待检孔虽未出现沉淀带，但两阳性孔的沉淀带在接近待检孔时，两端均内向有所弯曲者判弱阳性。若仅一端有所弯曲，另一端仍为直线者，判为可疑，需重检。重检时，可加大检样的量。

检样孔无沉淀带，但两侧阳性孔的沉淀带在接近检样孔时变得模糊、消失，可能为待检血清中抗体浓度过大，致使沉淀带溶解，可将样品稀释后重检。

（3）用以检测抗血清的效价时，将抗原置中心孔，抗血清倍比稀释后置周围孔，以出现沉淀带的血清最高稀释倍数为该抗血清的琼扩效价。

【问题与讨论】

1. 倒琼脂平板时应注意哪些问题？
2. 血清与抗血清接触时要注意什么问题？
3. 对照管的作用是什么？

 课后目标检测

一、名词解释

免疫、特异性免疫、类毒素、抗体、抗原、再次应答

二、简答题

1. 举例说明免疫的三大功能及功能异常的表现。
2. 试述抗原的基本特性。完全抗原与半抗原有哪些区别？
3. 试述 Ig 的基本结构和生物学活性。
4. 简述 IgM 的特性和功能。
5. 简述 IgG 的特性和功能。
6. 简述细胞因子的生物学活性。
7. 比较初次免疫应答和再次免疫应答抗体产生的规律。
8. 试述Ⅰ型超敏反应的发生机制。

第九章

微生物生态

知识目标

1. 掌握微生物在自然环境中的分布特点。
2. 了解微生物在自然界物质循环中所起的作用。
3. 掌握自然界中微生物之间的相互关系。
4. 了解环境微生物降解污染物的基本原理及在治理环境过程中的应用。

能力目标

能够对不同环境中微生物进行基本检测。

微生物生态是指各种环境因子（包括物理、化学和生物因子）对微生物区系（指自然群体）的作用，以及微生物对外界环境的反作用。在自然条件下微生物的生命活动依赖于环境，不同的自然环境中分布着不同的微生物，同一环境中的微生物也因环境的变化而变化。同时，自然环境中的微生物所引起的种种生物化学转化，对于维持环境的正常功能起着重要的作用。

研究微生物生态学具有多方面的意义。种类众多的微生物为人们提供大量可供选择的生物活性物质，例如通过了解人体内微生物种群的生命活动规律，有助于人们了解病原微生物致病性、耐药性，从而有针对性地提出资料方案或设计出新的药物；制药行业的生产环节中也需要微生物种群的活动规律，如研究发酵罐内菌体的生长规律，有助于提高发酵产品的产量；厂房设计、产品质量控制中也涉及了一定的微生物生态学知识。此外，对微生物多样性的认识和保护，是整个生物圈保护中必不可少的内容。

第一节　自然环境中的微生物

一、微生物群落

生态环境中的微生物也存在个体、种群、群落和生态系统从低到高的组织层次，与动物、植物相比，微生物的群体性更强。种群是群落形成的基础，生态系统所表现出来的生态功能则取决于群落的功能。种群是在一定的空间和时间范围内生活和繁殖的同种生物个体所组成的群体。种群虽然由个体组成，但是种群内的个体不是孤立的，种群也不等于个体的简单加和，而是通过种内关系组成的一个有机的统一整体。

群落是生存在一定时间、一定区域内的各种微生物种群相互联系相互影响的有规律的结构单元。相邻的群落之间，有时界限分明，有时混合难分。任何微生物群落都是由一定的微生物种群构成的。而每个种群都有一定的个体数量和分布范围，它们对周围的生态环境都有一定的要求和反应。一定环境条件下的微生物群落具有相应的生态功能，群落的结构和功能是紧密相连的。任何群落中，组成群落的各个种群所表现的作用是不相同的，所以群落中的各个种群不具有同等的重要性。群落的结构会受到营养物质、环境条件的影响，任何营养物质、环境条件的改变（如环境污染等）都会引起群落的结构的变化。

二、陆生生境的微生物

土壤是微生物生活最适宜的环境，它具备微生物生长繁殖和生命活动所需要的营养、水分、空气、酸碱度、渗透压和温度等条件，是微生物的"大本营"，也是人类最丰富的菌种资源库。

土壤微生物类群丰富，包括细菌、放线菌、真菌、藻类及原生动物等。其中各种微生物含量的变动很大，但是每克土壤的含菌量大体上有一个十倍系列的递减规律：细菌（约 10^8）＞放线菌（约 10^7）＞霉菌（约 10^6）＞酵母菌（约 10^5）＞藻类（约 10^4）＞原生动物（约 10^3）。

通过土壤微生物的代谢活动，可改变其理化性质，进行物质转化，因此，土壤微生物是构成土壤肥力的重要因素。土壤中的细菌大多为异养型细菌，少数为自养型细菌。土壤细菌有许多不同的生理类群，如固氮细菌、氨化细菌、纤维分解细菌、硝化细菌、反硝化细菌、硫酸盐还原细菌、产甲烷菌等在土壤中都有存在。

土壤放线菌的数量仅次于土壤细菌，土壤中的放线菌孢子量有 $10^5 \sim 10^7$ 个/g 土，其生物量可达 $160 g/m^3$，土壤中的放线菌多为链霉菌、诺卡菌、小单孢菌，其次是微单孢菌和其他放线菌。放线菌主要分布于耕作层中，随土壤深度增加，其数量、种类减少。土壤真菌多为好氧性，主要分布于土壤耕作层 $10 \sim 15 cm$ 处，在 pH 为 5 的酸性土壤中生长旺盛，其主要种类有青霉菌、曲霉菌、枝孢菌、镰刀菌等（表 9-1）。

表 9-1　我国主要土类（以干土计）中的微生物数量　　　　　　　　　万/g

土壤类型	地点	细菌	放线菌	真菌
暗棕壤	黑龙江呼玛	2327	612	13
棕壤	辽宁沈阳	1284	39	36
黄棕壤	江苏南京	1406	217	6
红壤	浙江杭州	1103	123	4
砖红壤	广东徐闻	507	39	11
磷质石灰土	西沙群岛	2229	1105	15
黑土	黑龙江哈尔滨	2111	1024	19
黑钙土	黑龙江安达	1074	319	2
棕钙土	宁夏宁武	140	11	4
草甸土	黑龙江亚沟	7863	29	23
娄土	陕西武功	951	1032	4
白浆土	吉林蛟河	1598	55	3
滨海盐土	江苏连云港	466	41	0.4

注：中国科学院南京土壤研究所资料。

土壤微生物的数量和分布受土壤有机质含量、结构、纵向深度、水分、氧、温度及 pH 等因素的影响，并随土壤类型的不同而有很大变化。表层土壤由于阳光照射、水分易散失，微生物数量较少；在 $5 \sim 25 cm$ 处，因含有丰富的有机质，环境条件适宜，微生物数量最多，分布最广；25cm 以下，微生物随土壤深度的增加而减少；100cm 以下，由于养料、氧气减少，微生物数量较少。土壤中微生物的数量和分布还受季节变化的影响，在同一生态环境中，一般春秋两季微生物数量多，冬夏两季微生物数量少。

土壤微生物是陆生生境中重要的生命体，对所生存的微环境十分敏感。因此，土壤微生物指标已被公认为土壤生态系统变化的预警及敏感指标，对土壤微生物多样性研究具有重要意义。目前的研究表明，土壤中尚有 90％的微生物还未能在实验室中培养鉴定，因此蕴藏着极其丰富的基因潜质。

三、水生生境的微生物

自然水体中含有各种有机或无机物质，是许多微生物生长和繁殖的良好场所。水体主要包括湖泊、池塘、溪流、河流、港湾和海洋。水体中的微生物包括水体"土著"微生物，以及来自土壤、空气、动植物残体、分泌排泄物、工业废物、废水及生活污水中的微生物。水体中微生物的种类很多，其分布主要受到水体的类型、有机物的含量、温度、光照、溶解氧、盐分以及微生物的拮抗作用、雨水的冲刷、河水泛滥、工业废水及生活污水的排放量等因素的影响。水体中的微生物分为淡水微生物和海水微生物两大类型。

1. 淡水型水体的微生物

淡水主要是指存在于江河、湖泊、水库、池塘、小溪中的水及地下水。它们的理化特性不同，微生物的组成和数量也各异。按照水体中有机质的多少及其与微生物的关系可分为两类。

（1）清水型水生微生物　存在于有机物含量低的水体中，以化能自养微生物和光能自养微生物为主，如硫细菌、铁细菌、衣细菌、蓝细菌和光合细菌等。少量异养微生物也可生长，但都属于只在低浓度的有机质的培养基上就可正常生长的贫营养细菌。

（2）腐败型水生微生物　在含有大量外来有机物的水体中生长，例如流经城镇的河水、下水道污水、富营养化的湖水等。在流入大量有机物的同时还夹带入大量腐生细菌，可引起腐败型水生细菌和原生动物的大量繁殖，水样中含菌量可达 $10^7 \sim 10^8$ 个/mL，其大多为腐生细菌、真菌及原生动物，主要为肠道杆菌、芽孢杆菌、弧菌、螺菌等。

大气水（雨、雪等）中一般含微生物较少，其中的微生物主要来自空气尘埃，多为球菌、杆菌、放线菌和霉菌孢子。初降的雨水中含菌量较大，一段时间后随尘埃减少，雨水中微生物的数量也会降低，甚至达到无菌状态。地下水大体是无菌的，这是由于在水渗入地下时土层过滤掉大多数微生物和营养物质。

2. 海水型水体的微生物

这些微生物的嗜盐浓度范围不大，以海水中的盐浓度为宜，少数可在淡水中生长，但不能在高盐浓度（如30％）下生长。最适生长温度也低于其他生境中的微生物，一般为12～25℃，超过 30℃就难以生长。由于海水具有含盐高、温度低、有机物含量少、在深处有很大的静压力等特点，海水微生物区系与其他水体中的很不一样，具有代表性的是一些有活动能力的杆菌和弧菌，如黄色杆菌、无色杆菌、无芽孢杆菌、假单胞菌、弧菌等。

海洋水体的养分状况和有机质含量直接影响着微生物的水平分布。在沿海一带，由于城市人口密集度高，工厂多，来自陆地上的各种污物、工农业废水进入海洋，使海洋中含有大量的有机物和无机盐，微生物含量高，特别是在港口，海水中含菌约 1×10^5 个/mL。同时，无机营养盐能引起单细胞藻类大量繁殖，在夏秋季很容易发生赤潮。在外海，受人类活动的影响小，有机质的含量少，含菌数也随之下降，海水含菌为 $10\sim250$ 个/mL。

在浅海和深海，微生物分布也存在较大差异，以近海岸和海底污泥表层为最多。从垂直分布来看，在海水表层及浅层水中，因紫外线辐射，细菌数量少，藻类和原生动物占较大比例；距表面 $5\sim20m$ 处，光线充足、溶解氧多、水温高，适合多种海洋微生物生长；之后随深度的增加而减少，$10\sim50m$ 深处为光合作用带，浮游藻类生长旺盛，也带动了腐生细菌的繁殖，再往下则数量大为减少。

四、大气生境的微生物

由于空气中缺乏可利用的营养物质和足够的水分，加之紫外线辐射等因素，致使空气并不是微生物生长繁殖的良好场所。微生物在空气中停留时间的长短由风力、气流和雨雪等天气条件所决定，但最终都通过沉降途径附着在土壤、水体、建筑物和植物上。

空气中的微生物来源很多，飞扬的尘土（可以将土壤中的微生物带到空气中），飞溅的小水滴，人和动物身体的干燥脱落物，呼吸道、口腔内含微生物的分泌物（通过咳嗽、打喷嚏等方式飞溅到空气中），污水处理厂曝气产生的气溶胶等都是空气中微生物的来源。

空气中的微生物没有固定的类群和数量，主要是抗干燥能力强的菌群及其孢子，包括真菌、细菌、病毒等多类微生物。空气是微生物传播的良好介质，空气中微生物的数量和种类取决于空气流经地的环境条件，含尘埃越多的空气，其中所含的微生物种类和数量也就越多。一般在畜舍、公共场所、医院、宿舍、城市街道的空气中，特别是人多、空气污浊的地方，微生物的含量就高，病原菌的种类也多；而在深海、高山、高空、森林地带、终年积雪的山脉或极地上空的空气中，微生物的含量就极少（表 9-2）。

表 9-2　不同地点大气中的微生物数量

地点	微生物数量/(CFU/m³)
北极（北纬 $80°$ ）	0
海洋上空	$1\sim2$
市区公园	200
城市街道	5000
宿舍	20000
畜舍	$1000000\sim2000000$

五、极端环境下的微生物

在自然界中，有些环境（如高温、低温、高酸、高碱、高盐、高压、高辐射等极端环境）是普通生物不能生存的。然而，即便是在这些通常被认为是生命禁区的极端环境中，仍然有些微生物生活着，这些微生物叫作极端微生物，如嗜热菌、嗜冷菌、嗜酸菌、嗜碱菌、嗜盐菌、嗜压菌或耐辐射菌等。

极端微生物具有不同于一般微生物的遗传机制、特殊的细胞结构和生理生化功能，在理论上和实践中都有重要的意义。研究极端微生物不但可发现和利用新的微生物资源，为微生物生理、遗传、分类和应用研究开拓新的领域，而且可为生命起源、生物进化的研究提供新的生物材料。

1. 嗜热微生物

嗜热菌俗称高温菌，一般将最适生长温度在 $45\sim55℃$ 以上的微生物视为嗜热微生物。嗜热微生物广泛分布在火山地热区土壤、温泉、煤堆、堆肥、海底火山口附近等高热环境中。嗜热菌的种类很多，营养范围亦非常广泛，但多数种类营异养生活。

嗜热菌在科学研究和生产实践中有着广阔的研究价值及应用前景。其具有生长速率快、代谢活动强、产物/细胞的质量比高、培养时不怕杂菌污染等优点，特别是其产生的嗜极酶作用温度高、热稳定性好，在高温下具有更高的催化效率。如在从美国黄石国家地质公园的热泉中分离到的水生栖热菌（简称"Taq"）和在深海火山口分离到的激烈火球菌（简称"Pfu"）中分离提取的 DNA 聚合酶早已商业化，在 PCR 等科研和应用领域中发挥着非常重要的作用。

2. 嗜冷微生物

嗜冷微生物又称嗜冷菌，是一类最适生长温度低于 15℃、最高生长温度低于 20℃ 和最低生长温度在 0℃ 以下的细菌、真菌和藻类等微生物的总称。在地球的南北极地区、冰窖、终年积雪的高山、深海和冻土地区，都分布着这样的嗜冷微生物，已发现的嗜冷菌有真细菌、蓝细菌、酵母菌、真菌及嗜冷古生菌，绝大多数为革兰阴性菌。

嗜冷菌适应低温的机制主要是细胞膜含有大量不饱和、低熔点的脂肪酸，使其在低温下能够保持良好的流动性，此外，其体内的酶、转运系统和蛋白质合成均能在低温下具有较高的活性。嗜冷菌可以使低温保藏的食品腐败，其胞内的低温酶在工业和生活中都有较好的应用价值，如将低温蛋白酶用于洗涤剂的添加剂，不仅节省能源，而且可减轻对衣物的损伤；在食品工业中，低温淀粉酶、蛋白酶等的应用可以降低面团的发酵时间、改进面团结构等。

3. 嗜酸微生物

一般将生活在 pH 4 以下，中性条件不能生长的微生物称为嗜酸微生物。其主要分布于酸性矿泉、酸性热泉和酸性土壤等处。

嗜酸微生物在酸性条件下生长繁殖，但其胞内物质及酶大多数接近中性。一般认为它们的细胞壁、细胞膜具有排斥 H^+ 的能力或把 H^+ 从胞内排出的机制。嗜酸菌不能在中性环境生长，其原因可能是嗜酸微生物的外被要高 H^+ 浓度来维持其结构，在中性 pH 时，H^+ 大量减少，造成细胞溶解。

4. 嗜碱微生物

嗜碱微生物是一类能专性生活在 pH 10～11 的碱性环境而不能在中性环境中生活，其最适生长 pH 在 9 以上的微生物。它们一般存在于碱性盐湖和碳酸盐含量高的地方，如我国的青海湖等。与嗜酸微生物相同，嗜碱微生物的细胞膜具有维持细胞内外 pH 梯度的机制。嗜碱微生物能产生大量的碱性酶，包括蛋白酶（pH 10.5～12）、淀粉酶（pH 4.5～11）、果胶酶（pH 10），该类酶可用于洗涤剂等工业产品中。

5. 嗜盐微生物

嗜盐微生物是存在于盐场、盐湖、死海及盐腌制的食品等含盐浓度高的环境中的微生物，根据其对盐浓度需要的不同，可分为耐盐微生物、中度嗜盐微生物和极端嗜盐微生物。极端嗜盐微生物生长的最适盐浓度为 15％～20％，有些甚至能在 32％ 的饱和盐水中生长。嗜盐微生物产生的耐盐酶可用于高盐废水的生物处理，如化工废水、农药废水和海水的生物处理。目前人们设法利用紫膜的机制来制造生物能电池和海水淡化装置。

六、工农业产品中的微生物

粮食、食品、油料均含丰富的营养物质，是微生物的天然培养基，有 100 多种植物病原微生物可在此滋生。其中粮食尤为突出，全世界每年因霉菌而损失的粮食就占总产量的 2％

左右，以曲霉危害最大，青霉次之。黄曲霉产生的黄曲霉毒素是一种强烈的致肝癌毒物，对热稳定，对人、家畜、家禽的健康危害极大。

农业产品中的微生物来源有二，一是原生性微生物，是农产品本身固有的微生物，是微生物与植物在长期相处的关系中形成的。另一是次生性微生物，是农产品储存、加工、运输中经各种途径感染的微生物，可以来自空气、土壤、仓库加工等。农产品中的微生物，不仅导致产品变质，降低营养价值，还可产生 50 多种毒素。此外还可衍生致病菌（如沙门菌、葡萄球菌、变形杆菌等），引起中毒。

许多工业产品是部分或全部由有机物组成的，因此易受环境中微生物的侵蚀，引起生霉、腐烂、腐蚀、老化、变形与破坏，即便是无机物（如塑料、玻璃）也可因微生物活动而产生腐蚀与变质，使产品的品质、性能、精确度、可靠性下降。

第二节　微生物在生态系统中的作用

一、微生物在生态系统中的角色

生态系统是指在一定的时间和空间范围内由生物（包括动物、植物和微生物的个体、种群、群落）与它们的生存环境（包括光、水、土壤、空气及其他生存因子）通过能量流动和物质循环所组成的一个自然体。生态系统各组成成分按功能可以划分为生产者、消费者、分解者和无机环境。微生物主要作为分解者在生态系统中起重要的作用。微生物最大的价值在于其分解功能，它们分解生物圈内存在的动物、植物和微生物残体等复杂有机物质，并最后将其转化成最简单的无机物，供初级生产者利用。大部分元素及其化合物都受到微生物的作用。在一些物质循环中，微生物是主要成员，有些过程只有在微生物的参与下才能进行。微生物还是生态系统中的初级生产者，例如光能营养和化能营养微生物。微生物是最早出现的生物体，并进化成后来的动、植物，才形成了今天丰富多彩的生态系统。

二、微生物与自然界物质循环

自然界的物质循环可以归纳为两个方面：一是生物合成作用，二是矿化作用或分解作用。这两个过程是对立统一的。在物质循环过程中，以高等绿色植物为主要的生产者，其在无机物的有机合成过程中起着主要的作用；以异养型微生物为主的分解者，在有机质的矿化过程中起着主要的作用。有些过程只有微生物才能进行，有些过程微生物起主导作用。据估计，世界上 95％以上的有机物是通过微生物矿化的。如果没有微生物，自然界各类元素及物质就不可能周而复始地循环，自然界的生态平衡就不可能保持，人类社会也将无法生存发展。

1. 微生物在碳素循环中的作用

碳是构成各种生物体的最基本的元素，是构成有机物和细胞结构骨架的物质，没有碳就没有生命。碳循环以 CO_2 为中心，主要包括 CO_2 的固定和再生。绿色植物、藻类以及光合微生物通过光合作用固定 CO_2，合成有机碳化物，进而转化为各种有机物。植物和微生物进行呼吸作用获得能量，同时释放 CO_2；动物以植物和微生物为食物，经过生物氧化释放 CO_2；当动、植物和微生物尸体等有机碳化物被微生物分解时，又产生大量的 CO_2；另有一小部分有机物由于地质学的原因保留下来，形成了石油、天然气、煤炭等宝贵的矿石燃料，储藏在地层中。经过人类的开发利用，如作为燃料，燃烧后又分解形成 CO_2 回归到大气中。此外，当火山爆发时亦可使地层中的一部分碳释放到大气循环中（图9-1）。

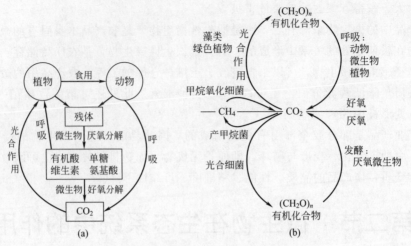

图9-1　碳的生物地球化学循环
（a）在陆地；（b）在水环境中

据推测，地球上90%的CO_2是靠微生物的分解作用而形成的。经光合作用固定的CO_2大部分以纤维素、半纤维素、淀粉、木质素等形式存在。对于这些复杂的有机物，微生物首先分泌胞外酶将其分解成简单的有机物再吸收利用。在有氧条件下，通过好氧和兼性厌氧微生物分解，被彻底分解成CO_2；在无氧条件下，通过厌氧和兼性厌氧微生物的作用产生有机酸、甲烷、氢气和CO_2等。

2. 微生物在氮循环中的作用

在自然界中，氮素主要以铵盐、硝酸盐、亚硝酸盐、有机氮化物和分子态氮5种形式存在，其中只有铵盐、硝酸盐、亚硝酸盐等无机氮化物可被植物直接吸收利用，但其数量有限，常成为地球表面生物量增长的限制因素。虽然大气中约有78%是分子态氮，但是所有的植物、动物和大多数微生物都不能直接利用。只有将大气中的N_2进行转化和循环，才能满足植物体对氮素的生长需求。

自然界中氮循环可概括为以下几个过程：固氮作用、氨化作用、硝化作用、同化作用、和硝酸盐还原作用（图9-2）。

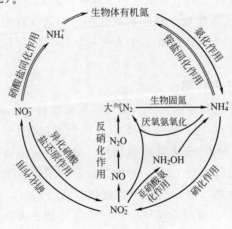

图9-2　氮的循环

(1) 固氮作用　分子态氮被还原成氨或其他氮化物的过程称为固氮作用（见图 9-3）。自然界的固氮作用主要有两种方式，一是非生物固氮，包括雷电固氮、火山爆发固氮、电离辐射固氮以及化学固氮；二是生物固氮，即通过微生物的作用固氮。地球上约有 90% 的固氮作用是生物固氮，生物固氮不仅具有提高农作物产量和增强土壤肥力的作用，而且在维持生态平衡、环境保护等方面具有重要意义。具有固氮作用的微生物很多，都是原核生物，主要包括细菌、放线菌和蓝细菌。在固氮生物中作用最大的是与豆科植物共生的根瘤菌属。

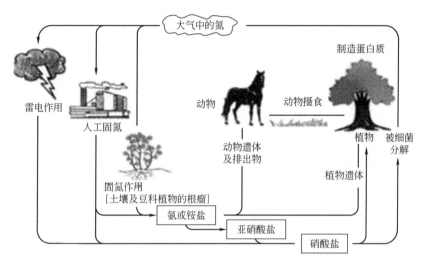

图 9-3　氮的循环及固氮作用

(2) 氨化作用　微生物分解含氮有机物产生氨的过程称为氨化作用。含氮有机物的种类很多，主要是蛋白质、尿素、尿酸和几丁质等。微生物、动物和植物都具有氨化能力。氨化作用在农业生产上十分重要，施入土壤中的各种动植物残体和有机肥料需要通过各类微生物的作用，尤其是先通过氨化作用才能成为植物能吸收和利用的养料。多种微生物能够进行氨化作用，其中包括芽孢杆菌、变形杆菌、假单胞菌、放线菌及根霉菌、毛霉菌、曲霉菌、青霉菌等。

(3) 硝化作用　氨基酸脱下的氨，在有氧的条件下，经亚硝酸细菌和硝酸细菌的作用转化成为硝酸，这个过程称为硝化作用。硝化作用分为两个阶段进行，第一个阶段是氨被氧化成亚硝酸盐，这个过程主要靠亚硝化细菌完成；第二个阶段是亚硝酸盐被氧化成为硝酸盐，主要靠硝化细菌完成。硝化作用在自然界循环中是不可缺少的一环，但是对农业生产并无益处。

(4) 同化作用　同化作用是指所有绿色植物和多种微生物以硝酸盐和铵盐为氮素营养合成氨基酸、蛋白质、核酸等各种有机氮化物的过程。动物直接或间接以植物为食，将植物体内的有机氮同化成动物体内的有机氮。

(5) 硝酸盐还原作用　硝酸盐还原作用包括同化硝酸盐还原和异化硝酸盐还原。同化硝酸盐还原指硝酸盐被还原成亚硝酸盐和氨，氨被同化为氨基酸，并结合到细胞物质中的过程。异化硝酸盐还原是在无氧或微氧的条件下，微生物进行的硝酸盐呼吸。异化硝酸盐还原又分为发酵性硝酸盐还原和呼吸性硝酸盐还原（反硝化作用）。反硝化作用是造成土壤氮素损失的重要原因之一，在农业上常采用松土的办法抑制反硝化作用。但是从整个氮素循环来说，反硝化作用是有利的，否则自然界的氮素循环将会中断，硝酸盐将会在水体中大量积累，对人类的健康和水生生物的生存造成很大的威胁。

　　总之，氮素循环对维持自然界中氮素的平衡具有非常重要的意义。在农业生产中，为充分利用固氮菌的固氮作用，常采用谷类与豆类作物轮作或间作，在田间施用固氮菌肥、根瘤菌肥等，以提高土壤肥力，减少化学氮肥的使用。大量施用铵盐或硝酸盐肥料，所产生的硝酸除了被植物吸收和微生物固定外，一部分会渗入到地下水中，当人畜从饮用水中吃进硝酸盐后，常引起高铁血红蛋白血症。过量硝酸盐进入江、河、湖泊后，促使某些藻类过量繁殖，导致水体富营养化，造成天然水体污染。因此，必须适当施用化肥，并根据氮素循环规律调节和控制微生物的活动。

3. 微生物在硫循环中的作用

　　硫只占细胞干重的一小部分（大约1%），但它是形成某些氨基酸（如甲硫氨酸和谷胱甘肽）的重要成分，并且用于形成许多酶。生物圈中含有丰富的硫，一般不会形成限制性营养。微生物参与所有的这些循环过程。

　　许多细菌在土壤中的硫循环中有重要作用。硫酸盐还原菌生长在泥沼和厌氧的水环境中，它们将硫酸盐化合物还原为硫化氢。然后光合硫细菌在厌氧条件下生长，并氧化硫化氢，从而以硫元素的形式释放硫。

4. 微生物在磷循环中的作用

　　生物在合成核酸、磷脂和磷酸化蛋白质的过程中利用有机和无机磷源。在农作物降解，垃圾、落叶和其他物质腐烂的过程中，磷以磷酸盐形式进入土壤和水。在磷循环过程中，微生物利用磷酸钙、磷酸镁和磷酸铁形式的磷。它们释放出这些化合物中的磷，并将磷同化为磷酸离子。磷酸离子掺入微生物 DNA、RNA 和其他利用磷酸盐的有机化合物，包括磷脂。当这些微生物被更大的生物当作食物时，磷被集中到食物链中。微生物参与了磷循环的所有过程，但是在这些过程中微生物不改变磷的价态，因此，微生物所推动的磷循环可以看成是一种转化过程。

5. 微生物与其他元素循环

　　微生物在其他元素循环中同样起重要作用。土壤中的钾素以离子态、化合态和矿物态3种形态存在。矿物态钾是土壤含钾的主体，但不能被植物直接利用。硅酸盐细菌能够将土壤中含钾的云母、长石、磷矿粉、磷灰石等矿物中难溶的钾及磷溶解，为植物和微生物自身所利用。利用微生物的分解作用将秸秆等有机物所含的钾释放出来，可提土壤中 K^+ 的含量。3 种形态的钾在微生物的作用下互相转化，保证土壤中有充足的可供交换的钾。

　　铁、锰循环很相似，微生物参与铁、锰循环包括氧化、还原和螯合作用，主要作用体现在三个方面：氧化和沉积、还原和溶解、吸收。

第三节　微生物与环境间的相互关系

　　在自然界中，微生物的区系除受理化环境的影响外，同样也受生物环境的影响。当微生物的不同种类或微生物与其他生物出现在同一限定的区域内时，它们之间不是彼此孤立存在的，而是互为环境，相互影响，既有相互依赖又有相互排斥，表现出相互间复杂的关系。种内关系一般有竞争和互助。不同种群之间也存在着相互作用和相互影响。

一、互生关系

两种可以单独生活的生物共存于同一种环境中，相互提供营养及其他生活条件，双方互利，当两者分开又各自可以单独生活，此种关系即为互生关系。例如脱硫弧菌在厌氧条件下能将乳酸盐和硫酸盐转化为氢气和乙酸盐，可为产甲烷菌利用，产生的甲烷又可满足大量甲基营养菌的生长所需。固氮菌和纤维素分解菌之间也属于典型的双方互利关系。当纤维素分解菌与好氧的自生固氮菌生活在一起时，纤维素分解菌可将产生的有机酸作为后者的碳源和能量物质。后者也可将固定的有机氮化合物供给前者。通过这种互利共栖关系，不但可促进各自的增殖，而且可以使环境中的酸性不会过强，从而利于纤维素分解菌的生长。

人体肠道正常菌群与寄主间的关系也主要是互生关系。人体为肠道微生物提供了良好的生态环境，使微生物在肠道内得以生长繁殖。而肠道内的正常菌群可以完成多种代谢反应，如固醇的氧化、酯化、还原，合成蛋白质和维生素等作用，对人体的生长发育均有重要意义。它们所完成的某些生化过程是人体本身无法完成的，如硫胺素、核黄素、吡哆醇、维生素 B_{12} 等维生素的合成。此外，人体肠道中的正常菌群还可抑制或排斥外来肠道致病菌的侵入。

二、共生关系

共生关系是指两种不能单独生活的微生物共同生活在同一环境中，在生理上有一定的分工，在组织上会形成新的形态结构的相互关系。共生关系中，参与双方各自执行优势的生理功能，相互依存、彼此得益，甚至不能分开独立生活。共生关系在自然界相当普遍，其中有许多种类不仅对参与者，而且对生态系统中的其他生物都有重要的生态学意义。微生物间共生最典型的例子是藻类或蓝细菌与真菌共生所形成的地衣。在地衣中，藻类和蓝细菌通过光合作用合成有机物为真菌的生长发育提供碳源，而真菌以其产生的有机酸分解岩石中的某些成分，为藻类提供必需的矿物质养料和生长因子，同时对光合微生物起到良好的保护作用。这一互惠共生关系使地衣具有极强的环境适应力和生命力。

根瘤菌与豆科植物形成根瘤也是一种互惠共生关系。根瘤菌固定大气中的氮，为豆科植物提供氮素养料；而豆科植物根系的分泌物能刺激根瘤菌的生长，同时，还为根瘤菌提供保护和稳定的生长条件。

三、寄生关系

一种生物需要在另一种生物体内生活，从中摄取营养才能得以生长繁殖，这种关系就是寄生关系。例如，噬菌体与细菌、放线菌、真菌、藻类的关系等。营寄生生活的生物称为寄生物，被寄居并受害的一方称为宿主。寄生物与其宿主之间的关系具有种属特异性，有的甚至具有菌株特异性。在某些情况下，这种特异性还取决于寄主细胞表面的物理化学特性。

寄生在自然界生物间普遍存在，微生物寄生于植物体中，常引起植物病害。其中以真菌引起的病害最为普遍，约占 95%，受侵染的植物会发生腐烂、猝倒、萎蔫、根腐、叶腐、叶斑等症状，严重影响农作物的产量。能在人或动物体内寄生的微生物很多，主要是细菌、真菌和病毒，这些微生物常能引起寄主致病或死亡。但如果它们寄生于有害动物体内，则对人类有利，并可以加以利用。如利用昆虫病原微生物防治农业害虫。

四、拮抗关系

拮抗关系是指共存于同一环境中的微生物，一种微生物在生命活动中产生抗生物质、有毒代谢物或改变渗透压、氧气、pH 等环境条件，从而抑制其他生物的生长发育甚至杀死其他微生物的现象（图 9-4）。拮抗可分为非特异性拮抗和特异性拮抗两类。

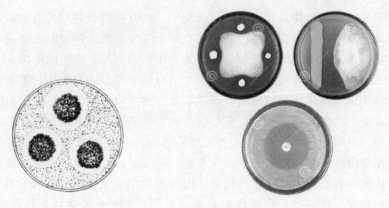

图 9-4　微生物的拮抗作用

非特异性拮抗不针对某一特定的微生物。如某些微生物群体可以通过产生酸性物质，消耗 O_2，产生高浓度的 CO_2、NH_3、醇类化合物等来抑制或杀死其他微生物群体。如在酸菜、泡菜和青贮饲料的制作过程中，由于乳酸菌的旺盛繁殖，产生大量乳酸，使环境中的 pH 下降，从而抑制了腐败性细菌的生长；再如在无氧条件下，酵母菌发酵产生乙醇和 CO_2，同样对其他微生物有一定的抑制作用。

特异性拮抗指一种微生物在其生命活动过程中，能够产生某种或某类特殊的代谢产物，从而抑制或杀死一定种类微生物的现象。例如微生物能够分泌产生抗生素、细菌素、抗菌蛋白及挥发性抗菌物质等多种拮抗物质。尤其是抗生素在低浓度下即可对其他微生物的生长产生抑制或杀灭作用。

五、竞争关系

不同的微生物种群在同一环境中，对营养、溶解氧、空间和其他共同需求的物质互相竞争，互相受到不利的影响就是竞争关系。种内微生物和种间微生物都存在竞争关系。例如，在好氧生物处理中，当溶解氧和营养成为限制性因素时，菌胶团细菌和丝状细菌就表现出明显的竞争关系。

六、捕食关系

捕食关系是指一种较大型的生物直接捕捉、吞食另一种小型生物以满足其营养需要的相互关系。但在微生物世界中，这种大小的区别并不十分明显，微生物的捕食关系主要是原生动物吞食水体或土壤中的细菌、放线菌、真菌孢子及单细胞藻类的现象。这种捕食关系在污水净化和生态系统的食物链中具有重要意义。

实训一　环境中微生物的检测

【实训目标】

1. 熟悉常用微生物培养基的配制方法。

2. 掌握各种无菌操作技术，并用此技术进行微生物稀释分离、划线分离接种。

3. 了解周围环境中微生物的分布情况。

4. 认识微生物存在的普遍性，体会无菌操作的重要性。

【基本知识】

在人们周围的环境中存在着种类繁多、数量庞大的微生物。土壤、江河湖海、尘埃、空气、各种物体的表面以及人和动物体的口腔、呼吸道、消化道等都存在着各种微生物。据此，在实验室里就可以用培养基来培养微生物。

本实验主要采用平板菌落计数法，方法是：将待测样品经适当稀释，使其中的微生物充分分散成单个细胞，取一定量的稀释样液接种到平板上，经过培养，由每个单细胞生长繁殖而形成肉眼可见的菌落，即一个单菌落应代表原样品中的一个单细胞，统计菌落数，根据其稀释倍数和取样接种量即可换算出样品含菌数。

平板菌落计数法虽然操作烦琐，结果需要培养一段时间才能取得，而且测定结果易受多种因素的影响，但是，由于该计数方法的最大优点是可以获得活菌的信息，所以被广泛用于生物制品检验（如活菌制剂），以及食品、饮料和水（包括水源水）等的含菌指数或污染程度的检测。

【材料仪器】

（1）样品　土样 10g。

（2）牛肉膏蛋白胨培养基　牛肉膏，蛋白胨，氯化钠，蒸馏水，氢氧化钠，琼脂。

（3）试验器材　取液器（5mL、1000mL 各一支），摇床，培养皿（20 个），无菌有帽试管，锥形瓶，无菌涂棒，接种环，5mL、1mL 无菌吸头（移液管），记号笔，玻璃珠，酒精灯，火柴，试管架，牙签，高压蒸汽灭菌锅，超净工作台，恒温培养箱。

【操作过程】

1. 培养基的制备

（1）称量　牛肉膏 3g、蛋白胨 10g、NaCl 5g、琼脂 20g，加水定容至 1000mL，调节 pH 7.4～7.6，按配方及配制的总量计算各种成分所需的量并分别称取。

（2）溶解　将各种成分放入锥形瓶中，加蒸馏水至所配培养基的总量，搅拌均匀，直到完全溶解，定容，调 pH 至所需范围。

（3）分装　按实验要求，可将配制的培养基分装入试管或锥形瓶内。

液体分装：分装体积不超过锥形瓶体积的一半。

固体分装：培养基高度为试管的 1/3 为宜。分装锥形瓶的量以不超过锥形瓶容积的一半为宜。

（4）加塞、包扎和灭菌　分装后用棉塞或硅胶塞封好瓶口，并用报纸及棉绳包扎，做好标记，注明培养基的名称及配制日期。放入高压蒸汽灭菌锅内，121℃灭菌 20min。

（5）摆斜面和倒平板　制备斜面培养基时，应在未凝固前将试管有塞的一头搁在试管架底层、试管底部搁在桌面，凝固后即成斜面。制备平板培养基时，可将培养基冷却至 60～70℃，在超净工作台中进行操作，将适量培养基倒入已灭菌并干燥的培养皿中，水平静置，即成平板，等凝固后翻转培养皿待用。

2. 周围环境中微生物的检测

在牛肉膏蛋白胨培养基平板上做如下实验：

（1）将一个平板分成 4 区，做好标记（下同），用未洗过的手指头以及肥皂洗过 1 次、2次、3 次的手指头（不用毛巾擦）分别在 4 个区上涂抹。

（2）取一个平板，分区，用正在使用的纸巾、硬币分别在不同的区上拖动 2～3 次。

（3）往培养基上放置一根头发，并用无菌涂布器压紧。

（4）取一个平板，分区，用无菌接种环分别蘸一环自来水、河水以及矿泉水在平板不同区上划线。

（5）取两个平板，一个打开皿盖，置实验台上（空气中）10min，另一个按无菌操作要求在酒精灯火焰边打开皿盖 1min。

以上平板用报纸包好倒置于 37℃ 培养箱里培养 24h 观察结果。所有平板在操作前均需先用记号笔在培养皿底做好标记。

3. 从土壤中分离微生物

（1）采土样 选择较肥沃的土壤，铲去表层土，挖 5～20cm 深度的或特殊要求的土壤数十克，装入已灭菌的牛皮纸袋，封好袋口，做好编号记录，带回实验室供分离用。

（2）制备土壤稀释液 称取土样 1.0g，放入盛有 99mL 无菌水并带有玻璃珠的锥形瓶中，置摇床振荡 5min 使土壤均匀分散成为土壤悬液。用 1mL 的无菌吸头从中吸出 1mL 土壤悬液，注入事先分装有 9mL 无菌水的试管中，振荡均匀。换一只新的无菌吸头，用同样方法，分别配制成稀释度依次以 10 倍增加的土壤溶液。

（3）涂布 用一只新的无菌吸头，分别吸取各浓度土壤稀释液 100μL，涂布于牛肉膏蛋白胨培养基平板上，每个浓度做 3 个平板。

（4）培养 将牛肉膏蛋白胨培养基平板倒置于 37℃ 温箱中培养 24h，统计所长出的菌落数。

（5）菌落计数 培养 24h 后，取出培养平板，算出同一稀释度 3 个平板上的菌落平均数，换算出土样中的菌含量。

$$土壤中的菌含量（个/g）= \frac{同一稀释度 3 个平板平均菌落数}{0.1 \times 稀释液浓度}$$

【操作要点】

1. 操作过程中注意规范无菌操作技术，以免由于操作不当造成结果误差。

2. 在测定周围环境微生物的过程中，可在老师的指导下让学生自由选取样品，以加深对环境中微生物分布的认识。

3. 采集土壤样品要去掉土壤表层，尽量选取肥沃的耕土，该种类型的土壤中含有种类繁多的微生物群体。

【实训记录】

1. 将周围环境中微生物的检测结果填入下表。

检测样品	手指				日常用品		体表	水体			空气	
	1	2	3	4	纸巾	硬币	头发	自来水	河水	矿泉水	实验室	超净台
菌落数												

2. 记录土壤中分离到的微生物基本种类，描述其菌落特征，并将数据填入下表。

稀释度	菌落数		
	1	2	3
10^{-4}			
10^{-5}			
10^{-6}			

【问题与讨论】

1. 土壤中的菌数量在哪个数量级？分离出的微生物主要有哪些种类？为什么？分析在分离过程中有哪些因素会导致结果偏大或偏小。

2. 在日常生活中如何讲究饮食和生活卫生？

3. 本实验中哪些步骤属无菌操作？为什么？

实训二　水体中细菌总数及大肠菌群的测定

【实训目标】

1. 了解采取水样的方法。

2. 掌握水体中细菌总数的测定方法。

3. 学习水样中大肠菌群的测定方法。

【基本知识】

各种天然水中常含有一定数量的微生物，包括水生性微生物（如光合藻类）、土壤及空气微生物、动物尸体及分泌物微生物、生活污水中的微生物等。水中细菌总数往往同水体受有机污染程度成正相关，因而是评价水质污染程度的重要指标之一。在正常情况下，肠道中主要有大肠菌群、粪链球菌和厌氧芽孢杆菌等多种细菌。这些细菌都可随人畜排泄物进入水源，由于大肠菌群在肠道内数量最多，所以，水源中大肠菌群的数量是直接反映水源被人畜排泄物污染的一项重要指标。目前，国际上已公认大肠菌群的存在是粪便污染的指标。因而对饮用水必须进行大肠菌群的检查。

细菌总数是指 1mL 水样中所含细菌菌落的总数 [CFU/g(mL)]，本实验通过稀释平板计数法和多管发酵法分别检测水中细菌总数和水中大肠菌群总数。多管发酵法的原理是根据大肠菌群能发酵乳糖、产酸、产气，以及具备革兰染色阴性、无芽孢、呈杆状等有关特性，通过三个步骤进行检验求得水样中的总大肠菌群数。

【试剂器材】

（1）试验样品　饮用水，自来水，河水。

（2）培养基　牛肉膏蛋白胨琼脂培养基，乳糖蛋白胨培养基，伊红亚甲蓝琼脂培养基。

（3）试剂　水，乳糖，胆盐，1.6%溴甲酚紫乙醇溶液，革兰染色试剂等。

（4）器材　高压蒸汽灭菌锅，恒温培养箱，冰箱，普通显微镜，载玻片，酒精灯，镍铬丝接种棒，培养皿，试管，吸管，2000mL 烧杯，锥形瓶，采样瓶。

【操作过程】

1. 培养基的配制

（1）水中细菌总数测定——牛肉膏蛋白胨琼脂培养基　牛肉膏 5g，蛋白胨 10g，NaCl

5g，琼脂 20g，蒸馏水加至 1000mL，pH 7.0。

（2）水样初发酵——乳糖蛋白胨培养基

① 乳糖蛋白胨培养液：将 10g 蛋白胨、3g 牛肉膏、5g 乳糖和 5g 氯化钠加热溶解于 1000mL 蒸馏水中，调节溶液 pH 为 7.2～7.4，再加入 1.6％溴甲酚紫乙醇溶液 1mL，充分混匀，分装于试管中，于 121℃高压蒸汽灭菌锅中灭菌 15min，储存于冷暗处备用。

② 三倍浓缩乳糖蛋白胨培养液：按上述乳糖蛋白胨培养液的制备方法配制。除蒸馏水外，各组分用量增加至三倍。

（3）伊红美蓝琼脂培养基　用于大肠菌群菌落鉴定，脱水培养基，按说明书操作，配制并灭菌备用。

2. 水样的采集

（1）自来水和直饮水　先将自来水和直饮水水龙头用酒精灯火焰灼烧灭菌，再开放水龙头使水流 5min，用灭菌锥形瓶接取水样以备分析。

（2）河水　在距岸边 5m 处，取距水面 10～15cm 的深层水样，先将灭菌的具塞锥形瓶瓶口向下浸入水中，然后翻转过来，除去玻璃塞，水即流入瓶中，盛满后，将瓶塞盖好，再从水中取出。如果不能在 2h 内检测的，需放入冰箱中保存，6h 以内使用。

3. 稀释平板法测定水中细菌总数

（1）按无菌操作法，将水样做 10 倍系列稀释，保证 30～300 菌落/培养皿。直饮水直接操作；自来水取原液及稀释度为 1：10 的样品；河水取稀释度为 1：10、1：100、1：1000 的样品。

（2）选择以上稀释度，吸取 1mL 于无菌培养皿，加入冷却至 45℃左右的牛肉膏蛋白胨培养基约 20mL，立即混匀，静置使培养基凝固。每个稀释度做 2 个重复。

（3）将培养皿倒置于 37℃培养箱内培养（24±1）h 后取出，计算培养皿内的菌落数目，乘以稀释倍数，即得 1mL 水样中所含的细菌菌落总数。

4. 大肠菌群的测定

（1）生活饮用水

① 初发酵试验　在两个装有已灭菌的 50mL 三倍浓缩乳糖蛋白胨培养液的烧瓶中（内有倒管），以无菌操作各加入已充分混匀的水样 100mL。在 10 支装有已灭菌的 5mL 三倍浓缩乳糖蛋白胨培养液的试管中（内有倒管），以无菌操作加入充分混匀的水样 10mL。混匀后置于 37℃恒温箱内培养 24h。

② 平板分离　上述各发酵管经培养 24h 后，将产酸、产气及只产酸的发酵管分别接种于伊红亚甲蓝培养基上，置于 37℃恒温箱内培养 24h，挑选符合下列特征的菌落：

伊红亚甲蓝培养基上：深紫黑色，具有金属光泽的菌落；紫黑色，不带或略带金属光泽的菌落；淡紫红色，中心色较深的菌落。

③ 取具有上述特征的菌落进行革兰染色，镜检呈紫色者为革兰阳性菌，呈红色者为阴性菌。

④ 复发酵试验　上述涂片镜检的菌落如为革兰阴性无芽孢的杆菌，则挑选该菌落的另一部分接种于装有普通浓度乳糖蛋白胨培养液的试管中（内有倒管），每管可接种分离自同一初发酵管的最典型菌落 1～3 个，然后置于 37℃恒温箱中培养 24h，有产酸、产气者（不论倒管内气体多少皆作为产气论），即证实有大肠菌群存在。根据证实有大肠菌群存在的阳性管数查表 9-3 大肠菌群检数表，报告每升水样中的大肠菌群数。

（2）水源水

① 于各装有 5mL 三倍浓缩乳糖蛋白胨培养液的 5 个试管中（内有倒管），分别加入

10mL 水样；于各装有 10mL 乳糖蛋白胨培养液的 5 个试管中（内有倒管），分别加入 1mL 水样；于各装有 10mL 乳糖蛋白胨培养液的 5 个试管中（内有倒管），分别加入 1mL 1∶10 稀释的水样。共计 15 管，三个稀释度。将各管充分混匀，置于 37℃恒温箱内培养 24h。

② 平板分离和复发酵试验的检验步骤同"生活饮用水检验方法"。

③ 根据总大肠菌群存在的阳性管数，查表 9-4 最大可能数（MPN）表，即求得每 100mL 水样中存在的总大肠菌群数。

【操作要点】

1. 使用表 9-4 最大可能数（MPN）表统计大肠菌群数时，我国目前系以 1L 为报告单位，故 MPN 值再乘以 10，即为 1L 水样中的总大肠菌群数。

2. 对污染严重的地表水和废水，初发酵试验的接种水样应做 1∶10、1∶100、1∶1000 或更高倍数的稀释，检验步骤同"水源水"检验方法。

【实训记录】

1. 细菌菌落总数

编号 \ 水样	饮用水	自来水		河水		
	原液	原液	1∶10	1∶10	1∶100	1∶1000
1						
2						
3						
菌落总数						

2. 大肠菌群数实验结果

根据表 9-3 和表 9-4 统计样品中的大肠菌群检测结果。

表 9-3　大肠菌群检数表

10mL 水量的阳性管数	100mL 水量的阳性瓶数		
	0	1	2
0	<3	4	11
1	3	8	18
2	7	13	27
3	11	18	38
4	14	24	52
5	18	30	70
6	22	36	92
7	27	43	120
8	31	51	161
9	36	60	230
10	40	69	>230

注：接种水样总量 300mL（100mL 2 份，10mL 10 份）。查表所得结果即为 1L 水样中大肠菌群数。

表 9-4　最大可能数（MPN）表

出现阳性份数			每100mL水样中细菌数的最大可能数	95%可信限值		出现阳性份数			每100mL水样中细菌数的最大可能数	95%可信限值	
10mL管	1mL管	0.1mL管		下限	上限	10mL管	1mL管	0.1mL管		下限	上限
0	0	0	<2			2	0	1	7		
0	0	1	2	<0.5	7	2	1	0	7	1	17
0	1	0	2	<0.5	7	2	1	1	9	1	17
0	2	0	4	<0.5	11	2	2	0	9	2	21
1	0	0	2	<0.5	7	2	3	0	12	2	21
1	0	1	4	<0.5	11	3	0	0	8	3	28
1	1	0	4	<0.5	15	3	0	1	11	1	19
1	1	1	6	<0.5	15	3	1	0	11	2	25
1	2	0	6	<0.5	15	3	1	1	14	2	25
2	0	0	5	<0.5	13	3	2	0	14	4	34
3	2	1	17	5	46	5	2	0	49	4	34
3	3	0	17	5	46	5	2	1	70	17	130
4	0	0	13	3	31	5	2	2	94	23	170
4	0	1	17	5	46	5	3	0	79	28	220
4	1	0	17	5	46	5	3	1	110	25	190
4	1	1	21	7	63	5	3	2	140	31	250
4	1	2	26	9	78	5	3	3	180	37	310
4	2	0	22	7	67	5	4	0	130	44	500
4	2	1	26	9	78	5	4	1	170	35	300
4	3	0	27	9	80	5	4	2	220	43	190
4	3	1	33	11	93	5	4	3	280	57	700
4	4	0	34	12	93	5	4	4	350	90	850
5	0	0	23	7	70	5	5	0	240	120	1000
5	0	1	34	11	89	5	5	1	350	68	750
5	0	2	43	15	110	5	5	2	540	120	1000
5	1	0	33	11	93	5	5	3	920	180	1400
5	1	1	46	16	120	5	5	4	1600	300	3200
5	1	2	63	21	150	5	5	5	≥2400	640	5800

注：接种 5 份 10mL 水样、5 份 1mL 水样、5 份 0.1mL 水样时，不同阳性及阴性情况下 100mL 水样中细菌数的最大可能数和 95%可信限值。

【问题与讨论】

1. 我国《生活饮用水卫生标准》（GB 5749—2006）规定，生活饮用水的细菌总数是多少？

2. 总大肠菌群与粪大肠菌群有何差异？

3. 水样中大肠菌群的检测方法有哪些？大肠菌群的检测指标有哪些？

4. 我国生活饮用水卫生标准中为何选择总大肠菌群、耐热大肠菌群、大肠埃希菌作为指示微生物？

 课后目标检测

一、名词解释

共生、互生、拮抗、竞争、土壤自净、水体自净

二、简答题

1. 为什么说土壤是微生物最好的天然培养基？土壤中有哪些微生物？

2. 水体中微生物有几方面的来源？微生物在水体中的分布有什么样的规律？

3. 空气微生物有哪些来源？空气中有哪些微生物？

4. 自然界中碳是怎样循环的？

5. 氮素的生物地球化学循环是怎样的？为什么说微生物在氮生物地球化学循环中起着关键作用？

6. 何谓氨化作用、硝化作用、反硝化作用、固氮作用？它们由哪些途径形成？

7. 微生物间以及微生物与其他生物间的相互关系可表现为哪几种？请举例说明。

8. 土壤被污染后其微生物群落有什么变化？

9. 可根据哪些指标判断水体自净程度？

10. 土壤是如何被污染的？土壤污染有什么危害？

11. 生物处理法处理污水的基本原理是什么？

12. 如何进行水中细菌总数的测定？

13. 检测总大肠菌群的常用方法有哪些？如何进行测定？

14. 如何检验空气中的微生物？

参 考 文 献

[1]　钱存柔，黄仪秀．微生物学实验教程．2版．北京：北京大学出版社，2008.

[2]　周长林．微生物学与基础免疫学．2版．南京：东南大学出版社，2008.

[3]　牛天贵，张宝芹．食品微生物检验．北京：中国计量出版社，2008.

[4]　蔡凤．微生物学．北京：科学出版社，2009.

[5]　诸葛健，李华钟．微生物学．2版．北京：高等教育出版社，2009.

[6]　王宜磊．微生物学．北京：化学工业出版社，2010.

[7]　蔡凤．微生物学．2版．北京：科学出版社，2010.

[8]　杨玉红．食品微生物学．北京：中国轻工业出版社，2010.

[9]　杨玉红．食品微生物学．武汉：武汉理工大学出版社，2011.

[10]　周德庆．微生物学教程．3版．北京：高等教育出版社，2011.

[11]　张景红．微生物在药物研究中的应用．北京：化学工业出版社，2011.

[12]　白惠卿，安云庆．医学免疫学与微生物学．5版．北京：北京大学医学出版社，2014.

[13]　叶蕊芳，张晓彦．应用微生物学实验．北京：化学工业出版社，2015.

[14]　郝生宏，关秀杰．微生物检验．2版．北京：化学工业出版社，2016.

[15]　沈萍，陈向东．微生物学．8版．北京：高等教育出版社，2016.

[16]　柴新义．食品微生物学实验简明教程．北京：化学工业出版社，2016.

[17]　刘春兰．药学微生物．2版．北京：化学工业出版社，2016.

[18]　沈关心，徐威．微生物学与免疫学．8版．北京：人民卫生出版社，2016.

[19]　袁嘉丽，刘永琦．微生物学与免疫学．北京：中国中医药出版社，2017.

[20]　陈玮，叶素丹．微生物学及实验实训技术．2版．北京：化学工业出版社，2017.

[21]　邓祖军．微生物学与免疫学实验．2版．北京：科学出版社，2017.

[22]　严秀芹，王中华．微生物学与免疫学．2版．南京：江苏凤凰科学技术出版社，2018.